Praxis der Balint-Gruppen Beziehungsdiagnostik und Beziehungstherapie

Praxis der Balint-Gruppen

Beziehungsdiagnostik und Beziehungstherapie

Herausgegeben von
B. Luban-Plozza   H. H. Dickhaut

Mit Beiträgen von
F. Antonelli E. Balint J. Bastiaans M. B. Clyne
H. H. Dickhaut D. Eicke W. L. Furrer G. Garrone
J. Guyotat H.-K. Knoepfel F. Labhardt B. Luban-Plozza
A. Moreau W. Pöldinger M. Sapir A. Trenkel
und autobiographischen Notizen von M. Balint sowie
einem Geleitwort von Erich Fromm

Zweite, neu überarbeitete Auflage

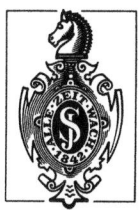

Springer-Verlag
Berlin Heidelberg New York Tokyo 1984

Professor Dr. Boris Luban-Plozza
Piazza Fontana Pedrazzini
CH-6600 Locarno

Dr. Hans H. Dickhaut
Lienfeldergasse 27
A-1160 Wien

1. Auflage erschienen im J. F. Lehmanns Verlag, München

ISBN-13:978-3-540-13742-9 e-ISBN-13:978-3-642-69995-5
DOI: 10.1007/978-3-642-69995-5

CIP-Kurztitelaufnahme der Deutschen Bibliothek
Praxis der Balint-Gruppen: Beziehungsdiagnostik u. Beziehungstherapie / hrsg. von B. Luban-Plozza; H. H. Dickhaut. Mit Beitr.
von F. Antonelli ... - 2., neu bearb. Aufl. - Berlin; Heidelberg;
New York; Tokyo: Springer, 1984.
1. Aufl. im Lehmann-Verl., München
ISBN-13:978-3-540-13742-9

NE: Luban-Plozza, Boris [Hrsg.]; Antonelli, Ferruccio [Mitverf.]

Das Werk ist urheberrechtlich geschützt. Die dadurch begründeten Rechte,
insbesondere die der Übersetzung, des Nachdruckes, der Entnahme von Ab-
bildungen, der Funksendung, der Wiedergabe auf photomechanischem oder
ähnlichem Wege und der Speicherung in Datenverarbeitungsanlagen bleiben,
auch bei nur auszugsweiser Verwertung, vorbehalten.
Die Vergütungsansprüche des § 54, Abs. 2 UrhG werden durch die „Verwer-
tungsgesellschaft Wort", München, wahrgenommen.

© by Springer-Verlag Berlin Heidelberg 1984

Die Wiedergabe von Gebrauchsnamen, Handelsnamen, Warenbezeichnungen
usw. in diesem Werk berechtigt auch ohne besondere Kennzeichnung nicht zu
der Annahme, daß solche Namen im Sinne der Warenzeichen- und Marken-
schutz-Gesetzgebung als frei zu betrachten wären und daher von jedermann
benutzt werden dürften.

2119/3140-543210

Geleitwort

Michael Balint hat der Entwicklung der Heilkunde einen außerordentlichen Dienst geleistet, indem er auf die Wichtigkeit des psychologischen Verstehens auf seiten des Arztes hinwies. Er hat damit eine ganz wesentliche Lücke in der medizinischen Ausbildung ausgefüllt. Bis dahin hatte man es dem Fachmann für Psychiatrie überlassen, sich mit den seelischen Problemen des Kranken zu beschäftigen, während der „nur" körperlich Erkrankte keinerlei psychologische Kenntnisse seines Arztes zu erfordern schien. Langsam begann man zu sehen, daß manche somatische Symptome nur im Zusammenhang mit dem seelischen Problem des Kranken voll und ganz begriffen werden können, wenn sie nicht sogar als rein psychogen beurteilt werden mußten. Aber Balint ging über diese Erkenntnisse hinaus. Er sah, daß der Arzt nicht die Krankheit, sondern den Kranken behandeln muß, und daß er ein Mindestmaß von Verstehen für die seelische Struktur des Kranken haben muß, um heilend auf ihn einzuwirken; aber nicht nur der seelischen Struktur des Kranken, sondern auch seiner eigenen; denn nur, wenn er sich selbst kennt, kann er sich davor schützen, dem Patienten gut gemeinte, aber falsch zu verstehende Worte zu sagen.

Seit 1950 widmete sich Balint der Aufgabe der Ausbildung von Ärzten in der Erkenntnis der wesentlichsten Faktoren der Arzt-Patient-Beziehung und in der Kunst, diese Erkenntnisse therapeutisch fruchtbar zu machen. Es ist eine erfreuliche Bestätigung von Balints Wirksamkeit, daß nun „Balint-Treffen" in Ascona stattfinden, die eine erstaunlich große Zahl von Teilnehmern anziehen, obwohl sie ad hoc und von keiner großen Organisation einberufen werden, dank der Initiative von Boris Luban-Plozza, Schüler und Freund von Michael Balint.

Wenn man von Balints Leistung auf dem Gebiete der ärztlich-seelischen Ausbildung spricht, kann man nicht von seinem Denken und seiner wichtigen Rolle in der Psychoanalyse absehen. Balint war ein legitimer Fortsetzer des Werkes seines Lehrers Ferenczi. Was dieses Werk im allgemeinen auszeichnet, ist sein unautoritärer, humanistischer Geist. Nur von demselben getragen konnte M. Balint seine Gruppen einführen, bei welchen die Teilnehmer ihre eigene Aktivität ganz entfalten und der Leiter selbst eher zurücktritt, ohne die Diskussion zu „beherrschen". Ferenczis Werk nimmt eine sehr wichtige Stellung in der Entwicklung der Psychoanalyse ein. Es war, um es mehr im einzelnen zu charakterisieren, ausgezeichnet durch folgende Elemente: 1. echter Respekt vor dem Patienten, d.h. auch Abwesenheit jeder autoritär-bürokratischen Einstellung; 2. Liebe zum Patienten, eine sich für den Patienten als Mitmenschen sorgende und ihn bejahende Einstellung; 3. der Patient wird nicht als „Objekt" im Laboratorium gesehen, sondern als ein lebendiger Mensch, den man nur durch Einfühlung verstehen kann, wenngleich auch mit Hilfe einer stets undogmatisch bleibenden Theorie. Das heißt, daß man den Patienten nicht der Theorie anpassen kann, sondern ihn sehen, wirklich ansehen muß, bevor man irgendwelche theoretische Schlüsse ziehen kann. Vielleicht ist es nicht zufällig, daß Ferenczi und Balint zu den ersten gehörten, die auf die Bedeutung der Mutter hingewiesen haben, im Gegensatz zur rein patriarchalischen Haltung Freuds und der meisten seiner Schüler.

Balints Werk auf dem Gebiet der ärztlichen Ausbildung ist heute nicht weniger aktuell als vor 20 Jahren, aber bei weitem nicht so bekannt, wie es sein sollte. Deshalb ist diesem Buch eine weite Leserschaft zu wünschen.

Erich Fromm

Vorworte zur zweiten Auflage

Einfall und Plan für dieses Buch wurden seinerzeit von Michael Balint lebhaft unterstützt. Er kannte fast alle Autoren und freute sich auf ein erstes deutschsprachiges Werk über seine Arbeit.

Die Notizen zur Autobiographie schickte er mir allerdings erst nach langer Zeit: Er sei „noch nicht bereit" für ein biographisches Buch, hieß es in einem seiner Briefe nach Locarno.

Bis heute gibt es keine Biographie über M. Balint. André Haynal (Genf) bereitet eine Biographie vor, und zwar mit einer sehr interessanten, von Enid Balint freigegebenen Dokumentation in Englisch, Deutsch und Ungarisch.

Für den Verlag J. F. Lehmanns, München, war dieses Buch (in seiner ersten Auflage) eine völlig neue Sparte; vielleicht kam es deswegen zu gewissen Verzögerungen. Aber auch Erich Fromm ließ mich mit seinem Geleitwort sehr lange warten. Er kannte M. Balint nicht persönlich, war durch einen „heißen" Briefwechsel mit ihm über die Krankheit von Ferenczi zunächst negativ eingestellt. Später begeisterte er sich sehr für die Arbeit von M. Balint, insbesondere dank einer Begegnung mit Enid Balint bei einem der ersten Treffen in Ascona.

M. Balint starb am 30. Dezember 1970 plötzlich in London; sein Werk entwickelte sich nicht immer in seinem Sinne. Überwiegend aus historischen Überlegungen scheinen uns wesentliche Veränderungen gegenüber der ersten Auflage dieses Buches nur sehr bedingt möglich und gerechtfertigt. Die Autoren, denen wir für die treue Freundschaft im Sinne des Suchens nach neuen Perspektiven danken möchten, waren mit der jetzigen Form der Überarbeitung einverstanden. Hans H. Dickhaut hat die Mitherausgeberschaft mit dem ihm eigenen Enthusiasmus übernommen.

Alle Kapitel wurden sorgfältig überarbeitet. Insbesondere galt es, die in Vortragsform gehaltenen Beiträge und einige Übersetzungen flüssiger und besser lesbar zu gestalten. Die Übersetzungen der Kapitel von Jean Guyotat und Michel Sapir wurden weitgehend neu formuliert, inhaltlich jedoch kaum verändert. Das Kapitel von Felix Labhardt „Balint-Gruppen in psychiatrischer Sicht" wurde durch den neuen Beitrag „Depression und Balint-Gruppe" ersetzt, das Kapitel „Psychopharmakotherapie: ein Gegensatz zur Balint-Methode?" von Walter Pöldinger durch den neuen Beitrag „Balint-Arbeit und Psychopharmaka". Neu aufgenommen wurde das Kapitel des Mitherausgebers Hans H. Dickhaut, „Die Arzt-Patient-Beziehung im Wandel der Zeit – am Beispiel Psychiatrie".

Wenn trotz der eingehenden Überarbeitung gewisse Wiederholungen, wie beispielsweise die Einführung in die Balint-Gruppenarbeit, manchem Leser vielleicht als überflüssig erscheinen mögen, so wird dabei ein wichtiger Faktor übersehen. Jeder Autor hat – ebenso wie jeder Leiter einer Balint-Gruppe – seinen persönlichen, individuell geprägten Umgang mit der Balint-Methode entwickelt, der sich in den Beiträgen widerspiegelt. M. Balint selbst hat immer wieder darauf hingewiesen, daß sich jede Balint-Gruppe gemeinsam mit dem Gruppenleiter ihren eigenen gruppendynamischen Stil erarbeiten muß.

Die Balint-Methode hat eine solche Vitalität und Dynamik, daß sie diese individuelle Gestaltung, auch jede eigentümliche und sogar jede eigen-artige Gestaltung verträgt, vielleicht sogar fordert. Jeder Autor dieses Buches sieht die Balint-Arbeit aus seinem Blickwinkel und bereichert sie durch seine persönliche Färbung, fördert so das Lernen in der Gruppe.

M. Balint war und ist für uns und für andere Autoren sicher eine Autorität, aber kein Abgott – vielmehr ein Mensch, der als Arzt eine große Idee hatte und daraus ein Lebenswerk entwickelte, das die Brücke zwischen Psychoanalyse und Medizin der Psychosomatik aufgebaut und diese Wissenschaftsbereiche damit entscheidend beeinflußt hat.

Seit der ersten Auflage dieses Buches wurden bestimmte Themen in unserer Reihe „Patientenbezogene Medizin", Fischer-Verlag, Stuttgart und New York, gesondert behandelt. So stellt dieses Buch, das unserem Lehrer gewidmet bleiben soll, eine Ergänzung zu Lehre und Forschung und zugleich einen Beitrag zu deren Integration dar, womit Ansätze intendiert sind, die auch von M. Balint selbst hervorgehoben wurden.

Ascona, im Mai 1984   Boris Luban-Plozza

Michael Balint bin ich leider nie persönlich begegnet. Seine Bücher und andere Veröffentlichungen habe ich mit großem Gewinn gelesen. Sie haben mir wichtiges, aber rein theoretisches Rüstzeug vermittelt. Erst durch die ständige Teilnahme an Balint-Gruppen konnte ich das erfahren, was M. Balint die Wandlung der Arztpersönlichkeit nennt.

Als mich Boris Luban-Plozza im September 1983 bat, ihm bei der Herausgabe dieses Buches zu helfen, habe ich schnell und gern zugesagt. Meine Begeisterung für diese Arbeit konnte auch nicht dadurch gemindert werden, daß sich die Überarbeitung aller Kapitel in mehreren Fällen als sehr schwierig erwies. Die Mitherausgeberschaft ist eine willkommene Gelegenheit, M. Balint und B. Luban-Plozza für die mittelbare Hilfe beim Finden meines eigenen therapeutischen Weges zu danken.

Mein Lebensweg bis zum Nervenarzt klassisch-schulmedizinischer Prägung war durch meine neurotische Persönlichkeitsentwicklung mit depressiven Anteilen bestimmt. Es war dann später noch zu mehreren psychosomatischen Erkrankungen bzw. Störungen („Kränkungen") gekommen.

Die Begegnung mit A. Jores und der psychosomatischen Medizin zu Beginn meiner Ausbildung sowie in ganz besonderem Maße die Teilnahme am 1. Internationalen Balint-Treffen in Ascona 1973 hatten mich soweit für meinen analytisch-therapeutischen Prozeß sensibilisiert, daß ich lernte, Krisen und Krankheiten als Chance zu nutzen. So wurde ich schließlich fähig, mir mein Leben zu „nehmen" – zugreifend, nicht wegwerfend! Über viele Jahre hatte ich verzweifelt den trügerischen Versuch der Selbstheilung mit dem untauglichsten Mittel unternommen; in Wirklichkeit war es ein beinahe gelungener Suizid auf Raten. Gleichzeitig hatte sich eine koronare Gefäßerkrankung aller drei Hauptäste entwickelt. Unter Mißachtung der körperlichen Warnsignale hatte ich meine Abwehrmechanismen ständig ausgebaut, bis ein kollapsähnliches Ereignis mich zur Besinnung brachte. Einige Monate später wurden operativ sieben Bypasses eingepflanzt. Erst Jahre danach bekam ich in einer Balint-Gruppe die erste Stenokardie meines Lebens, und zwar als ein Fall vorgestellt wurde, der meiner Krankengeschichte erschreckend ähnlich war.

Beim 1. Internationalen Balint-Treffen in Ascona 1973 erlebte ich in einer Großgruppe so etwas wie einen „flash". Ich erkannte bei einer Fallvorstellung durch eine Ärztin, daß das Zulassen von Gefühlen in der Arzt-Patient-Beziehung neue Dimensionen des Zugangs zum Patienten, des Verstehens und des Einfühlens eröffnet. So eignete ich mir in den Balint-Gruppen während der folgenden Jahre den Mut zu meinen eigenen Gefühlen an, besonders zur Angst, sowie den Mut zur Aufrichtigkeit, vor allem mir selbst gegenüber, und den Mut zur Unzulänglichkeit. Insoweit ist die Balint-Arbeit für mich ein ständiger Anreiz zur Selbsterfahrung.

Mit einem neu aufgenommenen Kapitel habe ich versucht, den Wandel der Arzt-Patient-Beziehung in der Psychiatrie im Verlaufe der letzten 50 Jahre aus meiner Sicht darzustellen.

Bad Nauheim/Wien, im Mai 1984   Hans H. Dickhaut

Inhaltsverzeichnis

Über die Entwicklung der Balint-Arbeit
B. Luban-Plozza 1

Hausärztliche Psychotherapie und Arzt-Patient-Beziehung
H.-K. Knoepfel 12

Das ärztliche Gespräch bei Balint. Versuch einer Wesensbestimmung des therapeutischen Dialogs
A. Trenkel 21

Ausbildung praktischer Ärzte in der Arzt-Patient-Beziehung
M. B. Clyne 31

Die psychologische Ausbildung praktizierender Ärzte durch die Balint-Methode an Universitätskliniken
J. Guyotat 41

Balint-Gruppen und psychosomatisches Denken
F. Antonelli 46

Beitrag des Psychiaters zur psychologischen Ausbildung der Ärzte
G. Garrone 51

Depression und Balint-Gruppe
F. Labhardt 62

Die Arzt-Patient-Beziehung im Wandel der Zeit – am Beispiel Psychiatrie
H. H. Dickhaut 66

Sexualität und Balint-Gruppen
M. Sapir 81

Zur Frage der Gruppenleitung von Balint-Gruppen
D. Eicke 92

Bemerkungen zum Verhältnis zwischen Balint-Methode und Schulmedizin. Balint-Arbeit und Psychopharmaka
W. Pöldinger 101

Gegenübertragungsprobleme des Balint-Gruppenleiters
W. L. Furrer 107

Wirkungen der Balint-Gruppe auf Teilnehmer und Gruppenleiter
H.-K. Knoepfel 117

Veränderter Konsultationsstil nach Balint-Ausbildung
A. Moreau 125

Mögliche Veränderungen des Arztes nach Teilnahme an Balint-Seminaren
E. Balint 136

Junior-Balint-Gruppen als Erweiterung der Studentenausbildung
B. Luban-Plozza 141

Retrospektive zu Michael Balints Werk
J. Bastiaans 146

Michael Balint: Wissenschaftliche Arbeiten 1924–1971 150

Mitarbeiterverzeichnis

Antonelli, Prof. Ferruccio
Via della Camiluccia 195
I-00135 Roma

Balint, Prof. Enid
43, North Road
Highgate Village
Ashburton Cottage
GB-London N6 4BE

Bastiaans, Prof. Dr. Jan
Vathenesselaan 13
NL-Oegstgeest (bei Leiden)

Clyne, Max B., MD
150 Lady Margaret Road
GB-Southall Middlesex (London)

Dickhaut, Dr. Hans H.
Lienfeldergasse 27
A-1160 Wien

Eicke, Prof. Dr. Dieter
Burgguffelerstr. 4
D-3524 Immenhausen

Furrer, Dr. Walter L.
Auf Weinbergli 15
CH-6000 Luzern

Garrone, Prof. Gaston
Av. Leon Gaud 7
CH-1205 Genf

Guyotat, Prof. Jean
Quai Général Soreail 6
F-6900 Lyon

Knoepfel, Prof. Dr. H.-Konrad
Venusstr. 6
CH-8050 Zürich

Labhardt, Prof. Felix
Wilhelm-Klein Str. 27
CH-4025 Basel

Luban-Plozza, Prof. Dr. Boris
Piazza Fontana Pedrazzini
CH-6600 Locarno

Moreau, Dr. André
R. du Petit-Ry, 32
B-1340 Ottignies

Pöldinger, Prof. Dr. Walter
CH-9500 Wil/St. Gallen

Sapir, Dr. Michel
R. de l'Arrivée 6
F-75015 Paris XV

Trenkel, Dr. Arthur
Kramgasse 47
CH-3011 Bern

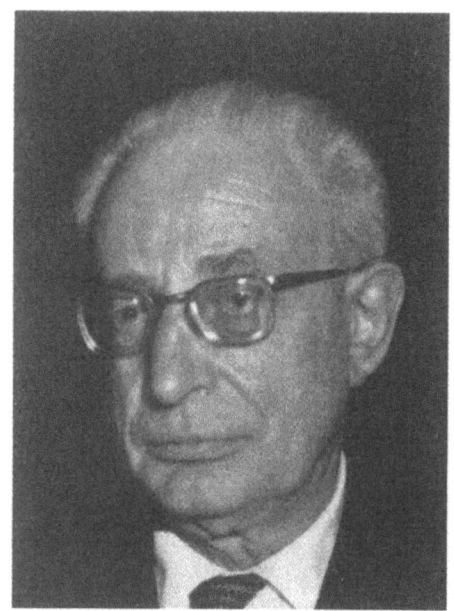

Michael Balint 1896–1970

Autobiographische Notizen

(von Michael Balint 1968 verfaßt, übersetzt von H. H. Dickhaut)

Michael Balint, the son of a General Practitioner, was born and educated in Budapest, Hungary. While still a medical student he became interested in biochemistry and after obtaining his doctor's degree in medicine in 1920 for some years he earned his living as a research chemist.

In 1919 when Ferenczi became the first ever Professor of Psychoanalysis in Budapest, Balint attended his lectures and also the seminars that were arranged in the Institute of Psychoanalysis. In 1921 he went to Berlin, started his training analysis with Mr. Hans Sachs and became a student of chemistry at the University of Berlin. For some time he worked in the Kaiser Wilhelm Institute for Biochemistry under Otto Warburg and later in the First Medical Clinic of the Charité, University of Berlin, under Professor His. In 1924 he obtained his degree of Doctor of Philosophy and returned to Budapest.

There he completed his analytic training with Dr. Sandor Ferenczi while working as an assistant at the First Medical Clinic of the University of Budapest. In 1926 he was made a training analyst.

A few years later as part of the activities of the Budapest Institute of Psychoanalysis he started his seminars for General Practitioners. Although these met with some success they had to be given up because of the hostile attitude of the Horthy regime which ordered that the police be informed of every meeting in order that a detective could be present to supervise it. Balint moved to England before the outbreak of the War and after the War in 1948 organized with Enid Balint the first Training cum Research Seminars for Social Workers who tried to help their clients with their marital problems. These seminars were the forerunners of the seminars for General Practitioners. The first of them was started in October 1950, the first period lasting until the end of 1952 was that of pilot studies. This enabled Balint to select 14 General Practitioners with whom he worked out the Training cum Research seminar method in the years 1953–1955. The results of this research were published in the book *The Doctor, His Patient and the Illness* which appeared in 1957. The principles laid down in this book are still valid and a great number of seminars all over the world have been working on this basis. The only important innovation has been the introduction of the Mutual Selection Interview in 1956 described in the book *A Study of Doctors* by Michael and Enid Balint, R. Gosling and P. Hildebrand, published in 1966.

These seminars have proved a very fertile method for research, a number of books have been published based on the work done in these seminars. *The Mind and Medicine Monographs,* published since 1961 by the Tavistock Publication in London and J. B. Lippincott, Philadelphia, were started to accommodate all these publications. Up to now 17 volumes have appeared.

Michael Balint, Sohn eines praktischen Arztes, ist in Budapest, Ungarn, geboren und aufgewachsen. Noch während er Medizinstudent war, interessierte er sich für Biochemie, und nach seiner Promotion zum Doktor der Medizin im Jahre 1920 verdiente er sich einige Jahre lang seinen Lebensunterhalt als Chemiker in der Forschung.

1919, als Ferenczi zum ersten Professor für Psychoanalyse in Budapest ernannt wurde, besuchte Balint seine Vorlesungen sowie die Seminare, die im Institut für Psychoanalyse abgehalten wurden. 1921 ging Balint nach Berlin, begann seine Lehranalyse bei Hans Sachs und studierte an der Universität Berlin Chemie. Einige Zeit arbeitete er am Kaiser-Wilhelm-Institut für Biochemie unter Otto Warburg und später an der 1. Medizinischen Klinik der Charité, Universität Berlin, unter Professor His. 1924 promovierte Balint zum Doktor der Philosophie und kehrte nach Budapest zurück. Hier beendete er bei Dr. Sandor Ferenczi seine Lehranalyse, während er als Assistent an der 1. Medizinischen Klinik der Universität Budapest arbeitete. 1926 wurde er Lehranalytiker.

Einige Jahre später begann er im Rahmen der Aktivitäten des Budapester Instituts für Psychoanalyse seine Seminare für Allgemeinärzte (praktische Ärzte) abzuhalten. Obwohl diese recht erfolgreich waren, mußten sie aufgrund der feindlichen Haltung des Horthy-Regimes abgebrochen werden, welches anordnete, die Polizei über alle Zusammenkünfte zu informieren, damit ein Beobachter der Regierung zwecks Überprüfung anwesend sein konnte. Michael Balint zog vor Ausbruch des Krieges nach England und organisierte nach dem Krieg 1948 gemeinsam mit Enid Balint die ersten „Training cum Research Seminars" (Lehr- und Forschungsseminare) für Sozialarbeiter, die bemüht waren, ihren Klienten bei deren Eheproblemen zu helfen. Diese Seminare waren die Vorläufer der Seminare für Allgemeinärzte. Das erste Seminar fand im Oktober 1950 statt. Die erste Periode, die bis Ende 1952 andauerte, war so etwas wie eine Versuchsstudie. So konnte Balint 14 praktische Ärzte auswählen, mit denen er 1953–1955 die Methode der „Training cum Research Seminars" ausarbeitete. Die Ergebnisse dieser Forschung wurden in dem Buch *Der Arzt, sein Patient und die Krankheit* veröffentlicht, welches 1957 erschien. Die Prinzipien, die in diesem Buch dargelegt werden, sind heute noch gültig, und eine Vielzahl von Seminaren überall in der Welt haben auf dieser Grundlage gearbeitet. Die einzige wichtige Neuerung war 1956 die Einführung des „Mutual Selection Interview" (ein von M. Balint eingeführtes partnerschaftlich-wählendes Vorgespräch), welches in dem Buch *A Study of Doctors* (*Eine Untersuchung von Ärzten*) von M. Balint, Enid Balint, R. Gosling und P. Hildebrand 1966 veröffentlicht wurde.

Diese Seminare erwiesen sich als eine sehr fruchtbare Forschungsmethode, und eine Reihe von Büchern wurde auf der Grundlage der Arbeit, die während dieser Seminare entstanden ist, publiziert. Die seit 1961 von Tavistock Publication in London und von J. B. Lippincott in Philadelphia veröffentlichten *The Mind and Medicine Monographs* begannen, diese Reihe von Publikationen in einen einheitlichen Rahmen zu bringen (17 Bände sind erschienen).

Über die Entwicklung der Balint-Arbeit*

B. Luban-Plozza

Einführung

Die psychosomatischen Krankheiten haben in den letzten Jahren wachsendes Interesse hervorgerufen, sowohl bei Medizinstudenten wie auch bei praktizierenden Ärzten. Dennoch muß zugegeben werden, daß man sich hinsichtlich des tieferen Verständnisses mancher Symptomentstehung noch immer in der „Stotterphase" befindet, besonders auch in bezug auf die entspechenden Mittel und Wege der Behandlung. Der praktische Arzt und auch der Spezialist fühlen sich gegenüber Patienten mit psychosomatischen und psychosozialen Problemen oft machtlos, nicht allein aus Zeitmangel, sondern vielmehr aufgrund einer unzureichenden Ausbildung.

Das zentrale Problem der Psychosomatik liegt heute einesteils im Bereich der Forschung und andernteils im Bereich der Ausbildung, wobei sich beide Bereiche weitgehend überschneiden. So können die beiden folgenden Fragen nicht unabhängig voneinander gestellt werden: „Wie ist ein psychosomtisch Kranker zu heilen?" und „Wie erwirbt ein Arzt die Fähigkeit, einen psychosomatisch Kranken zu behandeln?"

Die gegenwärtig noch bestehende Hilflosigkeit gegenüber den psychosomatischen Erkrankungen ist deutlich in den Aussagen der Patienten zu erkennen. Diese sitzen enttäuscht und entmutigt in den Wartezimmern der Ärzte, aber auch bei den Heilern und Magiern, den „Priestern der anderen Medizin". Die Trennung zwischen seriöser Medizin und Paramedizin scheint eine ähnliche Bedeutung zu haben wie innerhalb der seriösen Medizin diejenige zwischen physischer und psychischer Spezialisierung.

Von allen ganzheitlichen Orientierungen ist diejenige von M. Balint zweifellos besonders interessant. Sie bietet eine beachtenswerte Streuung von theoretischen Konzepten, ohne daß unbedingt eine Verzettelung der Praxis damit verbunden ist. Der zentrale Punkt des Balintschen Konzepts besteht in der Verlagerung von der „medizinischen Fixierung auf die Krankheit" zur „ärztlichen Orientierung auf den Kranken". Diese Forderung hat v. Uexküll für die psychosomatische Medizin übernommen: „Die Zukunft wird durch Aufgaben bestimmt, die sich in eine zunehmend arbeitsteilige Medizin als spezifische Probleme der Kommunikation und der Kooperation ergeben, und zwar zwischen Ärzten, Pflegepersonal und Patienten. Diese Probleme erfordern zur Berücksichtigung der psychologischen und soziologischen Faktoren eine mehr patienten- und krankheitszentrierte Medizin."

---

* Teilübersetzung aus dem Italienischen von L. Knaak

Geschichtliches und Persönliches über Michael Balint

M. Balint wurde in Budapest geboren. Sein Vater war praktischer Arzt. Schon in früher Kindheit begleitete er ihn auf seinen Visiten. Balint studierte in Budapest und wurde anschließend Assistent der Biochemie in Berlin. Die Erfahrungen jener Jahre garantierten ihm eine solide wissenschaftliche Basis, welche er nie verließ, auch nicht, als er sich, unter der Leitung von Sandor Ferenczi, einem ungarischen Schüler Freuds, entschlossen der Psychoanalyse und der Psychiatrie zuwandte. Freud und Ferenczi blieben dabei seine wichtigsten Lehrer; von ihnen pflegte er zu sagen: „Ich schätze Freud zutiefst, aber ich liebe Ferenczi".

Wenn einer geschichtlichen Wurzel nachgegraben werden soll, welche Balints Neigung für neue Verwendungen der wesentlichen psychoanalytischen „Bausteine" verständlicher macht, so ist sie im frühen Einfluß Ferenczis zu finden. In seiner psychoanalytischen Praxis hatte Ferenczi unter anderem die Methode der „aktiven Technik" eingeführt, eine sehr diskutierte Variante der klassischen Psychoanalyse, die kürzlich wieder von Malan in variierter Form und unter der Bezeichnung „fokale Kurzpsychotherapie" aufgenommen wurde. Malan hatte seine Arbeiten an der Tavistock Clinic, London, unter der Führung Balints begonnen.

Die grundlegende Idee Balints war, daß die Störungen des Patienten zur Therapiegestaltung nicht allein als Manifestationen eines organischen Defekts betrachtet werden dürfen. Sie sind auch möglicher Ausdruck einer Konfliktsituation oder einer Anpassungsschwierigkeit.

M. Balint erzählte selber:
„Die Idee, es demselben Arzt zu erlauben, gleichzeitig eine organische Therapie (Medikamente, psysikalische Behandlung u. a.) und Psychotherapie bei einem Kranken anzuwenden, machte mich während meines Medizinstudiums immer wieder befangen ... Wir befanden uns in den 30er Jahren, und die Situation in Ungarn wurde immer gespannter. Ich fand keine Institution, welche mir die Möglichkeit zur Erprobung meiner Ideen hätte bieten können. So entschloß ich mich, mit mehreren praktischen Ärzten ein Seminar zum Studium der psychotherapeutischen Möglichkeiten in der täglichen Praxis einzurichten. Anfangs hatte ich nur sehr vage Ideen von den Bedürfnissen meiner Kollegen und begann das Seminar mit einer Reihe von Kursen, welche sich als völlig unnütz erwiesen. Das Interesse war aber trotzdem so groß, daß ich eine zweite Gruppe gründete. Die politische Situation verschlechterte sich. Wir mußten der Polizei die Namen der Teilnehmer unserer Versammlungen angeben. Ein Polizist in Zivil war bei jeder Sitzung dabei und notierte eifrig, was gesprochen wurde. Wir erfuhren nie etwas über den Inhalt dieser Aufzeichnungen und gleichfalls nicht, wer sie las. Das einzige uns bekanntgewordene Ergebnis war, daß jener Polizist nach vielen Versammlungen einen Arzt aus unserer Gruppe für sich, seine Frau und seine Kinder konsultierte. Das erheiterte uns wohl etwas; eine echte Diskussion war aber unter solchen Bedingungen nicht möglich, und die Ärztegruppe löste sich schließlich wieder auf."

Diese biographische Mitteilung kann als wichtiger Punkt für die grundsätzlichen Regeln gelten, die für eine gut funktionierende Gruppenarbeit im Sinne Balints unerläßlich sind. Die entscheidende Bedingung für die Arbeit in der Balint-Gruppe ist die des freien Lernbedürfnisses. Wenn die Balint-Gruppe einer Kontrolle politischer, ideologischer oder auch nur didaktischer Art unterworfen ist, dann wird ihre Dynamik mit Sicherheit ernstlich beeinträchtigt. In diesem Sinne schrieb Sutherland, ein alter Freund Balints, an diesen: „Paß auf, Michael, Du wirst entweder einmal heiliggesprochen oder aber auf dem Scheiterhaufen verbrannt."

Zu Beginn des 2. Weltkriegs emigrierte Balint nach Großbritannien. Dort verstarb seine erste Frau Alice, die bedeutende pädopsychiatrische Beiträge veröffentlicht hatte. Balint war drei Jahre Primarius der Child Guidance Clinic in Lanshire Preston. Danach wurde er psychiatrischer Berater an der Tavistock Clinic und Beistand des psychiatrischen Dienstes des University College of London. Nachdem er London zu seiner neuen Heimatstadt erwählt hatte, richtete er zusammen mit seiner zweiten Freu Enid 1948 die ersten Seminare für Sozialarbeiter ein; 1950 folgten die Seminare für praktische Ärzte. So begann sich die Balint-Methode zu entwickeln. Die ersten Ergebnisse finden sich zusammengefaßt in Balints Buch „*Der Arzt, sein Patient und die Krankheit*", welches 1957 durch die Tavistock Clinic, London, verlegt wurde und bald weiteres Echo fand.

Die Balint-Gruppen verbreiteten sich in aller Welt und dienten als Basis einer völlig neuen, aber sehr fruchtbaren Forschung. Balint hatte ein neues Konzept für die Betrachtungsweise der Arzt-Patient-Beziehung dargestellt, eine Betrachtungeseise, welche bis zu diesem Zeitpunkt von der medizinischen Wissenschaft weitgehend mißachtet worden war. Mit der Balint-Methode gab er den Allgemeinpraktikern wieder die Bedeutung innerhalb der Ärzteschaft, die ihnen zunehmend versagt worden war.

Balint schilderte vor zwei Jahrzehnten die Situation der Ärzte, die lernen sollten, „die Schmerzen der Patienten anzuerkennen und zu verstehen: nicht nur vom Gesichtspunkt der Krankheit aus, sondern auch als Synonym der Verängstigung oder als Ausdruck eines persönlichen Konflikts." Balint folgend kann die Therapie in diesem Falle nur von einer besonderen Beziehung zwischen dem Patienten und seinem Arzt ausgehen.

Die angeführten Beispiele zeigen, daß ein solcher therapeutischer Dialog hergestellt werden kann, wenn der Arzt fähig ist, die vom Patienten an ihn gerichtete Botschaft zu empfangen und Schritt für Schritt zu verstehen. Vielleicht kann er in die wahre Natur der tiefen Verängstigung oder der geheimen Störung eindringen, die sich durch körperliche Symptome und Beschwerden mannigaltiger Art ausdrücken. So können z. B. bei Schlaflosigkeit, Verdauungsstörungen, Bronchialasthma, Migräne usw. mögliche psychische Faktoren oder psychische Ursachen aufgedeckt werden. In einer solchen Arzt-Patient-Beziehung können die Konflikte verstanden und bearbeitet werden, welche „das Herz bedrücken", „den Bauch verkrampfen" oder „den Atem verschlagen". Balint verhehlte aber nicht die Schwierigkeiten dieses Vorgehens im Rahmen der täglichen Praxis.

Als ich noch praktischer Arzt war, wurde ich mit den vier Situationen, die W. Loch als „dynamisch unbewußte Faktoren" bezeichnet, immer wieder konfrontiert: 1) Momentansituation des Patienten, in der sich die psychosomatische Affektion noch im Anfangsstadium befindet und unbewußte Konfliktfaktoren besonders aktiv sind; 2) psychosoziale Krisenzeit der Patienten, in der unbewußte Konflikte aktiviert werden; 3) chronifizierte Fälle; 4) Betreuung von sterbenden Kranken.

Diese vier Punkte können erst durch Erfahrungsaustausch innerhalb der Ausbildung in einer Balint-Gruppe richtig verstanden werden. Daraus zieht besonders der praktische Arzt großen Nutzen. Er ist heute gleichsam der „Spezialist für Nervosität und Ängstlichkeit". Ein großer Prozentsatz der Patienten sucht den praktischen Arzt wegen seelischer Störungen auf und schreibt ihm damit die Rolle eines „Seelenarztes" zu. Hierbei sind Nervosität und Ängstlichkeit häufig im Spiel, wenn auch oft in larvierter Form.

In dem so wichtigen zwischenmenschlichen Wechselspiel zwischen Arzt und Patient verwandelt sich der Arzt selbst in eine Art Medikament („Arzt als Arznei"). Es handelt sich um eine Wandlung in der Persönlichkeit des Arztes. Diese Wandlung ist „begrenzt, aber wesentlich", wie M. Balint immer wieder betonte. Obwohl er den Weg dieser Pioniertätigkeit stetig weiterverfolgte, blieb er in erster Linie Psychoanalytiker. Seine eigentliche Bedeutung ist die eines „Vaters" der Balint-Gruppen.

Balint bemühte sich sehr, die Fähigkeiten des praktischen Arztes besser zu verstehen und neu zu bewerten. Er lachte gern über eine seiner immer gültigen Definitionen des Spezialisten. Als wir uns während eines gemeinsamen Aufenthalts in Mailand in den weiten Sälen der Pinakothek von Brera befanden, fragten wir einen Aufseher nach einem Bild von Raffael. Der Aufseher gab zur Antwort: „Ich bin erst seit zwei Monaten hier und kann Ihnen deshalb keine Auskunft darüber geben." Balint kommentierte: „Es besteht kein großer Unterschied zwischen dem Aufseher und einem Mediziner, der sich überspezialisiert hat."

Ich erinnere mich an die Wegbereiteratmosphäre der zahlreichen und stets packenden Begegnungen, die im Hause Balint in London zustande kamen und die auch in unserer Korrespondenz ihren Niederschlag fanden. Unermüdlich lehrte uns Balint, vor allem zuzuhören. Er pflegte zu sagen: „Als wenn wir ein drittes Ohr hätten", oder „Zuhören durch alle Poren der Haut". Ein Kollege war bei einem heiklen Fall in Schwierigkeiten geraten und fragte ihn um seine Meinung. Balint sagte: „Setzen Sie sich nahe zum Patienten und hören Sie ihm zu, und geben Sie ihm nicht mehr als einen Gedanken pro Sitzung mit."

Balint hatte nichts von einem erhabenen Lehrstuhlprofessor; vielleicht übte seine Lehrtätigkeit gerade deshalb einen so fruchtbaren und außergewöhnlichen Einfluß aus. Er besaß die Gabe, „mit dem Partner gemeinsam die Problemlösung zu suchen und ihn dabei nicht zu entmutigen, wie das viele Lehrer tun …, sondern im Gegenteil zu ermutigen und anzuregen …" Mit Balint konnte man „alles besprechen, was nicht für jeden Analytiker zutrifft" (Mitscherlich).

Als Gruppenleiter bestätigte M. Balint dem einzelnen Teilnehmer die Wichtigkeit seines Beitrags, wodurch sich dieser gestärkt fühlte und wagte, seine Beobachtungen entsprechend ernstzunehmen.

Besonders während der von O. Meier organisierten alljährlichen Studienwoche in Sils im Engadin fanden wir wiederholt Gelegenheit, die Arbeitsweise Balints aus nächster Nähe kennenzulernen und zu bewundern. Im engen Kreise, am „Silser Morgen", saß eine Gruppe von Ärzten mit Balint zusammen, die bereit war, geeignete Fälle aus eigenem Patientengut zur Diskussion zu stellen. Die übrigen Kursteilnehmer setzten sich in weiteren Kreisen um diese Kerngruppe herum; sie waren so von der Diskussion nicht ausgeschlossen. Die Kollegen der inneren Gruppe *mußten*, die der äußeren Kreise *durften* mitarbeiten. Aus dieser Gruppenform hat sich die Großgruppe entwickelt.

In den Notizen eines verstorbenen Allgemeinpraktikers (E. Munz) heißt es: „In dem zweistündigen Fallseminar dachte M. Balint gar nicht daran, ein Notizbuch in die Hand zu nehmen, und doch entging ihm keine Einzelheit der in deutscher oder französischer Sprache vorgelegten Fälle. Einst der deutschen Sprache mit ungarischem Einschlag mächtig, war ihm das Englische geläufiger. Wo er selbst den korrekten deutschen Ausdruck nicht mehr fand, ruhte er nicht, bis die einzige treffende Übersetzung aus dem Englischen mit Hilfe der ganzen Korona gefunden worden war."

Bei den ihm vorgestellten Fällen erkannte Balint sehr wohl an, wieviel der berichtende Arzt von seinen Patienten wußte. Er wies aber nachdrücklich auf übersehene Fakten hin, auf Details, die für das Verstehen des Kranken und seiner Krankheit unentbehrlich waren: Beziehungen zu Ehepartner und Kindern, zu Vorgesetzten und Untergebenen. Immer fand er Lücken in der Anamnese, die durch ein einfühlendes Gespräch hätten gefüllt werden können. Dies kann nicht in der zeitlich eng begrenzten Sprechstunde geschehen, sondern oft nur in einem längeren Gespräch. So schwer ein solches Gespräch in den übervollen Tag des Paktikers hineinzubringen ist, so sehr erweist es sich in der Regel doch als zeitsparend.

Alle Äußerungen Balints kamen aus einer gütigen Menschlichkeit, aus überlegener Erfahrung, so etwa, wenn er zu einem Fall sagte:

Unmögliche Frau! Man geht mit ihr eine Weile, dann werden ihre unmöglichen Eigenschaften klar und man verläßt sie wieder. Sie ist dick, bekommt nie genug vom Leben, führt sich gierig zu, was zu erreichen ist. Sie ist keine Frau, keine ausgereifte Frau. Sie greift nach allen möglichen Ersatzbefriedigungen: Überessen, immer neue Ärzte. Auch da geht es eine Weile, dann folgt die Vertrauenskrise. Wie soll man reagieren? Zunächst wieder ruhig zuhören, die Geschichten der verschiedenen Behandlungen zu erfahren suchen, was ihr die Ärzte angetan haben; dann die beiden Geschichten miteinander vergleichen. Auch einer solchen Person gegenüber haben wir die Pflicht, eine Türe aufzumachen. Ob sie eintritt oder nicht, ist ihre Sache.

So ging es eine Woche lang, täglich 2–3 Stunden, bei unverminderter Aufmerksamkeit aller Teilnehmer. Es waren Besprechungen, wie sie M. Balint in London seit Jahren mit praktischen Ärzten durchführte und wie er sie bereits in dem genannten Buch *(Der Arzt, sein Patient und die Krankheit)* eingehend beschrieben hat. Die zentralen Themen des Buches sind: a) der Arzt als Medikament („Arzt als Arznei"), dessen Dosierung, etwaige Nebenwirkungen und Risiken; b) die Beziehungen zwischen dem praktischen Arzt und beratendem Facharzt; c) die Gefahr der Verzettelung der Verantwortung; d) was der Arzt mit seinem Patienten und was der Patient mit seinem Arzt macht.

Balint-Gruppen haben in erster Linie die Aufgabe, die Arzt-Patient-Beziehung zu diagnostizieren. Aufgrund dieser Diagnose (Beziehungs*diagnose*) sollen sie den Arzt befähigen, therapeutische Eingriffe vorzunehmen, alle klärenden „Interpretationen" zu geben. Die Arzt-Patient-Beziehung ist aber auch ein wesentlicher Teil der Behandlung (Beziehungs*therapie*). Die Beziehungsdiagnose soll vor allem die Dynamik und Struktur der Beziehung des Patienten zum Arzt beeinhalten, die in der Regel bald die charakteristische Übertragungsform annimmt. Sie entspricht auch der Beziehung, die der Patient zu anderen, ihm emotional wichtigen Personen unterhält. In Balint-Gruppen spiegeln sich diese Beziehungsformen und -muster oft spontan wider, was deren lebendiges Erfahren und Erfassen möglich macht. Es handelt sich um Instrumente zur Diagnostik und Therapie pathogener zwischenmenschlicher Verhaltensmuster (W. Loch).

Der Prozeß der psychologischen Ausbildung des Arztes erfolgt mittels Diskussion in Gruppen von 8–12 Teilnehmern. Diese treffen sich wöchentlich oder alle zwei Wochen zu Sitzungen von je 1½ Stunden oder mehr. Bei diesen Treffen wird durchgesprochen, was die Teilnehmer in der täglichen Praxis mit ihren Patienten erlebten. Es geht um eine Ausbildung, die sich meist über 2–3 Jahre oder länger erstreckt. Gleichermaßen können praktische Ärzte und Klinikärzte teilnehmen. Die Gruppenarbeit stützt sich nicht auf streng umschriebene Regeln, weder für den Gruppenleiter noch für die Teilnehmer; die Bemühungen zielen vielmehr dahin, jedem einzelnen Arzt zu helfen, sein berufliches Handeln in einer umfassenderen Weise zu verstehen und nach und nach auch gezielter und wirksamer einsetzen zu können.

In „autozentrierten" Gruppen sucht man v. a. zu durchleuchten, wie sich die Beziehungen zwischen den Gruppenteilnehmern sowie zwischen diesen und dem Gruppenleiter entwickeln. „Allozentrierte" Gruppen stellen dagegen mehr die berufliche, nicht die gegenwärtige Beziehungsdynamik ins Zentrum, indem über einen speziellen Patienten oder – themenzentriert – über eine besondere Art von Patienten, z. B. Krebskranke, berichtet wird. Auch ohne tiefgehende Kenntnis der Methode der autozentrierten und der allozentrierten Gruppen ist es wichtig, daß diejenigen, die sich dieser Arbeit zuwenden, die unterschiedlichen Modalitäten der beiden Gruppenkonditionen kennen. Es ist zu beachten, daß mit jeder Methode ganz bestimmte Resultate erreicht werden können, daß aber auch jede Methode ihre eigenen Risiken aufweist.

Die psychologische Ausbildung der Ärzte ist jedoch nur ein Aspekt der Arbeit, die in den Balint-Seminaren vorangetrieben wird. Ein anderer Aspekt ist die stetige Auseinandersetzung mit der Medizin als Disziplin und der Funktion des Arztes. Der traditionellen Medizin, die allen Studenten gelehrt wird und die fast ausschließlich „krankheitszentriert" ist, wird eine andere, „patientenzentrierte" Medizin zur Seite gestellt. In der krankheitszentrierten Betrachtungsweise wird jedes Individuum als komplizierte Maschine mit biochemischen Funktionen verstanden, und es wird versucht, jedes vom Patienten dem Arzt angebotene Symptom als Zeichen einer funktionellen Störung dieser Maschine zu erklären. Diese Betrachtungseise will mehr und mehr zu einer exakten Naturwissenschaft werden und möchte ständig präzisere Methoden entwickeln, um jede funktionelle Abnormität identifizieren und die Normabweichung nach

Möglichkeit korrigieren zu können. Freilich hat die Medizin auf diesem Wege in bestimmten Bereichen zu großen Erfolgen geführt. Trotzdem stimmen alle entsprechenden Studien in der Feststellung überein, daß mindestens 20–30% (wahrscheinlich weit mehr) von den Patienten der praktischen Ärzte nicht an einer organischen Krankheit leiden. Selbstverständlich sind diese Patienten auch als krank zu betrachten. In diesen Fällen können die diagnostischen und therapeutischen Methoden der krankheitszentrierten Medizin wenig oder gar nichts bewirken.

Die Balint-Methode der Ausbildung, die mittels Hilfeleistungen von Kollegen zwischen 1953 und 1955 entwickelt wurde, ist heute weitgehend abgesichert und hat sich inzwischen in vielen Ländern ausgebreitet. In enger Verbindung mit den einzelnen Gesellschaften bzw. Kollegien für psychosomatische Medizin hat die Internationale Balint-Vereinigung immer mehr eine koordinierende Funktion übernommen. In den letzten Jahren ist die Balint-Methode bereits bis in die UdSSR und nach China vorgedrungen.

Abgesehen von der Ausbildung bereits praktizierender Ärzte scheint sich die Balint-Methode auch für eine erste Sensibilisierung von Medizinstudenten für die patientenzentrierte Medizin zu eignen (vgl. meinen Beitrag „Junior-Balint-Gruppen ...", S. 141). Ebenso bieten sich Möglichkeiten, die spezifischen Beziehungsprobleme anderer Berufsgruppen (Sozialarbeiter, Pädagogen, Theologen, Psychologen usw.) in entsprechenden Gruppenseminaren zu bearbeiten. Besonders interessant erscheint die Balint-Gruppenarbeit mit Seelsorgern (Argelander, Trenkel) sowie mit Pflegepersonal.

Der passende Fall

Eine der seltsamsten Schwierigkeiten, denen man in den ersten Arbeitssitzungen von Balint-Gruppen begegnet, besteht darin, den „passenden Fall" zu finden. Mit anderen Worten: Nach welchen Kriterien ist zwischen den „würdigen" und den „belanglosen" Fällen zu unterscheiden? Diesbezüglich ist es nützlich, sich daran zu erinnern, wie Balint gelegentlich die Gruppenarbeit eröffnete. Er wandte sich nämlich einem Kollegen zu und forderte diesen auf: „Erzählen Sie uns die Geschichte des letzten Patienten, der Sie heute nachmittag besuchte." Oder er wünschte, vom „zehnten" Fall zu hören, den der Arzt in der Reihenfolge des Tages untersucht hatte. Folgende Beispiele geben überdies eine Orientierung über die mögliche Thematik von Gruppensitzungen:
- Ulcus duodeni, Colitis ulcerosa, Herzneurose,
- „funktionelle" Störungen,
- „Syndrom der müden Frau",
- „Spannungssyndrom",
- Behandlung der Hysterie,
- Definition und Diagnose des psychosomatischen Falles, Betroffenheit des Arztes durch psychosomatisch Kranke,
- Familientherapie,
- was man einem krebskranken Patienten sagen soll,
- Symptomverlagerung, Einfluß der Umweltbedingungen auf das Symptom,
- Wirksamkeit der Psychotherapie, unterschiedliche Fähigkeiten der Patien-

ten, sich in eine psychotherapeutische Beziehung einzubringen, individuelle oder Gruppenpsychotherapie, eventuelle Gefahren der Psychotherapie,
- die Angst, vom Patienten überfordert zu werden,
- Beziehungen zwischen Ärzten,
- Bedingungen, unter denen gewöhnlich die praktische Arbeit des Arztes vor sich geht,
- Forschung in der Praxis.

Einer der fundamentalen Punkte der Balint-Arbeit bleibt das Verstehen und entsprechende Einsetzen der Arzt-Patient-Beziehung. Der Patient deckt seine Krankheit in der ihm eigentümlichen Weise auf. Er appelliert an den Arzt durch das Vorzeigen einer Mehrzahl von Krankheitssymptomen, wobei er in der Regel dem Therapeuten die schlimmsten anbietet.

Einstellung des Arztes und Risiko der Psychologisierung

Die Methode Balints könnte ein Weg sein, die Einstellung des Arztes zu ändern, indem ein den ganzen Menschen umfassendes Verständnis angestrebt wird. Wir können versuchen, die übliche Art und Weise der Beantwortung des Appells eines Patienten durch den Arzt auf vier Verhaltensormen zu reduzieren:
1. Zurückweisung der Krankheit. Es handelt sich um jene Ärzte, die von ihren Patienten etwa denken: „Ihre Symptome sind nur Einbildungen."
2. Der Arzt stürzt sich in eine minutiöse Erforschung auffälliger körperorganischer Defekte oder Funktionsabweichungen. Er benutzt dazu sehr viele Laboruntersuchungen, Röntgenbilder, Elektrodiagramme usw.
3. Der Arzt vervollständigt wie ein Detektiv die Anamnese, indem er den Patienten fortwährend ausfragt und verhört. Er entfernt sich dabei häufig von der eigentlichen Problematik des Patienten.
4. Medizinmannfunktion: Der Arzt erteilt, indem er ein Alibi für sich selbst sucht, Beruhigungen, Versicherungen und Ratschläge, was für den Patienten völlig nutzlos ist.

Im Gegensatz zu diesen typischen Verhaltensweisen gilt für M. Balint, daß der Arzt die Pflicht hat, dem Kranken zuzuhören und zu versuchen, ihn zu verstehen. Dabei geht es ihm in erster Linie um verborgene Bedürfnisse des Patienten, die für seine Krankheit von Bedeutung sind. Folgende Punkte seien hervorgehoben:
1. Der Arzt soll die Bedürfnisse des Patienten erkennen.
2. Er soll verstehen, was sie für den Patienten und für ihn bedeuten.
3. Er soll sich überlegen, ob und in welcher Form er seine Einsichten oder Vermutungen dem Patienten mitteilen will.

Benimmt sich ein Patient dem Arzt gegenüber unangenehm, dann ist das meist ein Symptom seiner „Krankheit" (z. B. Trotzreaktion). Gerade hier gilt es zu verstehen, weshalb der Patient unangenehm sein muß, und zu erkennen, welches seine eigentlichen Bedürfnisse sind. Wir möchten an einige charakteristische Ideen M. Balints erinnern, die er während seiner Seminare gerne zum besten gab: „Eine Mitteilung des Patienten soll man ernst nehmen, sie evtl. wiederholen und damit eine aufbauende Wirkung im Gespräch erzielen ... Es ist besser, dem Patienten im Sprechzimmer einige Minuten zu widmen und ihm zuzuhören, als ihn nach Mitternacht wieder am Telephon zu haben". Andererseits soll der Arzt dem Patienten nicht sogleich alles mitteilen, was er von dessen Konflikten verstanden hat. Die Gefahr wäre zu groß, daß sich der Patient dadurch in übertriebene Angst steigern und davonlaufen könnte.

Die Gefühle eines Patienten muß der Arzt ernstnehmen; er darf aber nicht unbedacht auf die Gefühle reagieren (also: zuhören, aber zurüchaltend bleiben). Der Arzt soll immer auf seine eigenen Gefühle im Umgang mit dem Patienten achten, auch bei der körperlichen Untersuchungen: Wie wirkt der Patient auf mich? Wie erlebe ich den Patienten? Auch „negative Befunde" haben ihre Bedeutung. Zum Beispiel: Weshalb wird etwas verschwiegen? Weshalb spricht der Pateint nie vom Vater? Wenn wir solchen Auslassungen keine Beachtung schenken, vernehmen wir viel Unwesentliches, aber wenig Wesentliches.

Jede Therapie erfordert, daß der Arzt seine eigene Rolle in der Beziehung zum Patienten immer wieder überprüft. In unseren Seminaren sagte M. Balint z. B.: „Sicher muß der Preis für die bedeutsame, wenn auch begrenzte Modifikation der Persönlichkeit des Arztes bezahlt werden; besonders in der ersten Etappe, die Zeit und bedeutende Investitionen verlangt, welche zum Glück in den späteren Etappen zurückerstattet werden... Man muß leiden, um zu wachsen... Der Arzt zeigt sein Interesse in bezug auf den Patienten nicht so sehr durch Worte, als durch seine Hingabe, d.h. durch eine wahre Verfügbarkeit... Es gibt Personen, die, wenn sie es aus irgendeinem Grund schwierig finden, ihre Lebensprobleme zu meistern, auf eine Krankheit zurückgreifen..." Diese Patienten gehen oft jahrelang in einem nur oberflächlich gut erscheinendem Einvernehmen zum Arzt. Es besteht zwischen Arzt und Patient ein stillschweigender Kompromiß, ein „Arrangement": Die Krankheit wird von beiden in gleicher Weise als „zu Recht bestehend" akzeptiert. In dieser Situation kommt es leicht zu einer „Komplizenschaft", die dem Patienten in seiner schweren Problematik – die eigentliche Ursache seiner Symptome – nicht weiterhilft.

Zur Diagnose und Therapie

In diesem Kapitel geht es um eine besonders wichtige, keineswegs selbstverständliche Feststellung von M. Balint: Eine medizinische Diagnose erhält erst dadurch ihren Sinn, daß sie eine entsprechende Therapie ermöglicht. In bezug auf die psychologischen Aspekte der Krankheit sah Balint die Gefahr, sich nicht ausreichend mit der eigentlichen Therapie zu befassen. Er erzählte gerne folgende Episode: „Während einer klinisch-pathologisch-psychosomatischen Versammlung auf höchster Ebene an der Mayo-Klinik, nach einem brillanten diagnostischen Exposé und einer ebenso brillanten Diskussion, erlaubte sich der junge Assistent, den hochberühmten Professor und Moderator zu fragen: ,Und die Therapie?' Worauf der Professor antwortete: ,Gebt ihm Aspirin oder irgendetwas anderes!'"

Die psychologischen Faktoren einer Krankheit werden meist als unwichtig betrachtet, indem zuerst Organisches abgeklärt und behandelt wird. Was zuerst klargestellt wird, erweckt auch beim Patienten den Eindruck des Wichtigeren;

die Reihenfolge der Diagnosestellung spielt eine maßgebliche Rolle. Der Patient bedarf aber nicht eines „Doktor-Lehrers", der ihn lehrt, auf welche Weise er krank zu sein hat.

Eine Reihe von Patienten gewöhnt sich an eine bestimmte Art medizinischer Tätigkeit; wenn diese Patienten zu einem Arzt gehen, wollen sie immer diese Art von Medizin angewandt sehen. Balint hat sich mit den Charakteristiken dieser „Krankheiten" beschäftigt, wie sie bei solcher Art von Medizin diagnostiziert werden. Dabei hatte er gesehen, daß es sich meist um eine Störung des Gleichgewichts zwischen Belohnungen und Enttäuschungen handelte. Diese Kranken beschweren sich über eine große Zahl von Symptomen; der Arzt versucht, mit Hilfe seiner Phantasie und einer Fülle von Untersuchungen (Labor usw.), diesen Symptomen „eine Krankheit zu geben", einen Namen, ein Etikett.

Der sensible und an der Mitbeteiligung psychologischer Faktoren interessierte Arzt ist, besonders am Anfang, unausweichlich aufgerüttelt durch die Resonanz der Interaktionen in ihm selbst. Seine Verfügbarkeit und seine Arbeitsweise werden bestimmt durch sein Engagement.

M. Balint gebührt das Verdienst, daß sich in den letzten 15 Jahren viele Ärzte neben ihrer beruflichen Tätigkeit wieder mehr für die Persönlichkeit der Kranken zu interessieren begonnen haben. Balint hat seine Forschungen aufgrund seiner eigenen ärztlichen Erfahrungen und aufgrund seiner psychologischen Wahrnehmungsfähigkeit entwickelt, ferner über zahllose Gespräche mit praktischen Ärzten. Er untersuchte, was der Kranke von seinem Arzt erwartet, indem er ganz besonders die Charakteristiken der Arzt-Patient-Beziehung erforschte. Diese Arbeit hatte zur Folge, daß sich heute in vielen Ländern eine ständig wachsende Anzahl von Ärzten (Allgemeinpraktiker, Internisten, Gynäkologen usw.) in Balint-Gruppen zusammenschließen, um unter Mitarbeit eines Gruppenleiters diese fruchtbaren Untersuchungen zum Wohle vieler Patienten fortzusetzen.

Schlußfolgerungen

In zunehmendem Maße erkennt der praktische Arzt, daß hinter vielen Krankheiten seelische Schwierigkeiten, Sorgen im Beruf und in der Familie stehen. Meistens fürchtet er, zuviel Zeit und Kraft zu „verlieren", wenn er auf diese Hintergründe eingehen würde.

Als Antwort auf dieses Problem entstand die grundlegende Idee M. Balints: Der praktische Arzt sollte in Wirklichkeit sein eigenes Gefühlsleben im Umgang mit seinen Patienten als diagnostisches und therapeutisches Instrumentarium benutzen lernen. Somit betrachtet er gezielter die Beschwerden seiner Patienten nicht nur als „Ausfluß" eines somatischen Leidens, sondern zugleich als (möglicherweise körperlichen) Ausdruck einer Konfliktsituation oder einer Anpassungsstörung.

Die Entwicklung der Balint-Gruppen stellt eines der interessantesten Ereignisse auf medizinischem und psychologischen Gebiet nach dem 2. Weltkrieg dar. Man darf wohl sagen, daß diese Bereiche durch Balint entscheidend verändert worden sind. Trotz allem muß nachhaltig darauf hingewiesen werden, daß das allmähliche Umlernen in der Medizin ein langwieriger Prozeß ist und daß eine allzu schnelle wahllose Verbreitung der Balint-Methode auch ihre Risiken birgt. Diese Verbreitung sollte deshalb keinem improvisierten Leitfaden folgen, sondern eine solide Verankerung in gemeinsamen Stützpunkten finden.

Für die Balint-Forschung sowie für die Förderung und Ausbreitung der Balint-Arbeit ist es wichtig, daß sich alle Beteiligten einer gemeinsamen Sprache bedienen. Die Bildung von Trainingsseminaren für Gruppenleiter kann sicher ein erster Schritt in dieser Richtung sein. In solchen Gruppenleiter-Trainingsseminaren können deren Eindrücke, Erfahrungen, Meinungen und individuellen Techniken untereinander besprochen und diskutiert werden. So können diese sich gegenseitig helfen, ihre Balint-Arbeit zu fördern oder zu verbessern.

Für M. Balint ist wohl bezeichnend, daß er noch vor seinem plötzlichen Tode im Dezember 1970 voller neuer Ideen war.

Hausärztliche Psychotherapie und Arzt-Patient-Beziehung*

H.-K. Knoepfel

Die Persönlichkeit des Arztes – um eine einprägsame Formel von Balint zu verwenden, die „Droge Arzt" – wurde von jeher als therapeutisches Agens angewendet und ist auch heute noch bei den meisten Arzt-Patient-Begegnungen mitbeteiligt. Meist wurde aber die Arztpersönlichkeit unbedacht, intiutiv, ohne wissenschaftliche Grundlage oder klare Indikation eingesetzt. Frühe psychotherapeutische Verfahren, wir dürfen hier an Messmer, Charcot, Janet und den Schweizer Benoit erinnern, stützten sich meist auf die heilsame Wirkung der väterlich-zugewandten ärztlichen Haltung, der das Wohl des Patienten über alles ging. Diese Haltung beruhigt ohne Zweifel bei seelischen Ängsten wie bei körperlicher Not und wirkt heilsam. Wo der Patient aus seelischen Fehlentwicklungen heraus nicht fähig ist, die fürsorglich-väterliche Haltung des Arztes anzunehmen, wo er dessen wohlgemeinte Ratschläge aufgrund persönlicher Unsicherheiten nicht befolgen kann, ist die väterlich-fürsorgliche Psychotherapie am Ende. In sozialen Situationen wie der westlichen Industriegesellschaft, wo patriarchalische Autorität durch demokratische Partnerschaft ersetzt wird, verringert sich die suggestiv-heilsame Wirkung des guten Arztvaters. Sigmund Freud, der erstmals die Arzt-Patient-Beziehung intensiv studierte, lieferte Grundlagen zu einer wissenschaftlilichen Verwendung der „Droge Arzt", zur Prüfung ihrer heilenden Wirkungen und schädlichen Nebenwirkungen. Aus seinen Entdeckungen ist für die Arzt-Patient-Beziehung v. a. folgendes bedeutsam: wenn ein neurotischer Patient sich offen und frei ausspricht, seine Gedanken und Gefühle äußert, derart sich selbst erlebt, dann geschieht etwas Heilsames. Seine Persönlichkeit wird freier, reifer, sicherer und neurotische oder psychosomatische Symptome, die vorher zur Abwehr von Ängsten nötig waren, können wegfallen. Darauf beruht die heilsame Wirkung jeglicher Form von echter Aussprache, die sowohl Gefühle wie auch Gedanken aufkommen läßt. Kann der Patient frei reden, so muß der Arzt nur zuhören, darf schweigen, soll nicht bei der Aussprache stören, hat sich mit Rat und Erklärung zurückzuhalten. Das Gespräch läuft von selbst, und jede Aktivität des Arztes ist unnötig und störend. Der Arzt muß lediglich lernen, die hergebrachte väterlich-ratende Haltung aufzugeben und still zuzuhören. Das fällt ihm nicht leicht, denn er wurde dazu erzogen zu handeln, zu behandeln. Daß Nichtstun, Schweigen, Zuhören auch hilfreich sein können, daß in diesem Falle Aktivität und Beratung nur störende Nebenwirkungen darstellen, ist ihm ungewohnt, kann aber erlernt werden.

---

* Vortrag beim 1. Internationalen Balint-Treffen in Ascona 1973

Nun gelingt es den Patienten trotz besten Willens nicht immer, sich frei auszusprechen. Einfälle, welche Angst auslösen könnten, werden automatisch, unbewußt und ungewollt abgewehrt. Der Patient will sich dem Arzt anvertrauen, aber er vergißt dennoch gerade das Wichtigste oder versäumt die abgemachte Stunde. Vielleicht erregt er sich so, daß er aufgeregt im Sprechzimmer herumläuft und die Aussprache damit gestört wird. Es können anstelle seelischer Not psychosomatische Beschwerden auftreten. Der Patient kann nach Boss mit der Sprache des Leibes reden. Oder noch viel tückischer: der Patient spricht sich vermeintlich frei aus, erzählt selbst angsterregende, beschämende Dinge ohne Mühe, aber er redet nur noch rational, theoretisch, ohne Gefühl, und wiederum ist die heilsame Aussprache, das Sichselbsterleben und -annehmen, blockiert. Diese Erscheinungen nannte Freud Widerstand. Kann man dem Patienten diese Widerstände zeigen – selbst findet er sie kaum –, so gelingt es ihm mit der Zeit, sie zu überwinden, sich zu befreien, und diese Befreiung stellt den eigentlichen therapeutischen Fortschritt dar. Der Patient wird freier, sicherer, läßt vorher abgewehrte Gefühle zu und kann oft auf psychosomatische oder neurotische Symptome verzichten, welche für die vorherige, eingeengte Persönlichkeit nötig waren.

Eine sehr klare, neue Darstellung des Abwehrcharakters psychosomatischer Symptome findet sich bei Meerwein. In dieser Form des ärztlichen Gesprächs, das dem Patienten zur Überwindung von Widerständen helfen will, ist der „Arzt der Hüter des Gesprächs". Er hört teilnehmend zu, bis der Patient an einen Widerstand anstößt, und versucht ihm dann über diesen Widerstand hinwegzuhelfen. Ob dies nun in einem einmaligen Gespräch geschieht oder in einer systematischen Psychotherapie, immer wird der Patient durch die Überwindung des Widerstandsverhaltens ein klein wenig freier, reifer oder sicherer, mit anderen Worten gesünder. So können einzelne Gespräche wie systematische Therapien zur seelischen Entwicklung beitragen. Vom daseinsanalytisch-phänomenologischen Standpunkt aus würde man dieses Geschehen ein Eröffnen vorher nicht erschlossener Daseinsmöglichkeiten nennen. Eine gute Darstellung dieser Denkrichtung liefert Condrau.

Diese Form des ärztlichen Gesprächs benutzt im Prinzip die psychoanalytische Technik der Widerstandsanalyse. Diese Technik kann nicht aus Büchern oder Vorlesungen gelernt werden, sondern nur aus der Diskussion aktueller, wirklicher Arzt-Patient-Gespräche. Von der psychotherapeutischen Fachausbildung her kennen wir diese Diskussionen unter dem Namen Kontrolle. Junge Psychotherapeuten werden so von erfahrenen Kollegen während ihren ersten Behandlungsversuchen kontrolliert. Ohne Kontrolle erlebt man nämlich immer wieder das gleiche. Der junge Arzt weiß theoretisch recht gut Bescheid über die verschiedenen Widerstandsformen, um sie dann in praxi souverän zu übersehen und zu mißachten. Er weiß, daß er zuhören und nicht raten soll, wird aber immer wieder raten. Er weiß, daß eine versäumte Stunde einen unbewußten Widerstand darstellen kann, ist aber in der konkreten Situation nicht fähig, zwischen einem unbewußten Widerstand und einer echten äußeren Verhinderung zu unterscheiden. Der Anfänger kennt die Gefahren des gefühlsfernen Rationalisierens und Psychologisierens, um dann doch eine Diskussion oder psychologische Beratung seines Patienten mitzumachen, die natürlich nichts helfen kann, weil sie ja von den unbewußten neurotischen Seiten des Patienten nur zu dem Zwecke inszeniert wurde, um die heilsame Selbstbegegnung zu sabotieren. Will man nun einmalige ärztliche Gespräche oder systematische Psychotherapie lernen, so geht es nicht ohne praktische Übung und offene Darlegung des Gesprochenen. Der Arzt muß sich mit all seinen Fehlern in der Kontrolle exponieren. Er muß das gleiche tun, was er vom Patienten verlangt, muß sich anvertrauen. Wir können das meist auch nicht viel besser als unsere Patienten.

Der Arzt muß aber auch lernen, ohne zu urteilen oder gar zu verurteilen zuzuhören. Unsere ärztliche Erziehung hilft uns dabei. Die Kontrollgruppe von Kollegen und Psychotherapeut muß das gleiche lernen. Wenn wir also mit Widerstandsanalyse beginnen, nennen wir es nun ärztliches Gespräch oder kleine Psychotherapie, so brauchen wir Kontrolle. Psychotherapie ohne Kontrolle ist wie Chirurgie nur nach Büchern – in Notsituationen vielleicht ein letztes verzweifeltes Mittel, aber keine verantwortbare Technik, sofern eine Kontrolle möglich ist.

Balint hat dieser Gruppenkontrolle für Hausärzte seit 1950 zum Durchbruch verholfen.

Heute sind die Meinungen geteilt, ob der Hausarzt bei einzelnen ärztlichen Gesprächen stehenbleiben solle (Clauser, Condrau, de Jong, Braun, Wolther, Meerwein, Staehlin, Stokvis, Stolze, Wiesenbütter) oder ob er hausärztliche, systematische Psychotherapie betreiben dürfe (Argelander, Balint, Chremerius, Knoepfel). Entscheidend ist m.E. einmal die Neigung des Arztes, dann aber v. a. die Möglichkeit einer systematischen Kontrolle. Unkontrollierte systematische Psychotherapien sind nur in Notlagen gestattet, aber oft fragwürdig. Untersucht man die Darstellungen der genannten Autoren im Detail, so findet man, daß alle, ob sie nun von ärztlichen Gesprächen oder systematischer Psychotherapie reden, versuchen, einzelne Widerstände zu lockern und eine wenigstens partielle Befreiung der Persönlichkeit zu erreichen.

Wir müssen nun aber noch auf eine weitere Entdeckung von Freud zurückkommen, auf die sog. Übertragung. Dieser an sich einfache psychoanalytische Begriff wird meist falsch verstanden und verwendet. Er bedeutet nicht mehr, als daß der Mensch fähig ist, frühkindliche Erfahrungen auf auf den Arzt und auf andere Menschen zu übertragen. Lernte z. B. ein Kind bei einer ängstlichen Mutter, daß jede Aktivität – insbesondere wildes, aggressives Verhalten – von der Mutter abgelehnt wurde, und entwickelte es demzufolge ein besonders sanftes Temperament, so kann dieser Mensch in der therapeutischen Situation aus dieser Übertragung frühkindlicher Erfahrungen heraus befürchten, der Arzt lehne Aktivität, Aggression und Eigenständigkeit ebenfalls ab, und sich auch dem Arzt gegenüber devot, ängstlich, übertrieben sanft benehmen. Eine solche Haltung stört natürlich die freie Aussprache erheblich, muß doch nun alles weggelassen werden, was vermeintlich einen unguten Eindruck auf den Arzt machen könnte.

Die Übertragung wird hier zum Widerstand gegen die heilsame, freie Aussprache. Solche Übertragungen finden statt aufgrund frühkindlicher Erfahrungen und unabhängig vom aktuellen ärztlichen Verhalten. Der Arzt kann wohlwollend zuhören, ja eine spitzbübische Freude am aggressiven Verhalten seines Patienten spüren, sogar klar registrieren, daß der Patient nicht frei wird reden können, solange diese Übertragung wirkt. Man kann nun einfach zuwarten und wird erleben, daß der Patient nach unzähligen Stunden diese Hemmung aus der Übertragung frühkindlicher ungünstiger Erfahrungen auf den Arzt von selbst korrigiert. Oft wird er dazu fähig sein. Ärzte, welche ein Angehen der Übertragung ablehnen, betonen darum nicht selten die Notwendigkeit sehr langer Therapien. Man kann aber solche Übertragungsbilder zur rechten Zeit und auf gute Art zeigen, dem Patienten gestatten, die Diskrepanz seiner aktuellen Erfahrungen mit dem Therapeuten und seiner von früher herstammenden übertragenen Befürchtungen zu erleben. Er gerät dann durch die Deutung der Übertragung in einen Konflikt zwischen den neuen Erfahrungen mit dem Arzt und den alten Ängsten. Die bewußte Auseinandersetzung mit diesem Konflikt gestattet oft eine schnellere Befreiung und überfordert den Patienten weniger als das nur schweigende Abwarten, bis er seinen Übertragungswiderstand selbst gelöst hat. Richtiges und frühes Anpacken solcher Übertragungen bringt dann auch Möglichkeiten von analytisch fundierten Kurztherapien (Malan), die aber meist besondere Erfahrungen verlangen.

Kann der Arzt nicht nur Widerstände aufzeigen, sondern auch die störenden Wirkungen von Übertragungen angehen, so verfügt er über ein weiteres therapeutisches Werkzeug. Es leuchtet ein, daß nur störende Übertragungen aufgezeigt werden müssen, wie schon Freud hervorgehoben hat. Da aber auch der Arzt überträgt, auch *seine* frühkindlichen Erfahrungen zu voreingenommenen Verhaltensweisen führen – man nennt das Gegenübertragung –, muß seine Persönlichkeit in mehr oder weniger großem Maße den Patienten in der freien Aussprache, in der psychotherapeutischen Selbstheilung stören. Dem Arzt sind seine diesbezüglichen Gegenübertragungshaltungen genauso unbewußt wie dem Patienten die seinen, und nur die Kontrollsituation, sei es einzeln oder in der Gruppe, gestattet ihm, sie zu überwinden, will er nicht den klassischen, aber zeitraubenden Weg der eigenen Psychoanalyse gehen. Ausbildung und Erziehung zum Psychotherapeuten verlangen also eine teilweise Umstrukturierung der Arztpersönlichkeit. Eigene Psychoanalyse, Gruppenarbeit in einer Ärztegruppe nach Balint, Selbsterfgahrungsgruppen, systematische Kontrolle von ärztlichen Gesprächen und Psychotherapien sind heute die besten Wege zu dieser psychotherapeutischen Erziehung, die nicht aus Büchern allein erlernt werden kann.

Freud nannte noch jedes Vorgehen Psychoanalyse, das Widerstand und Übertragung in den Mittelpunkt seiner Bemühungen stelle und die Bedeutung der frühkindlichen Sexualität im Sinne der Liebesfähigkeit anerkenne. Heute würde man dies nur noch eine analytisch orientierte Psychotherapie (Alexander u. French, Redlich u. Freedmann) nennen. Als weiterer Pfeiler der Psychoanalyse ist die Theorie dazugekommen, ohne deren Integration nicht mehr von Freudscher Psychoanalyse gesprochen werden könnte. Aber gerade an der Theorie – viel seltener als in der Praxis – setzten Kritiken oder Weiterentwicklung ein, wie etwa von Adler, Jung, Maeder oder Boss. Malan erreichte durch seinen mutigen Einsatz der psychoanalytischen Theorie eine brauchbare Kurzpsychotherapie. Diese Fragen sind für das ärztliche Gespräch und die hausärztliche Psychotherapie von zweitrangiger Bedeutung. Wichtig ist, daß der

Arzt lernt, Widerstandssituationen und störende Übertragungen zu erkennen und die Arzt-Patient-Beziehung genau zu erfassen, nicht nur romantisch zu erfühlen.

Es geht aber nicht darum, möglichst viele Ärzte dazu zu bringen, ihre notwendige Arbeit zu verlassen und Psychotherapeuten zu werden. Es geht lediglich darum, die Realitäten der Arzt-Patient-Beziehungen nicht mehr zu vernachlässigen. Widerstände und Übertragungen können jede Arzt-Patient-Beziehung stören. Anteilnahme und Sympathie des Arztes beheben diese Störfaktoren ebensowenig wie bewußte Willensanstrengung des Patienten. Viel ist schon gewonnen, wenn man diese Hemmungen des Gesprächs als echte Not annimmt und geduldig abwartend erträgt, bis der Patient einen entsprechenden Hinweis aufnehmen kann. Wenn ein Patient eine Zeitlang seinem Arzte mißtrauen darf und man ihm dann freundschaftlich zeigt, daß er einerseits traut – sonst würde er ja wohl nicht kommen und reden –, andererseits aber auch mißtrauen muß, dann kann sein ihm unbewußtes Widerstandsverhalten zum heilsamen Erlebnis werden, zum Ausgangspunkt einer inneren Auseinandersetzung und zur Befreiung.

Versucht man, den Hausarzt in systematischer Gruppenarbeit mit diesen Elementen vertraut zu machen, dann stößt man immer wieder auf das Argument, damit überfordere man den Hausarzt. Auch hier ist zu beachten, was überfordern heißt. Ist der Hausarzt fähig und willens, für einige Jahre alle 14 Tage einen Abend diesem Zwecke zu opfern, so kann er eine analytisch orientierte Psychotherapie lernen, wie es in den frühen Fünfzigerjahren schon Studenten amerikanischer Universitäten oder die Assistenten im ersten Jahr der psychiatrischen Fachausbildung fertigbrachten (Knoepfel). Diese Erfahrungen sind in Europa wenig bekannt. Kann der Hausarzt diesen Weiterbildungsaufwand nicht leisten, dann gerät er allerdings in große Schwierigkeiten, wenn er sich intuitiv und mit viel gutem Willen in die Neurosentherapie stürzt. Er wird meist tun, was die Neurose wünscht, und selten von sich aus den richtigen Weg finden. In der Fachsprache nennt man das mitagieren.

Wie ist nun das Mitagieren, ein Widerstandsverhalten des Arztes, also eine unbewußte Sabotage der Therapie oder des Gesprächs, zu verstehen? Durch echtes Zuhören, richtige Anteilnahme, Mitleiden im wahren Sinne des Wortes kommt gerade der gute Arzt soweit, daß er die Not des Patienten spürt. Starke Gefühle entstehen im Arzt, im guten Arzt, der sich einfühlen kann. Es sind Gefühle, die vom Patienten induziert werden. Handelt man nun nach diesen vom Patienten induzierten Gefühlen spontan, so tut man gerade das, was der Patient schon immer getan hat. Man agiert mit seiner Neurose mit. Wenn die Befriedigung neurotischer Tendenzen den Patienten gesund machen könnte, so wäre er schon lange gesund. Neurotischen Tendenzen muß mit Versagung begegnet werden, wie schon Freud feststellte. Mitagieren wiederholt nur die alte Not. Opferbereites, gutgemeintes ärztliches Mitagieren ist heute sehr häufig; bei Ärzten, die keine Psychotherapie betreiben, vermutlich noch häufiger als bei solchen, die Therapieversuche machen und deren Mitagieren dann zur Sprache kommt. Verhalten wir uns einem neurotischen Patienten gegenüber unbedacht spontan, so agieren wir mit der Neurose und stärken nicht die gesunde Seite.

Balint hat denn auch die sehr wichtige Regel aufgestellt, man solle die Gefühle, die der Patient in einem erwecke, immer ernstnehmen, aber nie unbedacht danach handeln. Aber da wir meist unbedacht, unbewußt mitagieren, nützen solche Regeln so wenig wie Menükarten gegen eine Hungersnot (Freud), wenn sie nicht eingeübt werden, wenn nicht die Fähigkeit des Arztes entwickelt wird, seine eigenen Verhaltensweisen bewußter als bisher zu erleben.

Was sollen aber all diese psychotherapeutischen Prinzipien, Erfahrungen und Ausbildungsmethoden dem Hausarzte helfen, der keine kleine Psychotherapie treiben will oder der sich im besten Falle auf ärztliche Gespräche beschränken möchte? Hier möchte ich vorwegnehmen, daß Widerstand und Übertragung ubiquitäre mitmenschliche Erscheinungen sind, die in jeder Beziehung auftreten und jede Beziehung erschweren oder fördern können. Bei der Aufnahme einer rein somatischen Anamnese, bei der Regelung eines Untersuchungstermins, beim Vergessen eines Krankenscheines, dem Bezahlen oder Nichtbezahlen einer Rechnung spielen diese Erscheinungen eine Rolle. Sie können dem Arzt das Arbeiten enorm erschweren, können seine knappe Zeit auffressen, oder er kann lernen, sich von diesen Schwierigkeiten nicht mehr hindern zu lassen. Selbst die Arztgehilfin kann frühere Erfahrungen auf ihren Chef übertragen und demzufolge schwierig werden. Das bedeutet nun in keiner Weise, daß der Arzt überall – wie unkritische und übereifrige Adepten der Psychologie – mit tiefenpsychologischen Deutungen um sich werfen soll. Im Gegenteil; den erfahrenen Psychotherapeuten erkennt man an der sparsamen Verwendung der Fachsprache, am verständlichen Ausdruck. Aber oft hilft es schon sehr, solche Sachverhalte wie Widerstand und Übertragung einfach zu sehen. Man gewinnt dadurch Gelassenheit, Überlegenheit und bessere Wirkung der „Droge Arzt". Zum Beispiel ist es in der durchschnittlichen ärztlichen Praxis gar nicht so, wie man oft meint, daß eine Minutenmedizin getrieben wird. Sicher werden viele Patienten, die wenig Zeit brauchen, rasch und ohne Umschweife behandelt. Ich denke nur an die vielen Verbandwechsel bei gut heilenden Verletzungen, an Impfungen oder Gesundheitskontrollen. Es wird aber auch mit vielen Patienten länger geredet, es wird zugehört, Mut gemacht, geholfen und geraten, nur leider nicht selten bei den falschen Patienten. Wer nicht zum Sprechzimmer hinausgeht, unter der Türe noch mit Geständnissen kommt, den Arzt einfach in Besitz nimmt, der bekommt die knappe Zeit zugemessen. Der Scheue, Unsichere, dem man vielleicht viel leichter helfen könnte, wird übersehen. So wird viel Zeit verloren, weil man nicht merkt, wo Aussprache nützt und wo nicht, weil man sie dem gibt, der am meisten danach drängt, weil man ohne es zu merken neurotische Wünsche erfüllt. Der Arzt handelt nicht selten wie die unkluge Mutter, die dem unbändigsten Kinde am meisten Kuchen gibt, um nachher zu sehen, daß auch die andern immer fordernder werden. Mitagieren in der ärztlichen Situation bringt Zeitverlust, chronifiziert die Neurose und gibt dem Arzte das Gefühl des Ausgebeutetwerdens, denn er setzt sich enorm ein für etwas Unnützes.

M. Bleuler betonte schon in den frühen Vierzigerjahren immer wieder, daß jede ärztliche Tätigkeit psychotherapeutische Auswirkungen hätte. Das mitmenschliche Verhalten des Assitenten, der einem erregten Patienten eine Beruhigungsspritze verabreiche, könne sich hilfreich oder schädigend auswirken.

Systematisch erzog er seine Ärzte, darauf zu achten. Die enge Beziehung, die das Burghölzli-Spital unter E. Bleuler zur Psychoanalyse aufnahm und die seither nicht mehr abgebrochen ist, hat dafür einen guten Boden geschaffen. Es ist für die ärztliche Tätigkeit nicht gleichgültig, ob die immer bedeutsame Arzt-Patient-Beziehung gekonnt, wissenschaftlich indiziert oder gefühlsmäßig angewendet wird. Die Fähigkeit zu sehen, was zwischen Arzt und Patienten vorgeht, kann die ärztliche Tätigkeit enorm erleichtern, und diesbezügliche Blindheit kostet den Arzt viel an Kraft und Freude. Aus Balint-Gruppen wird denn auch immer wieder betont, daß die Arbeit in der Praxis ruhiger und leichter werde und die Freude zunehme. Dies trifft nicht nur in Stadtpraxen zu, wo man mit Auslesefaktoren und Umstrukturierung der Patientenschaft rechnen muß, sondern zeigt sich auch in kleinen Orten, wo der Arzt nach wie vor für die gleiche Patientenschaft verantwortlich bleibt. Der sich für die Arzt-Patient-Beziehung interessierende Arzt wird auch nicht zum „Minipsychotherapeuten", wie immer wieder behauptet wird, sondern er wird weiterhin die Mehrzahl seiner Patienten somatisch betreuen, aber den mitmenschlichen Belangen vermehrte und bessere Beachtung schenken, nicht zuletzt zu seinem eigenen Vorteil.

Befassen wir uns mit der Arzt-Patient-Beziehung in der hausärztlichen Praxis, so müssen wir bedenken, mit welchen Patienten wir es eigentlich zu tun haben. Da ist einmal die beachtliche, meist vergessene Gruppe der Patienten, die nicht oder wenig zum Arzte kommen, weil sie meist gesund sind. Man sieht sie bei seltenen interkurrenten Erkrankungen, bei prophylaktischen Aktionen, vielleicht im Militärdienst oder in anderen sozialen Bereichen. Sie machen uns kaum Schwierigkeiten, sind aber anscheinend doch fähig, weitgehend ohne Arzt zu leben, brauchen ihn nur selten und schon gar nicht für emotionale, psychosomatische oder mitmenschliche Belange. Wer gesunde Bevölkerungsgruppen betreut, weiß hier Bescheid. Diese Menschen lösen ihre Probleme oder sind stark genug, an ihnen zu leiden, ohne zu verzweifeln. Erkranken sie an einem schweren Leiden, so sind sie meist auch mit Hilfe ihrer Mitmenschen fähig, diese Not zu tragen, sind zwar dankbar für Verständnis und Zuwendung des Arztes, brauchen aber nur seine fachliche Hilfe. Diesen Menschen zu helfen ist relativ einfach, ist ein wissenschaftlich-medizinisches Problem. Die Arzt-Patient-Beziehung ist ungestört. Berufliche Ernsthaftigkeit, Takt und Verschwiegenheit, die übliche Haltung des guten Arztes genügen. Der Arzt kann sich spontan verhalten, denn es werden kaum neurotische Forderungen gestellt. Ist etwas zu raten, so wird der Patient den Rat annehmen oder ablehnen, ihn befolgen oder wird es sagen, wenn er ihn nicht befolgen kann. Diese Form der gesunden Arzt-Patient-Beziehung ist für uns wertvoll als Richtpunkt, diese Beziehung sollten wir wo immer möglich anstreben. Wir sollten sie auch nicht komplizieren durch Mischung von ärztlichen und sozialen Kontakten, ärztlichen und administrativen Funktionen. Wir sollten nicht den Vater, den Patriarchen, den Vorgesetzten oder Lebensführer spielen, sondern als Partner zusammenarbeiten.

Häufig Kranke und chronisch Kranke zeigen meist gestörte Arzt-Patient-Beziehungen. Die Krankheit kann im Sinne psychosomatischer oder neurotischer Symptome Ausdruck einer abgewehrten seelischen und mitmenschlichen Not sein. Der Patient kann dem Arzte gegenüber nicht restlos offen sein wie der Gesunde, der Kontakt ist gestört, durch Widerstände und Übertragungen verzerrt. Handelt der Arzt jetzt spontan, ohne auf diese Störfaktoren zu achten, so agiert er mit der Neurose mit und sabotiert seine Behandlung. Dann ist es möglich, daß er diese Ängste nicht mehr – wie der Gesunde – ohne Hilfe durch den Arzt verarbeiten kann; sei es, daß ihm aus mitmenschlicher Not Hilfe fehlt, sei es, daß er durch die Angst auf ein hilfloses, kindliches Verhalten zurückgefallen ist, das seinen Angehörigen, Freunden oder dem Seelsorger den Zugang verlegt, sei es, daß psychischer Abbau ihm den helfenden Kontakt erschwert oder unmöglich macht. Solche Patienten vereinsamen und werden aus Vereinsamung noch kränker, wie man bei Geisteskranken und Altersgeschädigten immer wieder sehen kann. Hier nützt die spontane, unbedachte Arzt-Patient-Beziehung nur noch zum Teil. Opferbereit kümmert sich der Arzt trotz Schwierigkeiten und Zurückweisungen von seiten des Patienten immer noch um ihn. Er hat es aber schwer und fände nicht selten einen leichteren Zugang, wenn er die Arzt-Patient-Beziehung genauso scharf diagnostizieren könnte wie andere Zustandsbilder. Aber leider gibt es noch wenige Untersuchungskurse für die Arzt-Patient-Beziehung schon gar keine in unserem Medizinstudium, während dieser Aspekt in den USA schon 1951 in vielen Universitäten stark betont wurde. Viele Untersuchungen, u. a. eine neuere von Condrau aus der Schweiz, weisen darauf hin, daß mindestens ein Drittel der Patienten in der hausärztlichen Praxis psychosomatisch krank sind. Mit andern Worten: bei mindestens einem Drittel unserer Patienten müssen wir damit rechnen, daß die Arzt-Patient-Beziehung irgendwie gestört, verzerrt, durch Widerstände und Übertragungen entstellt ist. Wenn wir uns mit Hilfsbereitschaft, gesundem Menschenverstand und ärztlicher Lebenserfahrung an diese Menschen heranmachen, wird uns sicher mancher Kontakt gelingen, werden wir oft helfen können.

Wir werden aber leichter und häufiger helfen, wenn wir die Arzt-Patient-Beziehung genauso exakt zu diagnostizieren lernen wie andere Befunde. Balint hat nicht zu Unrecht die Forderung der „overall diagnosis", der Gesamtdiagnose gestellt. Körperliches und seelisches Leiden, objektive Krankheit wie subjektive Arzt-Patient-Beziehung müssen geklärt werden. Man darf nicht in den bestens bekannten und meist übertrieben betonten Fehler fallen, somatische Zustände zu psychologisieren, aber man darf den weniger bekannten und häufigeren Fehler auch nicht vergessen, daß die meisten Ärzte beim Vorliegen eines klaren somatischen Befundes sich nur noch diesem zuwenden und die daneben oft auch noch vorhandene seelische Not übersehen.

Zum Schluß ein Hinweis, wie man praktisch seine Fähigkeit, die Arzt-Patient-Beziehung zu erkennen, verbessern kann. Viel ist gewonnen, wenn man sich bewußt Mühe gibt, sich klar zu machen, wie die Beziehung ist, am Ende der Krankengeschichte versucht, sie in einem Satz niederzulegen. Praktische Fallbesprechungen von psychologischen Situationen helfen weiter, der Kontakt mit Fachärzten, der in unserem Lande erst anfängt, Selbsterfahrungsgruppen, Kontrollgruppen oder Balint-Gruppen, Arbeitswochen wie in Lindau, Divonne oder Sils, die den psychologischen Zugang zum Kranken vermitteln wollen. Wer aber die Zeit oder das Interesse für diese Aktivitäten nicht hat, gewinnt schon viel, wenn er sich klarmacht, daß die Arzt-Patient-Beziehung nicht etwas automatisch Funktionierendes, Intuitives ist, sondern ein komplexes Geschehen, das eine präzise Diagnose verlangt.

Literatur

Alexander F, French T (1946) Psychoanalytic therapy. Ronald, New York
Argelander H (1966) Möglichkeiten der psychoanalytisch orientierten Psychotherapie in der ärztlichen Praxis. Saarl Aerztebl 6
Balint M (1957) Der Arzt, sein Patient und die Krankheit. Klett, Stuttgart
Balint M (1962) Psychotherapeutische Techniken in der Medizin. Huber, Bern; Klett, Stuttgart
Balint M (1968) Erfahrungen mit Ausbildungs- und Forschungsseminaren. Psyche 22:679
Battegay R (1967) Der Mensch in der Gruppe, Bd II. Huber, Bern
Beck D (1968) Zur Behandlungstechnik der psychoanalytischen Kurztherapie. Z Psychosom Med 14 (April/Juni 1968)
Boss M (1954) Einführung in die psychosomatische Medizin. Huber, Bern
Boss M (1959) Psychotherapie des praktischen Arztes. Schweiz Med Wochenschr 89:1336
Clauser G (1962) Psychotherapiefibel. Thieme, Stuttgart
Clyne M (1964) Der Anruf bei Nacht. Huber, Bern; Klett, Stuttgart
Condrau G (1968) Medizinische Psychologie. Walter, Olten Freiburg
Condrau G (1969) Bedeutung der medizinischen Psychologie für die ärztliche Praxis. Psychosom Med 4
Cremerius J (1951) Psychotherapie als Kurzbehandlung. Lehmanns, München
Friedmann L (1962) Virginität in der Ehe. Huber, Bern; Klett, Stuttgart
Jong M de, Braun E, Wolter K (1966) Das ärztliche Gespräch als psychotherapeutische Methode. Hippokrates, Stuttgart
Knoepfel H-K (1961) Einfache Psychotherapie für den Hausarzt. Huber, Bern
Knoepfel H-K (1952/53) Psychiatrische Ausbildung in USA. Psyche 1:67
Knoepfel H-K (1968/69) Hausärztliche Psychotherapie auf analytischer Basis. Psychosom Med 1/2
Maeder A 1963) Studien über Kurzpsychotherapie. Klett, Stuttgart
Malan D (1965) Psychoanalytische Kurztherapie. Huber, Bern; Klett Stuttgart.
Meerwein F (1960) Führung des ersten Gesprächs. Schweiz Med Wochenschr 90:497
Meerwein F (1969) Die Grundlagen des ärztlichen Gesprächs. Huber, Bern
Redlich F, Freedmann D (1966) Theory and practice of psychiatry. Basic Books, New York, p 280
Staehelin B (1963) Möglichkeiten des einfachen Sprechstundengespräches. Praxis 52:767
Staehelin B (1965) Die funktionellen kardiovaskulären Störungen. Huber, Bern
Stokvis B (1961) Psychotherapie für den praktischen Arzt. Karger, Basel
Wiesenhütter E (1966) Einführung. In: Jong M de, Braun E, Wolter K (Hrsg) Das ärztliche Gespräch als psychotherapeutische Methode. Hippokrates, Stuttgart

Das ärztliche Gespräch bei Balint. Versuch einer Wesensbestimmung des therapeutischen Dialogs

A. Trenkel

Das verstehende Gespräch als Sphäre und Träger jeder tieferen zwischenmenschlichen Gemeinsamkeit gehört seit jeher zur ärztlichen Heilkunst. Seine grundlegende Bedeutung geriet aber zunehmend in Vergessenheit, als das Denken und Forschen unserer Wissenschaft mehr und mehr durch die Gesetze der neuzeitlichen Technik und ihre vordergründige Zweckorientierung bestimmt wurde. Im Zuge der Entwicklung zu einer stets detaillierteren, sich in endloser Breite verlierenden Sachlichkeit erhielten auch das Wort und die Sprache des Arztes vorwiegend instrumentalen Charakter. Sein „Sprechzimmer" verwandelte sich in einen Ordinationsraum, und das Gespräch mit dem Kranken wurde fast ganz in den Dienst einer zweckdienlichen, einzig auf die Sache des technischen Denkens und Machens ausgerichteten Information gestellt. Die unmittelbare mitmenschliche Begegnung mit ihren spezifischen Möglichkeiten der Verständigung und der ihr innewohnenden Heilkraft trat dabei immer mehr zurück.

Erst in den letzten Jahrzehnten wurde das wissenschaftliche Interesse wieder vermehrt auf diese menschliche Dimension des Verstehens und Wirkens aufmerksam, in welche jede interpersonale Beziehung, so auch diejenige zwischen Arzt und Patient, gehört. Vor allem die Erfahrungen der Psychoanalyse haben dazu geführt, diese Dimension und das in ihr sich abspielende Geschehen zwischen den Menschen als therapeutisches Medium wieder ernstzunehmen; die Einsichten, die sich dabei eröffneten, machten es schließlich auch möglich, bedeutsame Aspekte dieser Wechselwirkungen so zu erfassen, daß der Arzt lernen kann, mit ihnen beruflich umzugehen.

Auf diesem Wege wurde zunächst in der Psychiatrie von neuem deutlich, daß die Krankheiten des Menschen keine für sich bestehenden und wohl abgrenzbaren Dinge oder Gegenstände sind, sondern daß „gesund" und „krank" immer auch ein subjektives Befinden und Gestimmtsein einer erlebenden Individualität bezeichnen. Allein das introspektive und teilnehmende Eingehen auf die jeweilige Eigenwelt des Patienten macht es möglich, den inneren Zusammenhang vieler Gesundheitsstörungen mit fundamentalen menschlichen Konflikten zu erhellen und deren Zustandekommen auf dem Hintergrund der persönlichen Entwicklung und Lebensgeschichte zu verstehen. Es waren in erster Linie jene Patienten, deren Leiden keine organisch-biologischen Veränderungen erkennen ließen und doch als Krankheiten in Erscheinung traten, welche dazu nötigten, sich eingehend mit den subjektiv erlebten Aspekten ihres Krankseins auseinanderzusetzen. Mit wachsender Einsicht in die Verflechtung zwischen Krankheit und verborgenen seelischen Konflikten und Entbehrungen reifte indessen auch die Erkenntnis, daß diesen Wirklichkeiten bei nahezu jeder menschlichen Erkrankung ihre Bedeutung zukommt, und dies gilt auch dann, wenn chemische oder physikalische Abweichungen von der Norm im Körper festzustellen sind.

Sehr erleichtert wurden diese Einblicke in die Wechselwirkung zwischen Krankheit und subjektivem Erleben schließlich durch das wachsende Interesse, mit dem praktizierende Ärzte, Allgemeinpraktiker und Spezialisten der verschiedensten Disziplinen sich diesen Zusammenhängen zuzuwenden begannen. Die sich hier anbahnende Entwicklung ist ohne Zweifel zu einem großen Teil das Verdienst von M. Balint, der sich als erfahrener Psychoanalytiker in den 1950er Jahren dazu bewegen ließ, mit englischen Hausärzten die psychologischen Probleme in ihrer Praxis zu studieren. Freilich war es nicht allein schon die Tatsache, daß sich ein analytisch tätiger Psychotherapeut mit reichem Erfahrungswissen an solchen Untersuchungen beteiligte, welche die fruchtbaren Wirkungen dieses Unternehmens hervorzubringen vermochte. Es lag wesentlich auch an der Art und Weise, mit der sich Balint der neuartigen Aufgabe annahm.

Wie hat Balint angefangen? Er setzte sich mit einer Gruppe von Ärzten zusammen, nicht als überlegener Fachexperte oder Lehrer, der von vornherein Bescheid und somit den einzuschlagenden Kurs zu bestimmen wußte, sondern als kollegialer Gesprächspartner, der bereit und fähig war, die Aufgabe als eine grundlegend neue zu sehen und sich selber mit offenem Interesse daran zu beteiligen. Es ging ihm nicht darum, ein vorgegebenes, bereits systematisiertes Fachwissen an Unerfahrene heranzutragen und diese in möglichst geschickter Weise zu unterrichten. Vielmehr betrachtete er das Arbeitsfeld des praktischen Arztes und jedes medizinischen Spezialisten als ein je eigenes mit spezifischen Voraussetzungen und Bedingungen. Er versuchte allein auf dem Weg über das Gespräch, d.h. mit Hilfe von regelmäßig stattfindenden kollegialen Aussprachen über konkrete Situationen und Behandlungsfälle, den Ärzten zu helfen, ihre beruflichen Probleme besser zu verstehen. Dabei stützte er sich so wenig wie möglich auf ein theroretisches Vorverständnis, sondern verließ sich in erster Linie auf seine – freilich auch hart erarbeitete – Offenheit für zwischenmenschliches Geschehen und Erleben.

Die gemeinsame Arbeit gründete somit von allem Anfang an auf den Prinzipien des Gesprächs im weitesten Sinn des Wortes, und diese Prinzipien blieben auch in der Folge richtungweisend bei allen Bemühungen. Sie wurden bald zum hauptsächlichen Thema der Forschung, indem sich die beteiligten Ärzte dafür zu interessieren begannen, was sich, abgesehen von der gewohnten, rein sachlich-fachlichen Arbeit am Kranken, in ihren Sprechzimmern zwischen ihnen und ihren Patienten ereignet. Man wurde dabei gewahr, daß sich der heutige Arzt nach abgeschlossener Ausbildung in allen technischen Untersuchungs- und Behandlungsmöglichkeiten ziemlich gut auskennt, daß er aber von der allernächsten und differenziertesten Kraft, die ihm zur Verfügung steht, nämlich von seiner eigenen Person mit all ihren diagnostischen und therapeutischen Möglichkeiten, bestenfalls einen zufälligen Gebrauch zu machen weiß. Der Arzt selbst erwies sich als ein zwar viel verwendetes, aber dennoch recht unbekanntes Therapeutikum der Allgemeinpraxis, weshalb sich das erste Gruppenseminar mit Balint die Aufgabe vornahm, die verschiedenen Wirkungen, Nebenwirkungen, Risiken und Dosierungsprobleme der „Droge Arzt" bestmöglich zu studieren.

Dieses Unternehmen brachte für alle Beteiligten ungeahnte und überraschende Konsequenzen mit sich, deren tiefere Bedeutung es Schritt für Schritt zu erhellen galt. Wir zweifeln nicht daran, daß Balint schon früh die Tragweite erkannt hat, die in diesem recht bescheiden klingenden Forschungsprojekt angelegt war. Im heutigen Rückblick zeichnet sich die wichtige Schwelle, die dabei zu überschreiten war, bereits deutlich ab, und es ist anzunehmen, daß sie späteren Ärztegenerationen noch plastischer erscheinen wird.

Was den englischen Ärzten um Balint als erstes auffiel, als sie sich bei ihren Falldarstellungen in der Gruppe auf die Beziehung zwischen Arzt und Patient zu konzentrieren begannen, war die Fülle von Mißverständnissen, die sich in mehr oder weniger augenscheinlicher Form zwischen beiden einzustellen vermochten und die auf jeder Seite recht viel Unmut, Ärger und Enttäuschung verursachten. Balint nannte die Schwierigkeit, sich im ärztlichen Sprechzimmer wirklich zu verständigen, die „Sprachverwirrung zwischen dem Patienten und seinem Arzt", und er meinte damit, daß oft jeder der beiden Partner seine eigene Sprache spreche, die der andere kaum verstehe und auch meistens nicht verstehen könne. Die Ärzte sahen mehr und mehr ein, wieviel Bitterkeit, Angst und Argwohn gewöhnlich aus der ungenügenden Verständigung resultiert, und sie versuchten, mehr Licht in diese häufigen Beziehungsstörungen zu tragen.

Es stellte sich dabei heraus, daß in jeder Arzt-Patient-Beziehung, zumindest in ihrem Anfangsstadium, ein dialogisches Geschehen wirksam ist, das allerdings in den meisten Fällen nicht sehr weit führt und zudem unbeachtet bleibt. In der Ausdrucksweise Balints macht der Patient, wenn er seinen Arzt aufsucht, diesem ein „Angebot", indem er über bestimmte Beschwerden klagt, die er als seine „Krankheit" vorbringt und anmeldet. Auf dieses „Angebot" antwortet der Arzt gewohnheitsmäßig mit seinem fachlichen Wissen und Können, d.h. er beginnt nach bekannten, umschriebenen Kranheitsbildern und deren verläßlichen Zeichen zu suchen, mit dem Ziel, die Klagen des Patienten ganz oder teilweise „erklären" zu können. Findet er dabei Daten und Fakten, die sowohl zu einer ihm bekannten Krankheit als auch zu den vorgebrachten Klagen und Beschwerden des Kranken passen, so können sich Arzt und Patient in einem Stück gemeinsamer Welt treffen. Das „Angebot" des Patienten ist dann in einer Sprache mitgeteilt worden, die der Arzt versteht, die er zumindest soweit in seine eigene Sprache übersetzen konnte, daß es ihm möglich wurde, dort eine sinnvolle Entsprechung dafür zu finden. Dies gibt ihm seinerseits die Aussicht, in einer Weise auf das „Angebot" zu reagieren, daß seine „Antwort" dem Patienten ebenfalls sinnvoll und verständlich erscheint. Beide Beteiligten haben in diesem Fall das befriedigende Gefühl eines gegenseitigen Verstehens: der Arzt ist zufrieden, weil er aufgrund seines Verständnisses hoffen kann, etwas Nützliches für den Patienten zu tun, und dieser empfindet es als beruhigend, an einer Krankheit zu leiden, die „es gibt", d.h. die seinem Arzt so bekannt ist, daß er vermutlich etwas mit ihr anzufangen versteht, auch wenn es zunächst nur dies wäre, daß er ihr einen Namen zu geben weiß.

Offenbar sieht sich jedoch der praktische Arzt heute mehr und mehr mit „Angeboten" konfrontiert, für welche er in seinem vertrauten Vokabular keine unmittelbare Entsprechung findet, was v. a. dann der Fall ist, wenn sich die vorgebrachten Klagen des Patienten nicht durch physikalische oder chemische Veränderungen im Organismus „objektivieren" und damit schulmedizinisch korrekt interpretieren lassen. In dieser Situation versagt die Sprache des Arztes leicht, denn in seinem herkömmlichen Wortschatz finden sich nur solche Aussagemöglichkeiten, die festzustellen erlauben, was nicht vorliegt. Erwartet er überdies, daß der Patient aufgrund solcher negativen Befunde seine Erleichterung teilt und sich so gesund fühlt, wie er in der „objektiven" Sicht des Arztes erscheint, dann kommt es leicht zu jene Mißverständnissen, die Balint als „Sprachverwirrung" bezeichnete. Die Reaktion des Arztes, so richtig sie auch in seiner eigenen Sprache formuliert sein mag, ist nicht notwendigerweise die entsprechende und angemessene Antwort auf das im „Angebot" des Patienten Mitgeteilte, und wenn sie am eigentlichen Inhalt vorbeigeht, kann der Dialog nicht zur Befriedigung beider Beteiligten weitergeführt werden. Beide fühlen sich in diesem Fall unverstanden, und ihre wechselseitige Beziehung leidet darunter.

Die Pioniergruppe mit Balint versuchte nun, derartige Situationen, wie sie wohl keinem Arzt gänzlich fremd sind, durch gegenseitige Hilfe zu verstehen und zu entwirren, um sie nach Möglichkeit wieder in ein dialogisches Wechselspiel zu verwandeln, das von beiden Partnern als sinnvoll erlebt wird. Der Weg dazu führte über die vermehrte Bereitschaft der Ärzte, sich auch für jene Äußerungen ihrer Patienten zu öffnen, die in der traditionellen Betrachtung keine direkten Beziehungen zur Krankheit aufweisen, jedoch wertvolle Mitteilungen über sie selber und ihrer inneren und äußeren Lebensbedingen enthalten. Der erste Schritt auf diesem Wege heißt bei Balint ganz einfach „Zuhören", aber dieses Wort meint und umschreibt eine sehr wesentliche Umstellung im beruflichen Verhalten des Arztes, welche nicht ohne entsprechende Konsequenzen bleibt.

Wenn sich nämlich der Arzt dazu bereit findet, den Patienten nicht mehr vorwiegend oder gar ausschließlich als „Krankheitsträger" zu sehen, wie es in der hergebrachten krankheitszentrierten Medizin üblich ist, sondern in ihm mehr ein menschliches Gegenüber zu erleben anfängt, so muß auch er aus seiner gewohnten Rolle heraustreten und sich seinerseits als beteiligter Partner empfinden. Dies kommt u. U. einem recht bedeutsamen Abenteuer gleich; denn der Arzt begeht dabei in zweierlei Hinsicht eine Grenzüberschreitung, die für ihn beängstigend werden kann. Einmal begibt er sich auf ein Feld, das in seiner gewohnten Vorstellung gewöhnlich einem besonders unvertrauten Spezialfach der Medizin vorbehalten ist, nämlich der Psychiatrie, und zum anderen dringt er im eigenen Arbeitsbereich in eine Welt ein, die er vordem eher zu vermeiden gesucht hatte. Er verläßt demnach in zwei verschiedenen Richtungen die Erfahrungswelt, in welcher er sicheren Halt zu fühlen gewohnt war, um sich – bildhaft ausgedrückt – ins tiefe Wasser vorzuwagen.

Eigentlich ist nur die zweite Schwelle, die er dabei überschreitet, wirklich von Belang, nämlich diejenige in der vertikalen Dimension, welche auf die „andere Ebene" im eigenen Tätigkeitsbereich führt. Weil der Schritt über diese Schwelle allein unter der Voraussetzung erfolgen kann, daß der Arzt auch in seiner eigenen Persönlichkeit die „andere Ebene" erschließt, unterscheidet sich diese vertikale Entgrenzung wesentlich von einer rein fachlichen Grenzüberschreitung. Das „Zuhören auf der anderen Ebene" ist deshalb nicht in gleicher Weise zu erlernen, wie wenn sich der Arzt innerhalb des medizinischen Wissens in ein zusätzliches Fachgebiet einzuarbeiten sucht.

Die Fähigkeit zuzuhören bedingt nach Balint eine „wesentliche, wenn auch begrenzte innere Umstellung", und diese meint etwas ganz anderes als ein weiteres Vordringen in der üblichen Richtung des Forschens und Wissens. Sie meint mehr ein öffnendes Unterlassenkönnen unter Verzicht auf jedes voreilige Begreifen und Handeln, ein Ansichhalten und zeitweiliges Gebrauchmachen von der Möglichkeit, sich von den eingeschliffenen Denk- und Verhaltensmustern zu lösen und sich Eindrücken, Empfindungen und Gefühlen frei auszusetzen. Für den Arzt heißt dies im speziellen, daß er sich willentlich dazu anhält, seine erlernte medizinische Rolle zu relativieren und sein Wahrnehmungsfeld so zu erweitern, daß auch sein ureigenes „Sehen und Hören" neben dem beruflichen Instrumentarium Raum und Verwendung findet. Er erlangt diese Umstellung durch seine innere Bereitschaft, die Lebensbereiche, die er bei seinen Patienten aufschließen und verstehen möchte, auch bei sich selbst vernehmbar werden zu lassen. Auf der „anderen Ebene" hört somit der Arzt nicht allein seinem Patienten in neuer Weise zu, sondern auch sich selbst, und dies verschafft ihm schließlich die Möglichkeit, auf den verborgenen zwischenmenschlichen Dialog als Ganzes zu horchen.

Obwohl diese Fähigkeit zuzuhören selbstverständlich nicht von einem Tag auf den anderen entwickelt wird, sondern ein gründliches Training über länge Zeit erfordert, vermochten sich die Ärzte der ersten Balint-Gruppe schon recht bald davon zu überzeugen, daß in manchen Fällen allein schon ihre andere Einstellung merkliche Veränderungen in der Arzt-Patient-Beziehung zu bewirken imstande war. Beispielsweise konnten die Patienten viel leichter dazu gebracht werden, sich zu entspannen und freier mitzuteilen, was nicht selten bereits eine erhebliche Hilfe für sie bedeutete. Die ersten Erfolge mit dem neuen „Ohr" kamen meist so zustande, daß der Arzt bei einzelnen Patienten mitten in der täglichen Arbeit auf eine Wahrnehmung oder Beobachtung stieß, die ihn „aufhorchen" ließ und ihn dazu bewog, den betreffenden Kranken zu einer „längeren Aussprache" zu empfangen. Bei dieser Gelegenheit versuchte er, sich möglichst auf das Zuhören im beschriebenen Sinn einzustellen, mit dem Resultat, daß manche Patienten wichtige Einzelheiten aus ihrem früheren oder aktuellen Leben mitteilten, welche entscheidend zu einem besseren Verständnis ihrer Gesamtsituation beitrugen. Oft bedrängten solche Kranke den Arzt nach der „langen Aussprache" bedeutend weniger als vorher, weil sich ihre Verfassung durch das Gespräch offensichtlich entspannt hatte.

Die Methode der „langen Aussprache" erwies sich in der Folge v. a. als ausgezeichnete Schule für den Arzt, seine Fähigkeit des Zuhörens zu entwickeln und dabei die eigenen Wahrnehmungen zu sensibilisieren und im Hinblick auf ihre berufliche Verwendbarkeit auszubilden. Als therapeutische Technik vermochte das Vorgehen jedoch aus verschiedenen Gründen nicht zu genügen. Einmal konnten immer nur wenige, rein zufällig ausgewählte Patienten zu einer „langen Aussprache" bestellt werden, was bedeutete, daß alle übrigen weiterhin ohne die „andere Ebene" behandelt wurden. Zweitens blieb das

„Zuhören bei einer langen Aussprache" trotz manchem Gewinn (mitunter sogar zeichtlichem Gewinn) für den Arzt eine recht aufwendige Methode, deren Resultate kaum in einem optimalen Verhältnis zum geforderten Einsatz standen, denn es ließ sich drittens auf die Dauer nicht übersehen, daß dieses Zuhören doch nur in seltenen Fällen bereits eine genügende Therapie darstellt. Freilich zeigte sich das neue Vorgehen den im ärztlichen Sprechzimmer sonst üblichen Formen der Verständigung deutlich überlegen, v. a. dem so beliebten Zureden, Erklären und Belehren, das den Patienten in eine ganz und gar passive Rolle zwingt und ihn kaum zu Wort kommen läßt. Aber trotzdem war das bloße *Zuhören,* ähnlich wie das bloße *Zureden,* äußert selten in ausreichendem Maße wirksam, und zwar aus Gründen, welche diesen beiden Kommunikationsmodi gemeinsam sind. Reden und Hören sind schließlich in gleicher Weise nur Teilfunktion eines wahrhaft zwischenmenschlichen Austauschs; erst sinnvolles Zusammenspiel ergibt jenes versammelnde Ganze, das wir Gespräch nennen.

Für Balint waren die beiden extremen Beziehungsweisen, die sich einseitig nur auf die eine oder die andere Teilfunktion des Gespräches stützen, die Szylla und Charybdis der ärztlichen Praxis. Er wußte sehr gut, wie schwierig es ist, diese Gefahren gleichermaßen zu vermeiden und sich im offenen Gewässer zwischen ihnen zu bewegen. Aufgrund seiner beruflichen Erfahrung und sicher auch gemäß seiner persönlichen Wesenart war Balint tief durchdrungen von der Überzeugung, daß sich die essentielle therapeutische Wirkung immer in der interpersonalen Beziehung ereignet, im „Wechselspiel zwischen Patient und Arzt", d. h. in einem dialogischen Geschehen zwischen zwei Menschen. Es war deshalb kein Zufall, wenn er seine Arbeit mit den praktischen Ärzten nicht dort begann, wo jede traditionelle Forschung für gewöhnlich einsetzt, nämlich bei der Untersuchung des Patienten und seiner Krankheit, sondern daß er von vornherein das zwischenmenschliche Gespräch und die tiefere Wechselbeziehung zwischen Arzt und Patient ins Zentrum stellte. Diese dialogische Betrachtungsweise führte ihn und seine Mitarbeiter zu der Einsicht, daß wesentliche Aspekte der Interaktion zwischen den beiden Partnern meistens im Dunkel bleiben, was aber nicht bedeutet, daß sie deshalb unwirksam wären. Ihre verborgenen Auswirkungen werden sogar häufig von beiden Beteiligten wahrgenommen, vom Arzt in der Regel als störende Beeinträchtigung seiner Tätigkeit.

Je mehr es nun durch klärende und aufdeckende Gruppenarbeit an konkreten Behandlungsfällen gelang, diese Nebenerscheinungen im Sprechzimmer zu durchleuchten, desto deutlicher reifte die Erkenntnis, daß in ihnen mächtige Kräfte wirken, die dann störend in Erscheinung treten, wenn sie unbeachtet und unverstanden bleiben. Sie erwiesen sich als verantwortlich für die erwähnte „Sprachverwirrung zwischen Arzt und Patient"; denn letztlich waren sie nichts anderes als verlorene und gleichsam verwilderte Bestandteile des interpersonalen „Dialogs" zwischen beiden. Da das Gespräch im Sinne der Wechselbeziehung in der heutigen medizinischen Praxis meist weitgehend auf den rein technischen Bereich des Miteinanderumgehens verlagert ist, spielt sich die zwischenmenschliche Begegnung zu einem großen Teil in einer entfremdeten Form ab, was freilich mancherlei Mißverständnisse zur Folge hat.

Dank solcher Einblicke bemühten sich die Ärzte mit wachsendem Erfolg um eine möglichst wirklichkeitsgemäße Aufhebung der sog. Sprachverwirrung, nachdem sie die Möglichkeit erkannt hatten, die „wilden", störenden Anteile des dialogischen Geschehens besser ins Gespräch zu integrieren. Bezeichnenderweise konnte dies vorerst nur in Form eines zusätzlichen Tuns angestrebt und durchgeführt werden, nämlich als Gespräch außerhalb der regulären Sprechstunde. Es war dies vielleicht der einzig mögliche Weg, die „Droge Arzt" behutsam zu erproben und sie zu einem verläßlichen „Medikament" zu entwickeln. Aber es bedeutete auch, daß die „andere Ebene" nicht sogleich im vertrauten Arbeitsraum zugänglich war, sondern zunächst nur als Nebeninteresse oder eine Art Hobby des Arztes gepflegt wurde. Das Gespräch blieb so noch außerhalb des gewohnten ärztlichen Wirkens und folglich auch sehr am Rande des üblichen dialogischen Geschehens zwischen Arzt und Patient. Als „lange Aussprache" stellte es zwar ein wichtiges Übungsfeld dar, auf welchem der Arzt die Wirklichkeit und Wirksamkeit der „anderen Ebene" tätig erfahren konnte, aber vom Routinebetrieb des beruflichen Alltags aus betrachtet, blieb das Gespräch in dieser Form ein „Fremdkörper". Wie schon erwähnt, hatte diese erste Technik auch die erwünschte Folge, daß der Arzt sich zwei Kategorien von Patienten schuf; einerseits solche, die er mit der traditionellen krankheitszentrierten Medizin behandelte, und andererseits einige wenige, bei denen er eine patientzentrierte Medizin versuchte.

Aus diesen Gründen setzten sich die Balint-Forschungsseminare ein weiteres Ziel, nämlich Therapieformen zu schaffen, welche erlaubten, eine solche Aufspaltung der Berufswelt aufzuheben und die Arbeit auf der „anderen Ebene" möglichst in die ärztliche Praxis zu integrieren. Der Weg führte zunächst von der „langen Aussprache" zum therapeutischen Interview, d.h. es wurden Gesprächstechniken ausprobiert, die den Faden des dialogischen Geschehens zwischen Arzt und Patient dort aufnehmen sollten, wo er für gewöhnlich abbrach bzw. in der Vielfalt des technischen Hantierens unterging und so in der geschilderten Sprachverwirrung endete. Auch hier genügte das bloße Zuhören nicht, um den dialogischen Prozeß wirksam zu erneuern; es mußte noch die weitere Fähigkeit entwickelt werden, das an und mit dem Patienten Beobachtete so zu gestalten, daß der Arzt in seinen verbalen und averbalen Äußerungen dem Kranken sinnvoll und angemessen zu „antworten" vermochte. Antworten heißt hier: sich dem Mitgeteilten so öffnen, daß die Reaktionen des Arztes dem Wesentlichen des Gehörten ent-sprechen, worauf sich der Patient nicht nur verstanden, sondern gleichzeitig auch neu angesprochen fühlen soll. Die Antwort des Arztes wird somit für den Patienten erneut An-Spruch, dem er seinerseits wieder zu ent-sprechen hat, soll der Dialog seinen lebendigen Fortgang finden.

In der tradionellen Medizin wird i. allg. angenommen, daß allein der Arzt Richtung und Verlauf dieses Dialogs sinnvoll zu bestimmen und zu lenken vermöge, weil nur er aufgrund seines Wissens und seiner Erfahrung in der Lage sei, die Bedeutung der Aussagen des Kranken richtig abzuwägen und sie im Hinblick auf ihren Erkenntniswert zu sichten. Dies scheint auch zweifellos der Fall zu sein, solange das ärztliche Interesse ausschließlich darauf gerichtet ist zu erfahren, welche bekannten Krankheiten oder physiologischen Störungen jeweils vorliegen. Der Blick des Arztes ist so ganz auf die Krankheit zentriert, und das Wort des Patienten dient lediglich dazu, ihm herausfinden zu helfen, „was der Kranke hat".

Wenn der Arzt indessen anfängt, die Klagen seiner Patienten nicht mehr nur im Hinblick auf den Bestandeskatalog bekannter Gesundheitsstörungen zur Kenntnis zu nehmen, sondern ihnen auch als Ausdruck individuell bestimmter Lebensprobleme zuzuhören, um zu erkennen und zu verstehen, „was dem Kranken fehlt", so kann er sich nicht mehr ohne weiteres auf seine gewohnte Anamnesetechnik verlassen, welche dem Muster der physikalischen Körperuntersuchung nachgebildet ist und den Patienten zum Objekt des Fragens und Ausfragens macht. Er muß vielmehr dafür Sorge tragen, daß der Patient selber zu Wort kommt und das Gespräch mit ihm eine dialogische Gestalt findet. Dies bedeutet, daß der Kranke einen mindest gleichgroßen und auch gleichwertigen Anteil am Gespräch erhält, d. h. daß der Arzt seinem Gegenüber soviel Raum überlassen kann, daß es diesem möglich wird, den Doktor seinerseits als ein Gegenüber zu erleben, das ihm zuhört und antwortet. Nur wenn diese zwischenmenschliche Grundsituation respektiert wird, kann sich das dialogische Gespräch im weitesten Sinn und damit auch der therapeutische Prozeß entfalten.

Da für Balint feststand, daß sich Therapie stets interhalb dieser Grundstruktur abspielt, wurden alle Verfahren der Kurztherapie oder der „Psychotherapie mit begrenzten Zielen", welche sich für die ärztliche Allgemeinpraxis eignen sollten, von ihm und seinen Mitarbeitern in erster Linie unter diesem Gesichtspunkt geprüft. Es ging also bei diesen Untersuchungen weniger als üblich um Kasuistik und Psychopathologie, auch nicht in erster Linie um die Rekonstruktion von Kindheitsereignissen und lebensgeschichtlichen Entwicklungen, sondern v. a. um das Erkennen, Verstehen und angemessene Beantworten der Vorgänge innerhalb der therapeutischen Wechselbeziehung selbst. Die entsprechenden Bemühungen führten zunächst zur Entwicklung der sog. *Fokaltherapie,* welche dadurch charakterisiert ist, daß aufgrund der Ereignisse und Beobachtungen in den ersten Gesprächen mit dem Patienten ein bestimmtes Gebiet herausgegriffen wird, auf welches sich die therapeutische Arbeit möglichst beschränken soll. Bei der Anwendung dieser Technik wurde entsprechend darauf geachtet, daß sich die Thematik des Gesprächs stets in der Nähe des gewählten „Fokus" hielt, ein Vorgehen, welches Balint die „selektive Aufmerksamkeit bzw. selektive Nichtbeachtung" nannte. Es kommt bei diesem Verfahren zu einer konzentrierten, aber unvermeidlich begrenzten Interaktion zwischen Arzt und Patient, was heißt, daß der Vorteil der zeitlichen Raffung auf Kosten der freien dialogischen Entfaltung erzielt wird. Abgesehen von diesem Nachteil, der die Methode übrigens wieder in die Nähe jener Techniken rückt, wobei der Arzt im wesentlichen der führende und bestimmende Partner ist, war es auch für die Fokaltherapie unumgänglich, daß sie in der nichtpsychiatrischen Praxis ein „Fremdkörper" blieb. Wie schon das „Zuhören bei einer langen Aussprache" ließ sich auch dieses Vorgehen nicht in den Alltagsbetrieb der Praxis einbauen, ohne daß sich der Arzt genötigt sah, eine Auswahl unter seinen Patienten zu treffen und so wiederum nur die wenigsten mit einer wirklich patientenzentrierten Medizin zu behandeln.

Unter diesen Voraussetzungen wurde nach einer neuen Form des ärztlichen Gesprächs gesucht, welche es einerseits dem Arzt erlauben sollte, allen Patienten Hilfe auf der „anderen Ebene" anzubieten, und die sich andererseits so in den Rahmen der Allgemeinpraxis einfügen ließe, daß sie den gewohnten Arbeitsablauf nicht belasten würde. Die gesuchte Methode sollte sich demnach nicht nur auf ein erweitertes Verständnis des Patienten und seiner Beziehung mit dem Arzt ausrichten, sondern zugleich auch nicht mehr Zeit in Anspruch nehmen, als der Patient für gewöhnlich bei einer Konsultation eingeräumt bekommt.

Die Forschungsgruppe, die sich an diese schwierige Aufgabe heranmachte, begann damit, daß über jedes Praxisgespräch berichtet werden mußte, daß nicht länger als 10–15 Minuten gedauert hatte und in welchem es nach Meinung des behandelnden Arztes gelungen war, einen „sinnvollen Kontakt" mit dem Patienten zu finden und dadurch etwas Bemerkenswertes zu bewirken. Erfreulicherweise zeigte sich bald, daß es offenbar auch unter diesen Bedingungen möglich war, den Patienten auf der „anderen Ebene" zu verstehen und dieses Verständnis therapeutisch zu verwerten. Die Hauptschwierigkeit lag indessen für alle Beteiligten darin, sich noch viel mehr als bisher von der traditionellen Art, ein ärztliches Gespräch zu *führen,* frei zu machen und sich den neuen Bedingungen entsprechend umzustellen. Die so arbeitende Gruppe wurde, nach den Berichten Balints zu schließen, noch einmal mit aller Deutlichkeit gewahr, wie sehr sich die wünschenswerte neue Einstellung des Artes von der herkömmlichen, rollengebundenen Haltung in der krankheitszentrierten Medizin unterscheidet und daß auch die zuerst erprobten Methoden der „langen Aussprache" und der „Fokaltherapie" dieser Haltung noch weit mehr verhaftet blieben, als vermutet worden war.

Die erneute Umorientierung strebte nun ein möglichst vollständiges „Sich-einstimmen" des Arztes auf die Gesamtheit der Angebote und Mitteilungen des Patienten an, in der offenen Bereitschaft, mit Hilfe solchen Einfühlens eine blitzartige Erhellung der Situation zu erfahren und im Lichte dieser „Erleuchtung" („Flash") eine dem Patienten und seiner aktuellen Verfassung möglichst ent-sprechende Antwort zu finden. Diese sollte erlauben, eine zwischenmenschliche Situation herzustellen, in welcher Arzt und Patient ohne schwere Mißverständnisse miteinander sprechen können, und andererseits sollte diese Einstellung das Zustandekommen von blitzartigen Einblicken in die Befindlichkeit des Gegenübers begünstigen.

Der wesentliche Unterschied zu den früheren Methoden war der, daß der Arzt in dieser neuen Haltung auf die hergebrachte Rolle des überlegenen Führers verzichtet und sich stattdessen gleichsam vom Patienten „gebrauchen und benutzen" läßt, freilich nur im Sinne eines persönlichen Du, das zu verstehen und zu antworten vermag. Zweifellos bereitete dieses letzte Umlernen am meisten Mühe, ging es doch darum, eine Einstellung zum Kranken zu suchen, die sich von der üblichen Weise, sich um andere zu kümmern, wesentlich absetzt. Nicht ein „Helfen" war mehr gefragt, das den anderen zum ent-eigneten Ding und damit abhängig macht, sondern eine interessierte Teilnahme und Zuwendung, die ihn in seiner wesenhaften Subjektivität freigebend sein läßt, ihn dort an-spricht und in seinen eigenen Möglichkeiten stärkt.

Diese Art von Beziehung ist vornehmlich gemeint, wenn Balint von der Hilfe auf der „anderen Ebene" spricht, und bei seiner zuletzt beschriebenen Technik, der sog. *10-Minuten-Therapie,* wurde sogar die Erfahrung bestimmend, daß es ganz dem Patienten überlassen sein soll, wann er im Gespräch mit seinem Arzt diese Ebene betreten, in welchem Tempo er sich auf ihr bewegen und wie weit er dabei gehen will. Sinn und Ziel der therapeutischen Begegnung auf der „anderen Ebene" ist es schließlich, den Patienten zu befähigen, in zunehmender Weise sich selbst zu begegnen und auf diesem Wege die einzelnen Schritte, die er gehen will, selber zu bestimmen, auch wann und ob er sie gehen will.

Die Ärzte der Trainingsgruppe, die als erste diese „Flashtechnik" erprobt haben, machten bald die wichtige Entdeckung, daß Patienten, mit denen sie bei einer Konsultation ein Erlebnis im Sinne des beschriebenen Aufblitzens hatten, erstens den Arzt weniger in Beschlag nahmen und es zweitens weniger nötig hatten, neue Beschwerden „anzubieten". Es wurde den betreffenden Ärzten klar, daß solche und ähnliche Resultate nicht einfach auf Zufälligkeiten beruhten, sondern bei bestimmten Patienten mit einiger Gewißheit erreicht und sogar vorausgesagt werden konnten, wenn auch freilich nicht mit absoluter Zuverlässigkeit.

Diese bemerkenswerten Erfahrungen lassen die grundlegende Vermutung zu, daß die Begegnung auf der „anderen Ebene" an sich schon eine, wenn auch schwer zu fassende, leidmindernde Hilfe bewirkt, was prinzipiell bedeuten würde, daß auch ohne großangelegte Datenerhebung und Kindheitsforschung effektive psychotherapeutische Arbeit geleistet werden kann. Voraussetzung dazu wäre allerdings eine sehr differenzierte, nur im bewegten Raum der praktischen Erfahrung zu erlangende Fähigkeit des Arztes, sein „Sehen und Hören" so umfassend einzusetzen, daß er den Patienten gleichsam von innen und außen wahrzunehmen vermag und sich mit ihm in einem Einverständnis trifft, das im weitesten Sinne therapeutisch wirkt.

Wenn Sigmund Freud heute mit Vorliebe das Verdienst zugeschrieben wird, der „Entdecker des heilenden Gesprächs" gewesen zu sein, so gebührt M. Balint die nicht minder wichtige Anerkennung, die wesentlichen Kräfte des heilenden Gesprächs auch dort sichtbar gemacht zu haben, wo sie jedem Arzt zugänglich und verfügbar sind, nämlich im eigenen Sprechzimmer.

Ausbildung praktischer Ärzte in der Arzt-Patient-Beziehung

M. B. Clyne

Die Notwendigkeit, emotionale Störungen bei unseren Patienten richtig zu verstehen, ist so groß wie eh und je. Dieses Verstehen sollte wie bei somatischen Erkrankungen auf wissenschaftlichem Denken beruhen, so daß es gelehrt und gelernt werden kann. Wenn es auch heutzutage an medizinischen Fakultäten vermehrte und wahrscheinlich bessere Ausbildung in medizinischer Psychologie als früher gibt, so vermittelt sie doch noch nicht genug Wissen und Können, um es den Hausärzten zu ermöglichen, die emotionalen Probleme ihrer Patienten ausreichend zu verstehen. Einer der Gründe dafür ist der große Unterschied zwischen den Bedürfnissen und Zielsetzungen der medizinischen „Ausbilder" und den Medizinstudenten einerseits sowie denjenigen des praktischen Arztes andererseits. Die umfassende und ununterbrochene Veranwortlichkeit des praktischen Arztes für seinen Patienten schafft eine besondere Situation, die sehr verschieden ist von den begrenzten und flüchtigen Begegnungen zwischen dem Facharzt bzw. Studenten und dem Patienten.

Patienten, die man in der Allgemeinpraxis sieht, schildern oft unbestimmte und mannigfaltige Beschwerden, die sich in der Klassifikation der Schulmedizin häufig nicht einordnen lassen. Ihre Krankheit ist noch „unorganisiert", wie Balint [1] es ausgedrückt hat, während Patienten, die an die Universitätskliniken überwiesen und dort untersucht worden sind, schon einer der traditionellen Disziplinen und Spezialgebiete zugeordnet wurden.

Es gibt auch noch eine andere Schwierigkeit. Die in Universitätskliniken üblichen Untersuchungsmethoden – detaillierte anamnestische Erhebung, subtile körperliche Untersuchungen, Laboruntersuchungen – führen in der Allgemeinpraxis oft nur zu Unklarheit über den Zustand eines Patienten, dem allen Anschein nach nichts fehlt:

Eine junge verheiratete Frau suchte den Arzt auf und klagte über eine verstopfte Nase, immer wiederkehrende Erkältungen und hartnäckigen Husten. Mehrere aufeinanderfolgende Untersuchungen durch den praktischen Arzt, einen Internisten, einen Facharzt für allergische Erkrankungen und einen Hals-Nasen-Ohren-Facharzt erwiesen sich alle als ergebnislos. Es wurde nichts Anormales entdeckt. Die Patientin wurde gegen „allergische Rhinitis" behandelt. Dann klagte sie über Rückenschmerzen, allgemeine Mattigkeit und Steifheit der Finger am Morgen. Sie wurde wiederum von ihrem praktischen Arzt, von einem Rheumatologen und von einem Internisten untersucht. Die Ärzte konnten sich ihre Symptome nicht erklären. Sie nannten ihre Beschwerden eine „frühzeitige Arthritis". Dann klagte sie über Schwellungen in der Vagina, Ausfluß, Periodenschmerzen, Beckenschmerzen und das Gefühl, als ob „ihre Gebärmutter herausfalle". Drei Gynäkologen untersuchten sie nacheinander und fanden ihre Genitalorgane völlig unauffällig. Man kam überein, daß ihr nichts fehle.

Aber was bedeutet daß: „es fehlt ihr nichts"? Gerade diese Patientin litt in Wirklichkeit an einer emotionalen Störung, die sich in dem Bedürfnis äußerte, unaufhörlich bei ihrem Mann und ihrem Arzt zu klagen. Ohne auf andere Merkmale diese Falles (das Bedürfnis, sich selbst schwach zu sehen und einen kranken oder krankhaft reagierenden Körper zu haben) einzugehen, können wir klar erkennen, daß die Krankheit dieser Patientin – wie die vieler anderer Patienten – nicht wirklich im manifesten Inhalt der vorgewiesenen Symptomatologie (allergische Rhinitis, frühzeitige Arthritis oder Beckenbeschwerden) bestand. Ihr Mann hatte sie zum Arzt gebracht, weil er ihre fortgesetzten Klagen nicht länger ertragen konnte. Der Arzt, unfähig sie zu heilen oder ihre Klagen zu ertragen, schickte sie seinerseits von Facharzt zu Facharzt. Niemand konnte es dieser Frau rechtmachen. Sie war z. B. nicht in der Lage, die geschlechtliche Beziehung zu ihrem Mann zu genießen; was immer ihr Mann tat, es verletzte sie, schwächte sie oder verursachte eines ihrer Symptome. Ihre wahre Krankheit lag im Bereich ihrer Beziehungen zu anderen Menschen, worüber sie sich (unbewußt) fortgesetzt und bitter beklagte und wobei die Reaktion der anderen ihr gegenüber in Gereiztheit und Ablehnung bestand.

Dies ist kein ungewöhnlicher Fall. Tatsächlich spielen bei fast allen, wenn nicht gar allen Patienten, manchmal offenkundig, manchmal versteckt, Störungen ihrer menschlichen Beziehungen eine Rolle.

Nehmen wir den Fall eines Mannes, der aggressiv das Sprechzimmer eines Arztes betrat, um sich darüber zu beschweren, daß der Arzt seinen Zustand noch nicht gebessert hatte. Für diesen Mann war typisch, daß er in allen Lebenslagen versuchte, über Menschen die Oberhand zu gewinnen, die sich nach seiner Ansicht in einer höheren Position als er befanden. Zuerst hatte er sich in seiner Beziehung zu dem Arzt sehr entgegenkommend gezeigt, hatte alle Anordnungen befolgt und gehorsam seine Medikamente genommen. Dann aber hatte er mit zornigen Drohungen versucht, den Arzt einzuschüchtern und zu verunglimpfen („Die Behandlung muß falsch gewesen sein"). In mehreren Arbeitsverhältnissen hatte er ähnlich gehandelt: er war zunächst fügsam und folgsam; aber irgendwie brachte er immer wieder falsche Ergebnisse zustande und warf dann zornig seinen Vorgesetzten vor, sie hätten ihm falsche Instruktionen gegeben. Aus diesem Grund verlor er mehrmals seine Stellung. Er begann zu trinken und suchte wegen seiner Depression, seiner Trunksucht und seines hohen Blutdruckes den Arzt auf.

Aber sogar die Beziehungen eines Patienten mit einer einfachen Erkältung, der nicht zur Arbeit geht, „um die anderen nicht anzustecken", sind gestört. In Wirklichkeit entzieht er sich einiger seiner Beziehungen zu anderen, z. B. derjenigen zu Arbeitskollegen. Dieses Ausweichen kann sich auch in seiner Beziehung zum Arzt zeigen. Er will bezeichnenderweise nicht über sich selbst reden, sondern besteht darauf, daß er nur etwas gegen seinen starken Schnupfen haben möchte.

Diese Beziehungsstörungen sind oft wesentliche Charakteristika der Krankheit, seien es Störungen in Beziehungen zu anderen, zu Phantasiebildern, zu belebten oder unbelebten Objekten oder zu sich selbst. Sie werden auch in der Beziehung zwischen dem Patienten und dem Arzt widergespiegelt. Die Einstellung und das Verhalten des Patienten lassen beim Arzt Emotionen entstehen – Freude, Interesse, Langeweile, Ärger, Sorge, Gleichgültigkeit usw. –, die als Muster gelten können für die Reaktionen anderer, mit denen der Patient außerhalb des Sprechzimmers in Beziehung tritt. Die Einstellung des Arztes, seine Gefühle und sein Verhalten werden gleichfalls im Patienten Reaktionen auslösen, die den Verlauf der Krankheit vielleicht beeinflussen. Verständnis für diese Aspekte von Beziehungen kann es dem Arzt ermöglichen, sie für diagnostische und therapeutische Zwecke zu verwenden [2, 3].

Ärzte aller Epochen waren sich der Wirkung des Arztes und von dessen Verhalten auf den Patienten, wie auch der schwer bestimmbaren Rolle, die diese Wirkungen bei der Genesung des Patienten zu spielen schienen, vage bewußt. Aber dieser Aspekt wurde in der Vergangenheit als nicht zum medizinischen Bereich gehörend behandelt, am allerwenigsten zum Bereich der wissenschaftlichen Medizin, in der Objektivität und Unvoreingenommenheit herrschen sollten. Der Ausdruck „bed-side manner", mit dem diese Seite der Medizin oft gekennzeichnet wurde, verwendete man gewöhnlich in herabsetzendem Sinn, als ob jede Aufmerksamkeit für die Wirkung des Arztes das wissenschaftliche Studium von Diagnose und Behandlung beflecken könnte.

Das Bewußtwerden der fortgesetzten Wirksamkeit dieser emotionalen Wechselbeziehung in der Allgemeinpraxis – während kurzen, doch intensiven und sehr konzentrierten Zusammenkünften – wird eine nicht geringe Beunruhigung des Arztes hervorrufen. Viele Ärzte, die nicht darin geübt sind, dieser Angst zu begegnen, werden es schwer finden, damit anders fertig zu werden als durch Verleugnung dieser Angst, durch Rigidität und Intransingenz oder durch die Abkehr von jeder Beachtung von Emotionen bei ihren Patienten, was ihnen selbst und ihren Patienten zum Nachteil gereicht.

Die Forderung und offenbare Notwendigkeit besseren Verstehens der emotionalen Störungen und Beziehungsprobleme, die in der Allgemeinpraxis auftraten, führten während der letzten Jahrzehnte zu vermehrten Angeboten von Ausbildungsmöglichkeiten in diesem Bereich für Ärzte mit abgeschlossenem Studium. Die meisten allgemeinen Fortbildungskurse enthalten dehalb auch ein Element psychiatrischen Unterrichts. Zahlreiche Bücher und Artikel über medizinische Psychologie werden veröffentlicht und vermutlich auch gelesen. Und doch wurden diese Probleme der Fortbildung in diesem Bereich nach abgeschlossener akademischer Ausbildung nur von Balint [1, 4] und seiner Schule [5, 6] systematisch studiert.

Balint hatte festgestellt, daß praktische Ärzte am besten im Verstehen der emotionalen Probleme und ihres eigenen Verhältnisses zu Patienten ausgebildet würden, wenn sie unter der Leitung eines Psychoanalytikers, der in dieser Arbeit ausgebildet oder erfahren ist, Gruppen einrichteten, in denen sie sich zur Besprechung von Fallberichten aus ihren eigenen Praxen träfen.

Ausbildung in Gruppen ist nichts Neues oder Besonderes. Fast alle Fortbildungskurse für Akademiker werden in Gruppen durchgeführt, aber es bestehen entscheidende Unterschiede zwischen den verschiedenen Gruppenformen:
1) Das übliche Fortbildungsseminar, Kolloquium oder Treffen von ausgebildeten Ärzten ist so organisiert, daß ein angesehener Lehrer zu einem

Auditorium von praktischen Ärzten über ein Thema spricht, das er besonders gut kennt. Der Lehrer oder Vortragende gibt die wesentlichen Fakten, teilt seine Ansichten dazu mit und gibt gewöhnlich am Ende des Vortrages der Zuhörerschaft Gelegenheit, Fragen zu stellen, oder er beginnt in einigen Fällen eine Diskussion über das Thema. Das Verhältnis zwischen Vortragendem und Auditorium bleibt durchweg das Lehrer-Schüler-Verhältnis, wie kollegial sich der Vortragende auch ausdrücken mag. Er hat stets das letzte Wort. Es sind also didaktische Gruppen. Die Zuhörer werden alle Tatsachen oder Theorien im Verlauf des Vortrags oder der Aussprache, die ihnen neu sind, mit nach Hause nehmen und sie im Verlauf der täglichen Arbeit anwenden. Im Bereich der Psychologie wird sich ein derartiges Seminar hauptsächlich mit Psychopathologie im traditionellen Sinn befassen.

2) Es gibt auch Gruppen, in denen praktische Ärzte unter der Leitung eines Psychiaters oder manchmal eines praktischen Arztes Fälle seelischer Krankheit mit dem Ziel diskutieren, ihr Verständnis von der Krankheit des Patienten zu erweitern. Die Besprechung befaßt sich mit der Prüfung der Einzelheiten der Vorgeschichte des Falles, um so die Psychodynamik des Patienten zu erfassen. Gleich ob es sich um einen laufenden oder abgeschlossenen Fall handelt, wird eine solche Diskussion eigentlich eine Art Autopsie sein, d.h. ähnlich einer klinsch-pathologischen Konferenz, in der die Befunde der makroskopischen und mikroskopischen Untersuchungen benutzt werden, um eine möglichst detaillierte und exakte Diagnose zu erhalten.

3) Einige Ärzte sind durch emotionale Blockierung oder durch emotionale Rigidität in der Wahrnehmung der Gefühle ihrer Patienten behindert. Diese Behinderungen spiegln sich auch im habituellen Verhalten des Arztes in seinem persönlichen Leben wider. Die offenbare Antwort auf solche Probleme sollte Psychotherapie oder Psychoanalyse sein, aber gegen diese Lösung wird oft hartnäckigen Widerstand geleistet. Die persönlichen Probleme des Arztes dringen bis in seine Praxis, können das Verhältnis zu seinen Patienten beeinträchtigen oder ihm das Gefühl geben, in bezug auf den Umgang mit den emotionalen Schwierigkeiten seiner Patienten inkompetent zu sein. Darum haben sich unter verschiedenen Bezeichnungen Gruppen herusgebildet – Sensitivitygruppen, T-Gruppen, „Selbsterfahrungsgruppen" (in Deutschland) –, die ausführlich die Emotionen, Konflikte und Beziehungsprobleme der Ärzte behandeln. Viele Teilnehmer solcher Gruppen werden mehr von ihren persönlichen Schwierigkeiten her veranlaßt, ein Verstehen ihres gewohnten beruflichen Verhaltens zu suchen als von den Schwierigkeiten in dieser Beziehung zu ihren Patienten. Diese Gruppen sind also psychotherapeutischen Gruppen sehr ähnlich. Man nimmt an, daß der Arzt, wenn er seine eigenen „blinden Flecken" erkennt, auch empfänglicher sein könne für die Emotionen seiner Patienten. Solche Gruppen sind in den USA und auf dem europäischen Festland beliebter als in England.

Die verschiedenen Gruppen dienen innerhalb ihrer eigenen Grenzen und in bezug auf ihre spezifischen Zielsetzungen nützlichen Zwecken. Sie sind aber nicht in erster Linie darauf angelegt zu erreichen, daß der Arzt das Arzt-Patient-Verhältnis besser versteht und besser für diagnostische und therapeutische Zwecke anwendet.

Balint [1] zeigte, daß das am häufigsten verwendete Medikament in der Allgemeinpraxis der Arzt selber ist. Aus diesem Konzept heraus entstand notwendigerweise das Bedürnis, die Pharmakologie des Medikaments „Arzt" im Verhältnis zu seinem Substrat, dem Patienten, zu studieren. Balint und seine Mitarbeiter [1] entdeckten, daß der Arzt im Verhältnis zu seinem Patienten – wie jedes andere Medikament – Indikationen aufwies. Die Beschwerden und Symptome des Patienten ließen sich am besten als „Angebote" verstehen, auf die der Arzt antwortete, und von dieser Antwort, die wiederum auf dem Verstehen des „Angebots" seitens des Arztes basierte, würde das Ergebnis des Falles abhängen.

Ärzte werden bei der Anwendung ihres Könnens eingeschränkt durch das, was Balint [1] „die apostolische Funktion des Arztes" genannt hatte, d.h. die Vorurteile und festverankerten Einstellungen und Ansichten, wie man mit dem Patienten umgehen oder wie die ärztliche Praxis funktionieren sollte. Diese Begrenzung im Verständnis des Arztes und in seiner Handlungsfähigkeit – deren Ausmaß von der Beschränktheit oder sonstiger Ausformung der dem Arzt eigentümlichen apostolischen Funktion bestimmt wird – kann möglicherweise einen beträchtlichen Teil der Leiden nicht nur des Patienten, sondern auch des Arztes verursachen.

Die Übungsgruppen oder Seminare, die Balint anregte, zielten also auf vermehrtes Verständnis des Arztes für seine Beziehung zu seinen Patienten. Diese Beziehung spiegelt, wie wir gesehen haben, das Verhältnis zwischen dem Patienten und seiner Umgebung wider und wird andererseits in den Beziehungen zwischen den Ärzten im Seminar untereinander und mit dem Leiter reflektiert. Das Verständnis dieser Beziehungen erfordert eine Lockerung der gefühlsmäßigen Rigidität der teilnehmenden Ärzte, in Richung auf größere emotinale Freiheit und Empfänglichkeit. Die Balint-Gruppen oder -Seminare unterscheiden sich also nach Gehalt und Methode von den anderen Fortbildungsgruppen, die oben erwähnt wurden, obgleich einige Ähnlichkeiten bestehen. Die Seminare sind insbesondere weder mit der Psychopathologie noch der Psychodynamik des Falles befaßt, auch nicht mit den privaten Konflikten und Beziehungstörungen des Arztes, außer insoweit wie diese die Beziehung des Arztes zu seinen Patienten berühren.

Die „klassische" Balint-Gruppe besteht aus 8–12 praktischen Ärzten als Teilnehmern, einem Leiter (vielleicht auch noch einem Koleiter) und möglicherweise einigen in der Ausbildung befindlichen zukünftigen Leitern und Gästen. Die Gruppe trifft sich einmal in der Woche für zwei Stunden über einen Gesamtraum von zwei Jahren. Ein Sekretär kann anwesend sein, und ein Tonbandgerät kann zur wortgetreuen Aufzeichnung der Zusammenkünfte verwendet werden. Das Treffen kann mit einigen organisatorischen Bekanntmachungen beginnen, worauf dann die Darstellung eines Falles durch ein Mitglied der Gruppe folgt. Danach wird der Fall diskutiert. Die Diskussion beginnt gewöhnlich mit Nachfragen zur Klärung, damit die Teilnehmer in der Lage sind, sich ein möglichst klares Bild von dem Patienten und seinen Problemen zu machen und die Schwierigkeiten des berichtenden Arztes zu verstehen. Die Mitglieder stellen ihre eigenen Meinungen dar, die auf ihren Erfahrungen beruhen und durch ihre persönliche Eigenart und ihre Vorurteile („apostolische Funktion") gefärbt sind. Vorurteilhafte Ansichten und irrationale Überzeugungen eines Teilnehmers werden bald von den anderen aufgezeigt, und sie werden allmählich begriffen und mit der Zeit zugegeben, wenn das Gefühl der Sicherheit sich bei den Gruppenmitgliedern verstärkt. Das führt zu neuen Einsichten und zur Lockerung der oben erwähnten persönlichen Eigenart.

Es ist eine der wichtigsten Aufgaben des Leiters, der Gruppe zu helfen, die Entstehung der Szylla, einer didaktischen Studiengruppe, oder der Charybdis, einer psychotherapeutischen Gruppe, zu vermeiden.

Hinsichtlich der ersten Gefahr sind die Mitglieder des Seminars am Anfang oft nur zu bereit, sich in „objektive" medizinische und psychologische Einzelheiten zu vertiefen, erstens weil sie den angstmachenden, subjektiven (emotionalen) Feststellungen über Beziehungen zu Patienten und zu anderen Gruppenmitgliedern entgehen wollen, und zweitens, weil es ihren Erwartungen entspricht, daß man sie in den Seminaren über Psychotherapie und -dynamik „unterrichtet" und sie etwas über dieses Thema „lernen".

Als Hilfe zur Einhaltung des richtigen Kurses bei den Seminaren hat Balint [1] eine Anzahl Ratschläge entwickelt. Diskussionen über rein medizinische Fragen (z. B. die Richtigkeit und Unrichtigkeit medizinischer Diagnosen oder Behandlungen) und Diskussion über psychodynamische Fragen waren nur in dem Ausmaß erlaubt, in dem sie zur Klärung der Arzt-Patient-Beziehung beitragen würden. Eine Weigerung von Teilnehmern, solche Diskussionen zu beenden, wenn ihre Grenzen erreicht waren, sollte angemessen im Rahmen der Gruppendynamik interpretiert werden. Die Verwendung von Fachausdrücken (z. B. von technischen Termini, speziell aus der Psychiatrie oder Psychoanalyse) sollten vom Leiter gerügt und strikt vermieden werden. Es wurde dem Seminar immer wieder klargemacht, daß der Leiter – wenn er auch eine besondere Erfahrung im Verstehen und Interpretieren unbewußter Motivation und gewisser Beziehungen besaß – im Bereich der zwischenmenschlichen Beziehungen in der Allgemeinpraxis nicht *mehr* wußte als seine dort arbeitenden Kollegen. Der Leiter war in seinen Beziehungen zu den Teilnehmern nicht mehr – und nicht weniger – als Primus inter pares. Indem der Leiter vermied, ein Lehrer der Psychodynamik oder der Psychoanalyse zu werden, ergaben sich beträchtliche Frustrationen seitens der Gruppe, die mit großem Geschick gehandhabt werden mußten.

Hinsichtlich der zweiten Gefahr – eine psychotherapeutische Gruppe zu werden – ist es ganz offensichtlich, daß persönliche Probleme und emotionale Schwierigkeiten eines Arztes, so heftig sie auch unterdrückt werden mögen, in seine Beziehungen zu seinen Patienten einfließen und seine Art des Umgangs mit den Gefühlen, die im ärztlichen Gespräch auftauchen, färben werden. In ähnlicher Weise werden die Emotionen des betreffenden Arztes die Art des vorgetragenen Fallberichts in der Art der Darstellung und Besprechung sehr weitgehend beeinflussen und ebenso hinsichtlich dessen, was unterstrichen und was vergessen wird, was verteidigt und was akzeptiert wird. Doch das Eingehen auf die persönlichen Probleme und Konflikte des Arztes würde den Zweck des Treffens auf den einer psychotherapeutischen Gruppe reduzieren und dem professionellen Niveau der Diskussion ein Ende setzen. Aber es läßt sich nicht vermeiden, einige der Verdrängungen und Behinderungen der Ärzte zu interpretieren – innerhalb des Rahmens der Gruppendynamik und der Arzt-Patient-Beziehung – ohne in die Privatsphäre der Teilnehmer einzudringen. Ein Beispiel mag das besser zeigen als abstrakte Feststellungen:

Ein Arzt stellte in einem Seminar den Fall einer paranoiden Schizophrenie vor. Er gab einen ziemlich sachlichen, unvoreingenommenen Bericht, und als seine Schwierigkeit bezeichnete er das Problem, ob er den Patienten wegen der Möglichkeit aggressiver Durchbrüche zwangsweise in eine Anstalt einweisen sollte oder nicht. Der Patient wollte sich weder einer Behandlung außerhalb der Anstalt unterziehen noch die verschriebenen Psychopharmaka nehmen. Der Fallbericht schien einen Schatten auf die Gruppe zu werfen, und die Teilnehmer schienen sich irgendwie bedroht zu fühlen. Sei versuchten, wenn auch vorsichtig und mit wenig Erfolg, herauszufinden, welche Emotionen den Patienten und den berichtenden Arzt bewegten. Die meisten der Teilnehmer waren gegen eine Zwangseinweisung, die brutale Gewalt erfordert hätte. Ein Teilnehmer, der bisher geschwiegen hatte, ließ eine heftige Tirade los und verteidigte das Recht des berichtenden Arztes, Menschen, wenn es zu ihrer eigenen oder zur Sicherheit anderer erforderlich sei, zwangsweise und gegen ihren Willen einweisen zu lassen. Dann fiel er in sein Schweigen zurück. Sein Ausbruch war ganz unerwartet und überraschend gewesen und schien irgendwie zu seiner allgemein üblichen Haltung nicht zu passen. Gegen Ende der Diskussion versuchte er, sehr erregt, zu erklären, warum er so intensiv und emotional geworden sei. Am vorherigen Tage hatte er eine Unterredung mit der Witwe seines Freundes gehabt. Dieser Freund war schizophren gewesen und hatte vor kurzem Selbstmord verübt. Er selbst hatte das Gefühl gehabt, daß man solche Menschen vor sich selbst schützen sollte, und er machte sich Vorwürfe, seinen Freund nicht zwangsweise in eine Anstalt eingewiesen zu haben. Dem Arzt kamen die Tränen, und das machte die anderen Teilnehmer verlegen und unruhig. Auch er selbst wurde verlegen und wollte den Raum verlassen. Der Leiter forderte ihn auf sitzenzubleiben und wies darauf hin, wie schwierig es für die Gruppe sei, starke Erregung ihrer Teilnehmer zu ertragen, und er verglich deren Haltung mit der des berichtenden Arztes, der ebenfalls Schwierigkeiten gehabt hatte, die Emotionen seines paranoiden Patienten hinzunehmen und ebenso seine eigenen Emotionen hinsichtlich des Patienten, was wohl seinen Bericht so „objektiv und distanziert" gemacht hätte. Das schien die Gruppe freizumachen, auch den Arzt, dem die Tränen gekommen waren, und ermöglichte ihr, nun mit viel größerer Unbefangenheit die Emotionen des Patienten zu besprechen. Diese lockere Haltung blieb auch bei den später noch folgenden Fallbesprechungen bestehen.

Aus dem Vorhergehenden geht klar hervor, daß es für Balint-Seminare grundsätzlich notwendig ist, weder zu Lehr- und Lerngruppen noch zu psychotherapeutischen Gruppen zu werden. Ebenso ist ersichtlich, daß etwas Unterricht, einige Elemente der Psychodynamik, eine gewisse Vorrangstellung des Gruppenleiters und gewisse therapeutische Elemente Bestandteile des Balint-Seminars bilden. Allein die Teilnehmer von Seminaren, die vom verstorbenen M. Balint selbst noch geleitet wurden, können das notwendige Geschick voll einschätzen, was in diesen damals noch unbekannten Bereichen erforderlich und zulässig war.

Vielleicht ist es nötig, das Bedürfnis der englischen Allgemeinpraktiker nach einem Unterricht psychotherapeutischer Methoden in Balint-Seminaren zu erklären. In England ist der praktische Arzt mehr als in anderen Ländern gewöhnlich der Arzt, der zuerst aufgesucht wird. Er ist gemeinhin allein voll verantwortlich für und gegenüber seinem Patienten, und er steht mehr oder weniger in fortgesetztem oder wenigstens langfristigem Kontakt mit ihm. Patienten suchen Fachärzte in der Regel nur dann auf, wenn sie von ihrem Hausarzt an sie überwiesen werden. Praktische Ärzte im National Health Service erhalten meist keine Sonderbezahlung für Spezialleistungen (wie Psychotherapie), auch nicht, wenn sie in diesem Bereich ausgebildet sind. Fachpsychotherapeuten, die es nur wenig und vereinzelt gibt, erhalten ihr Gehalt als Krankenhausärzte. Zweifellos haben einige praktische Ärzte das Bedürfnis empfunden, in psychotherapeutischen Methoden ausgebildet zu werden, auch wenn ihnen das keinen materiellen Vorteil und keine bessere berufliche Stellung verschafft. Einige praktische Ärzte schlossen sich den Balint-Gruppen an, weil sie erwarteten dort eine elementare oder fortgeschrittene Ausbildung in Psychotherapie zu erhalten. Vorsichtig aber bestimmt nahm M. Balint ihnen ihre Illusionen. Das erklärte Ziel der Balint-Seminare in England war und ist es bis heute, aus guten Ärzten bessere Ärzte zu machen, was sich natürlicherweise aus ihrem Wunsch, die Beziehungen zu ihren Patienten besser zu begreifen, ergeben muß. Zweifellos erwerben diese Ärzte ein besseres Verständnis für psychotherapeutische Einflüsse und werden erfahrener in der Anwendung psychotherapeutischer Mittel; doch wie weit sie es da auch bringen mögen, sie werden damit in England kein Diplom oder Zertifikat erlangen, und ebenso keinen finanziellen oder anderen materiellen Vorteil.

Diese Lage mag in gewissem Ausmaß unterschiedlich sein in anderen Ländern, wo spezielle psychotherapeutische Leistungen für Patienten den Ärzten materielle oder brufliche Vorteile bringen. Ich bin nicht qualifiziert, das zu erörtern, aber ich möchte noch einmal festhalten, daß Balint das primäre Ziel seiner Seminare darin sah, das Verständnis des Arztes für die Beziehung zwischen seinem Patienten und sich selbst zu vertiefen und seine Fähigkeit zu vergrößern, die Arzt-Patient-Beziehung für diagnostische und therapeutische Zwecke zu nutzen. Jeder Zuwachs an psychotherapeutischem Können, obwohl er sich beinahe zwangsläufig ergab, war gewissermaßen zufällig.

Die Balint-Seminare haben eine doppelte Funktion. Wie oben beschrieben, sollen sie einerseits der Ausbildung von Ärzten dienen, und andererseits verhelfen sie der Forschung zu Fortschritten. Die Erforschung von heute unbekannten Tatsachen in diesem Bereich und ihre Mitteilung an die breite Ärzteschaft waren von Anfang an ein Teil der Arbeit Balints und seiner Schüler. Zahlreiche Bücher und Aufsätze und die Errichtung von wissenschaftlichen Gesellschaften (Balint-Gesellschaften) in einer Anzahl von Ländern (Frankreich, Belgien, Italien, England) zeugen von den Bemühungen und Erfolgen diesere Tätigkeit.

Der Modus vivendi der Balint-Seminare, wie er oben beschrieben wurde, ist nicht unveränderlich. Schon Balint selbst versuchte Modifizierungen der bestehenden Arbeitstechnik seiner Gruppen. Er begann, Gruppen von Krankenhausärzten, Fachärzten und Medizinstudenten zu bilden. Er leitete auch

Gruppen, die nicht mehr Ausbildungsgruppen waren, sondern sich speziellen Forschungsthemen widmeten. Balint leitete sehr große Gruppen für kurze intensive Tagungen (Wochenendtagungen). Ähnliche Variationen wurden von anderen angewandt. In Frankreich und Belgien gibt es Balint-Gruppen, die sich statt wöchentlich nur alle 14 Tage treffen. Eine Gruppe praktischer Ärzte in England, die ich selbst leite, trifft sich ebenfalls alle zwei Wochen. Ich leite auch mehrere Gruppen in Deutschland, die vier- oder sechsmal im Jahr für ein Wochenende zusammenkommen, jeweils mit vier Sitzungen zu je zwei Stunden. Die Art der Gruppenteilnehmer wurde noch weiter variiert. Einige von Balints Schülern gründeten Gruppen von Sozialarbeitern (darunter auch Laien, z. B. Telefonhelfer) oder Gruppen von in Ausbildung befindlichen praktischen Ärzten (z. B. von noch nicht niedergelassenen praktischen Ärzten, die noch als eine Art Assistenten in bestimmten, dem National Health Service unterstellten Praxen arbeiteten). Einige von meinen Gruppen in Deutschland haben eine gemischte Teilnehmerschaft, die aus praktischen Ärzten, Krankenhausärzten und Fachärzten besteht.

Das Studium solcher modifizierter Gruppen hat gezeigt, daß diese wichtige Funktionen bei der Fortbildung von Ärzten erfüllen können. Vierzehntägig stattfindende Gruppen sind in der Regel nicht sehr verschieden von wöchentlich sich treffenden Gruppen, obgleich die angestrebte Veränderung in der Persönlichkeit des Arztes möglicherweise länger dauert als in wöchentlich tagenden Gruppen, aber dafür habe ich keine Beweise. Tatsächlich gibt es beträchtliche Schwierigkeiten bei der Einrichtung von wöchentlichen Gruppen. In England bestehen z. B. in der Provinz wenige Zentren, in denen richtige Balint-Gruppen-Treffen abgehalten werden. Die Ärzte müssen möglicherweise Reisen von 300 km Entfernung nach London machen. Es steht hier auch nur eine kleine Zahl von Gruppenleitern zur Verfügung, und die Belastung bei wöchentlichen Zusammenkünften kann sowohl für Leiter wie Teilnehmer zu groß sein. Intensive Wochenendgruppen, die in längeren Abständen (alle zwei bis drei Monate) abgehalten werden, haben sich ebenfalls als sehr nützlich für ihre Teilnehmer erwiesen. Jedes neue Zusammentreffen hat deutlich das Ausmaß gezeigt, in welchem die teilnehmenden Ärzte das Verständnis ihrer Beziehungen zu ihren Patienten vertiefen konnten und auch den überraschend hohen Grad, bis zu dem ihr unbewußtes Verhalten modifiziert und gelockert wurde. Natürlich hängt bei alledem viel von der schon vorhandenen Persönlichkeit der Ärzte ab, ihrer Rigidität und ihrer angeborenen Empfänglichkeit, dies vielleicht mehr bei den nur gelegentlich sich treffenden Gruppen als bei den wöchentlich tagenden. Bei den letzteren sind auch immer einige Ärzte sehr langsam oder sogar hoffnungslos „träge" und wieder andere, bei denen schnelles Auffassen und Verstehen eine natürliche Fähigkeit zur Einfühlung anzeigen.

Als letzter Punkt ist die Supervision der Leiter zu erwähnen. Eine Anzahl Gruppenleiter in England sind keine Psychoanalytiker, sondern meist praktische Ärzte mit einer fundierten Balint-Ausbildung. Es ist kaum zweifelhaft, daß unter diesen einige begabter und geschickter sind als andere. Dies gilt auch für Leiter, die Psychoanalytiker sind. Nicht jeder Psychoanalytiker kann Balint-Seminare leiten, und auch diejenigen, die dazu fähig und bereit sind, würden es schwierig finden, Gruppen von Praktischen Ärzten zu leiten, ohne daß sie darin kontrollierte Erfahrungen besitzen. In England genehmigt das Präsidium der Balint-Gesellschaft die Bewerbungen von zukünftigen Leitern in Konsultation mit einem Gremium von erfahrenen Beratern. Eine regelrechte Arbeitstagung für Seminarleiter wird abgehalten, auf der diese wörtliche Protokolle von einer ihrer Gruppensitzungen mitteilen, die dann diskutiert werden. Die von Balint begonnene Arbeit hat reiche Ergebnisse gebracht und gewiß eine neue Dimension in der Medizin eröffnet. Das Diktum, das der Arzt selbst das wirkungsvollste Medikament ist, wurde weitgehend akzeptiert, und Bemühungen vieler medizinischer Ausbildungsstätten und Fortbildungsinstitute sind im Gang, das Verständnis der psychologischen Wirkungen, die sowohl den Arzt wie auch den Patienten betreffen, weiter zu fördern. Dabei werden Balints Arbeiten viele schöne Worte gewidmet, obwohl sein Werk nicht immer richtig verstanden wurde. Ich hoffe, dieser Beitrag wird einem besseren Verständnis dienlich sein.

Literatur

1. Balint M (1964) The doctor, his patient and the illness. Pitman Medical, London
2. Clyne MB (1972) The doctor-patient-relationship as a diagnostic tool. Psychiatry in Medicine: 3:345-355
3. Clyne MB (1958) The doctor's attitude to his patient. Lancet 1:232-236
4. Balint M, Balint E (1961) Psychotherapeutic techniques in medicine. Tavistock, London
5. Sapir M (1972) La formation psychologique du médecin. Paris, Payot
6. Hopkins P (ed) (1972) Patient-centred medicine. Regional Doctor Publications, London

Die psychologische Ausbildung praktizierender Ärzte durch die Balint-Methode an Universitätskliniken*

J. Guyotat

Eigentlich sollte der Titel dieses Artikels heißen: „Ist die Methode von Balint auf die Ausbildung des Klinikpersonals übertragbar?" Diese Frage stellen wir uns tatsächlich seit vielen Jahren; in dieser Zeit haben wir versucht, Balints Methode bei Medizinstudenten in ständigem Kontakt mit universitätsklinischen Strukturen anzuwenden. Trotz vielfacher Versuche auf diesem Gebiet ist es uns immer noch nicht möglich, diese Frage zu beantworten. Wir kennen aber mittlerweile den Unterschied zwischen Balint-Gruppen praktizierender Ärzte und Studentengruppen wesentlich besser. Diesen Unterschied könnte man wie folgt aufgliedern:

a) Die Studenten untersuchen ganz besonders die Gruppenbeziehungen:

– ihre Situation in der Hierarchie des Krankenhauses,
– die mehr oder weniger verdrängte Rivalität mit ihren Kommilitonen,
– ihre Identität in der Beziehung zu anderen pflegerisch-therapeutisch tätigen Personalgruppen

Der in der Gruppe vorgestellte Patient wird wesentlich weniger erforscht; er dient eigentlich nur als Vorwand für eine solche Analyse. Daher kann man sagen, daß die Verteidigung der eigenen Identität gegenüber den Vorgesetzten – diese sind gleichzeitig die Initiatoren – wesentlich schwerer wiegt und einen großen Teil der Energien verschlingt. Ebenso hat die systematische Untersuchung der psychologischen Wirklichkeit der Studenten mittels der Gruppendiskussion eine sehr viel schwerer kontrollierbare Auswirkung auf deren Integration in die Klinikstruktur. Man stellt sehr schnell fest, daß man durch den Einsatz entsprechender Fachleute gleichfalls auf dem Niveau eben dieser Klinikstruktur arbeiten muß. Unter bestimmten Bedingungen sollte eine kleinere oder größere Abteilung für Psychiatrie oder medizinische Psychologie an einem großen Allgemeinkrankenhaus diese Aufgabe übernehmen können. Die Bedingung wäre, daß das Personal einer solchen Abteilung sich jener Zwischenbeziehung bewußt ist.

b) Die Allgemeinpraktiker beschäftigen sich in erster Linie mit ihren Patienten, die für sie eher „geliebte" Objekte sind (mit aller Ambivalenz, die dies beinhaltet) als Objekte der Identifizierung. Die Initiatoren (Gruppenleiter) dienen sicher als Modell der Identifikation; es findet aber eine konstante Dreiecksbildung zwischen den Ärzten als Gruppenmitglieder, dem Gruppenleiter und den vorgestellten Patienten statt. Der Allgemeinpraktiker bezieht sich gegenüber dem Patienten so oft wie möglich auf die Gruppe oder auf den Gruppenleiter oder auf einen ärztlichen Kollegen in der Gruppe. Das Problem der

---

* Neufassung des Beitrags der 1. Aufl. (inhaltlich unverändert) von H. H. Dickhaut

Ausbildung für die Balint-Arbeit ist also das der Deckungsgleichheit zwischen dem Bild, das der Allgemeinpraktiker sich über den Patienten macht einerseits und dem Bild, das sich nach seiner Meinung dieses oder jenes Gruppenmitglied macht, andererseits. Die Besprechung in der Balint-Gruppe macht es möglich, daß sich diese Bilder nicht immer mehr verselbständigen und voneinander entfernen – die Realität des einen Bildes schließt die Realität des anderen Bildes aus, das Körperbild schließt das Seelische aus und umgekehrt –, sondern zueinander über den Weg der Sprache in (eine dialektische) Beziehung treten.

Nunmehr sollen die Begriffe
- Spaltung
- Handlung
- universitätsklinische Strukturen
- dialektische Beziehung
- Wort
- Gruppenstrukturen nach Balint

den Schwerpunkt meines Beitrags bilden. Es scheint mir, daß die psychologische Ausbildung des Allgemeinarztes und des Klinikpersonals durch ihre Gegenüberstellung definiert werden kann.

Es folgen zwei Reihen klinischer Situationen: die eine während einer Sitzung der Balint-Gruppe dargestellt, die andere in der Klinik.

Eine Sitzung der Balint-Gruppe

Es handelt sich um eine Gruppe von Allgemeinpraktikern, die sich seit zwei Jahren treffen. Die beschriebene Sitzung ist die erste im 3. Jahr des Bestehens der Gruppe.

Während des ganzen 2. Jahres war immer wieder die Frage nach der Einordnung des Allgemeinpraktikers aufgetaucht, bezogen auf den Psychiater und den „Somatiker", genauer gesagt die Frage nach der Legitimation der psychotherapeutischen Handlung des Arztes.

Zu Beginn der Sitzung berichtete ein Kollege über einen 35jährigen Patienten, den er früher wegen Knochentuberkulose behandelt hatte. Dieser Mann war unehelich geboren. Seine Mutter hatte spät geheiratet und weitere Kinder bekommen. Der Patient hat erfolgreich ein Bauunternehmen aufgebaut. Er ist verheiratet und hat drei Kinder. Er leidet an verschiedenen hypochondrischen Beschwerden, läß sich Atteste ausstellen, besucht mehrere Ärzte wie auch den berichtenden Kollegen, ohne einen therapeutischen Erfolg zu erzielen. Vielmehr zeigt es sich, daß ein in der Nähe wohnender Heilpraktiker die von Zeit zu Zeit auftretende Lumbago des Patienten sehr erfolgreich behandelt.

Unser berichtender Kollege hat diesen Patienten neulich in einem depressiven, fast apathischen Zustand erlebt. Er hat ihn an einen Psychiater überwiesen. Dieser Psychiater erkannte, daß der Arzt den Patienten nicht zu einer neurologischen oder psychiatrischen Untersuchung überwiesen hatte. Der Patient vertraute dem Psychiater an, daß er genug vom häuslichen Alltag habe und daß er mit den Hippies davonziehen wolle.

Es trat also hier das Problem auf, ob man im Sinne von Balint „anfangen" sollte, d.h. sich in einer erkannten „psychotherapeutischen" Situation zu engagieren. Einer der Gruppenmitglieder äußerte, daß der Patient nur durch eine „illegitime" – ärztlicherseits als unseriös angesehene – Behandlung des Heilpraktikers und nicht durch eine „legitime" ärztliche Behandlung Besserung verspürt habe. Der vorstellende Kollege fragte daraufhin, ob eine psychotherapeutische Behandlung nicht bedeuten würde, die Rolle des Heilpraktikers, des „Amateurs" zu spielen und dadurch selbst unseriös zu werden.

Es ist zu erwähnen, daß auch bei den vorausgegangenen Vorstellungen von Patienten uneheliche Kinder vorgekommen waren. Der vorstellende Kollege berichtete, daß er sich seit einiger Zeit bei seiner Arbeit besonders mit den Problemen unehelicher Kinder beschäftige. Es blieb in der Gruppe strittig, ob man sich in einer „psychotherapeutischen" Behandlung engagieren solle oder nicht. Der Psychiater hatte empfohlen, im somatischen Bereich zu bleiben. Einige Gruppenmitglieder waren auch dieser Meinung; andere dachten, daß der Patient doch erst einmal über sich sprechen sollte.

Der zweite Teil der Gruppensitzung befaßte sich mit der Katamnese einer Patientin, die ein anderer Kollege der Gruppe mehrfach gesehen hatte. Dieses junge, schwer depressive (mehrere Suizidversuche), mehrfach ohne Erfolg in einer psychiatrischen Klinik behandelte Mädchen hatte sich unter der Obhut dieses Kollegen bemerkenswert verändert. Es ging ihr jetzt wesentlich besser, sie hatte sogar Hochgebirgstouren unternommen. Der Bruder der Patientin jedoch, ein Medizinstudent, hatte sich parallel zur Gesundung seiner Schwester in seinem Befinden verschlechtert und schließlich Suizid durch Sturz aus der 11. Etage begangen. Die Patientin hatte diesen Schock erstaunlich gut überstanden. Die Gruppe fand auch diesen Bericht offensichtlich in Ordnung. Aber auch bei dieser Gelegenheit tauchte wieder die Frage auf, wohin das „psychotherapeutische" Gespräch führe. Zu wirklicher psychotherapeutischer Tätigkeit?

Wir können also aus dieser Sitzung ersehen, daß sich das Problem der „legitimen" und „illegitimen" therapeutischen Arbeit stellt. Die therapeutische Stärke profitiert auch von der „illegitimen" Seite der Behandlung. Dies ist verführerisch, aber auch gefährlich, denn damit werden immer unkontrollierbarer werdende Handlungen begünstigt.

Zwei Situationen in der Klinik

Mit Klinik ist im folgenden speziell die Universitätsklinik gemeint. Es mag Klinikstrukturen geben, die anders funktionieren (z. B. Belegkrankenhäuser), aber es gibt nicht viele derartige Kliniken. In der Klinik, in der der zukünftige Arzt ausgebildet wird, herrschen narzißtisch geprägte Verhaltensweisen vor, die für lange Zeit die Persönlichkeit des Arztes prägen. In der Klinik stellen die Kranken ein großes, ständig zur Verfügung des Arztes stehendes Reservoir dar, während der Allgemeinarzt davon abhängig ist, daß Patienten zu ihm kommen. Für die Funktion der Klinik ist charakteristisch, daß sie in vielerlei Teilfunktionen zerfällt, wodurch der Patient selbst zum zerstückelten Objekt wird.

Parallel zu der funktionellen oder verwaltungsmäßigen Hierarchie, die für den gesamten Ablauf nützlich und effektiv ist (hierzu gehören auch die verwickelten, oft homoerotischen Beziehungen zwischen „Meister und Schüler"), wiederholt sich auf allen Ebenen eine narzißtisch geprägte Hierarchie, in der der Bezug auf die geheiligte Einheit der Ursprünge, gemäß der thomistischen Formel: „Je einfacher ein Wesen ist, desto größer ist seine Macht und desto größer ist die Zahl der Wesen, deren Prinzip es darstellt", stets gegenwärtig ist.

Diese narzißtische Hierarchie erhält sich selbst um so besser, je mehr ihr Wesen durch Zergliederung und Anonymität verschleiert wird. Daraus ergeben sich genauer zu analysierende Konsequenzen sowohl psychologischer wie (handlungsbezogen) praktischer Art. Hierzu 2 Beispiele:

1) Im Zentrum für Nierentransplantation und Dialyse, in dem einer unserer Kollegen arbeitet, stellte sich dem Team und seinem Chef ein besonders quälendes Problem. Eine junge Patientin, die kürzlich ein Nierentransplantat erhalten hatte, sollte darüber aufgeklärt werden, daß ihr ältester Bruder – der Spender der Niere – bei dem operativen Eingriff verstorben war. Dieser Umstand ließ sich während der ersten Tage geheimhalten, zumal die Patientin noch im sterilen Raum lag. Das gesamte Team war peinlich berührt und hatte Schuldgefühle. Zehn Tage später begann die Patientin, auf der Station umherzugehen; die Patienten und das Personal dieser Station wußten, was vorgefallen war. Presse und Rundfunk griffen den Fall auf, und er war nicht länger geheimzuhalten. Kein Arzt des Teams, der direkten Kontakt zu der jungen Patientin hatte, fühlte sich für die Lösung dieser problematischen Situation ausreichend qualifiziert. Man versuchte zunächst, das Zimmer der Patientin nach außen abzuschirmen. Schließlich wurde der Chefarzt eingeschaltet. Nach gemeinsamer Überlegung erschien es allen Beteiligten wahrscheinlich, daß die endgültige Enthüllung eine für die Somatiker „unkontrollierbare psychologische Reaktion" nach sich ziehen konnte und daß für diese Aufgabe nur der Psychiater des Teams qualifiziert sei. Zur großen Erleichterung aller übernahm dann der Psychiater die Aufklärung der Patientin, und damit sahen sich die Mitarbeiter der Dialysestation nicht genötigt, ihr eigenes narzißtisches Ideal in Frage zu stellen oder aufzugeben. Die junge Patientin schließlich unterteilte ihre Betreuer in eine „gute" Mannschaft und einen „guten" Chirurgen, die sich um die Patientin selbst gekümmert hatten, sowie eine „schlechte Mannschaft und einen „schlechten" Chirurgen, die ihren Bruder operiert hatten und „die sie nicht wiedergesehen hatte".

2) Ein Chirurg operiert einen 14jährigen Jungen, findet Krebs und verschließt das Abdomen wieder. Er weigert sich, dem Vater Genaueres mitzuteilen, ehe er das histologische Untersuchungsergebnis erhalten hat. Nach 14 Tagen erhält er den histologischen Befund, der eine sehr bösartige Entwicklung anzeigt. Der Gedanke, dies dem Vater sagen zu müssen, bedrückt ihn. Er läßt ihn aber zu sich kommen und sagt es ihm. Der Vater bricht zusammen und verläßt das Sprechzimmer, um die schlechte Nachricht sofort seiner auf dem Flur wartenden Frau mitzuteilen. Sie reagiert genauso wie der Vater, und die niedergeschlagenen Eltern begeben sich direkt zu ihrem Kind, ohne Zeit gehabt zu haben, ihren Kummer zu verarbeiten.

Im ersten Falle ergab sich aus der abgesprochenen Rollenverteilung zwischen einem Vertreter des Psychischen und einem Vertreter des Somatischen für die Patientin die Möglichkeit, selbst eine schützende Trennung vorzunehmen. In dem anderen Falle überlagern und verstärken sich die Gefühle der Beklommenheit des Chirurgen, der Eltern und des kranken Kindes. Bei der Diskussion des ersten Falles in einer Balint-Sitzung meinten einige Kollegen vorwurfsvoll, daß der Chefarzt beide Funktionen hätte übernehmen sollen. Die Mehrheit und ich selbst meinten, daß die mehr und mehr durch komplizierte Technik und erhöhte Risiken erschwerte Funktion der Klinik eine derartige Trennung notwendig macht, denn an einem Allgemeinkrankenhaus ist eine bestimmte Form der Psychotherapie nur durch eine gut funktionierende therapeutische Zusammenarbeit möglich. Die Sehnsucht nach einer narzißtischen Hierarchie führt zu dem Gedanken, daß sich alles auf einen Pol zubewegt. Diese Vorstellung ist in vielen klinischen Abteilungen vorherrschend, die hinsichtlich der psychologischen Probleme der Patienten zwischen der Ausschließlichkeit oder der Vermischung der Rollen schwanken. Auf diese Weise werden psychologische Probleme nur in extremen Situationen sichtbar, oder sie gelten einfach als nicht existent. Somit werden dem zukünftigen Arzt psychologische Vorgänge im Krankenhaus falsch oder verzerrt vermittelt: Entweder es handelt sich um eine explosive Situation oder um gar nichts.

Vielleicht können wir nunmehr versuchen, die Frage der Ausbildung der Allgemeinärzte und der Klinikärzte zu beantworten; zwischen beiden besteht ein deutlicher Gegensatz. Die Entwicklung der Balint-Gruppe steht dem System der Universitätskliniken entgegen. Deshalb ist es schwierig, eine Balint-Gruppe mit den in das Kliniksystem integrierten Ärzten zu gründen. Probleme derselben Art stellen sich bei der psychologischen Ausbildung der Krankenpfleger, falls man nicht gegen den Zusammenhalt des Klinikteams arbeiten will; dies käme aber einer Manipulation gleich. Die Balint-Gruppe entwickelt sich nur optimal, wenn sie unabhängig von der Klinik arbeitet. Eine Möglichkeit, Unabhängigkeit zu begünstigen, ist z. B. die Bezahlung des Gruppenleiters durch die Ärzte in der Balint-Gruppe.

Es stellt sich die Frage, ob sich der Arzt nicht seinem Wesen nach schöpferisch entwickelt? Im Sinne von M. Balint möchte ich abschließend in Erinnerung bringen, was er in diesem Zusammenhang sagt: „Das Subjekt ist einsam, sein Hauptbemühen besteht darin, etwas aus sich selbst zu schöpfen. Alle mir bekannten Sprachen beschreiben diesen Zustand mit Begriffen, die aus der Schwangerschaft oder dem Gebären entliehen sind. Das Subjekt erfaßt eine Idee, geht mit ihr schwanger, gebiert etwas oder treibt es ab und so weiter".

Kann man das, was ein Allgemeinarzt in einer Balint-Gruppe betreibt, Medizin oder Psychotherapie nennen? Seit langem ist das, was er macht, unbenennbar. Aber ist der Name des Vaters etwas anderes als ein Phantasiegebilde?

Balint-Gruppen und psychosomatisches Denken*

F. Antonelli

Die psychosomatische Medizin hat nach Auffassung der namhaften Vertreter dieses Gebietes zwei Ursprünge. Der eine – im Laufe der Zeit in Vergessenheit geraten – führt zu Namen, die eher Erinnerungen an die Schulzeit wachrufen, als Assoziationen zum Begriff des Studiums: Pythagoras, Hippokrates, Plato und Aristoteles. Die Erkrankung „ex emotione" ist seit Jahrhunderten bekannt, und der Begriff fand eine nachhaltige Wiederbelebung im 18. Jahrhundert sowie in der Zeit der klassischen italienischen Medizin, die in ihrer weiteren Entwicklung immer methodischer wurde.

Der zweite Ursprung der wissenschaftlichen Psychosomatik fällt mit dem eigentlichen Beginn der wissenschaftlichen Psychosomatologie zusammen und ist an die Namen S. Freud und W. B. Cannon gebunden, die v. a. das Warum und Wie eines psychosomatischen Prozesses erklären, und an weitere Namen wie Alexander, Dunbar, Wittkower, Holliday, Weiss und English u. a.

Heute können wir sagen, daß die psychosomatische Medizin mit M. Balint in ein neues Stadium eingetreten ist. Die Psychosomatik hat so den Weg der nicht allgemein verständlichen, nur beobachtenden Rolle verlassen und ist auf der Basis einer nunmehr anerkannten Theorie ein praktisch anwendbares Instrument geworden. Interessant für mich ist dabei die Beobachtung, daß mit der Ausbreitung der Balint-Technik zwei Phänomene zusammentreffen, ein wissenschaftliches und ein soziales:

1) Ich möchte den Erfolg erwähnen, den die „Social Readjustment Rating Scale" von Holmes in der englischen Literatur gefunden hat. Der Autor hat demonstriert, daß alle Erlebnisse im täglichen Leben – nicht nur negative – beim Menschen eine Adaptionsfähigkeit erfordern. Wenn diese Anpassungsleistungen im Laufe eines Jahres einen bestimmten Schwellenwert übersteigen, treibt die betroffene Person psychoneurotischen und besonders psychosomatischen Störungen entgegen, deren Schwere im direkten Verhältnis zur Streßwirkung steht. Die Wichtigkeit dieser Beobachtung besteht darin, daß damit die alten Theorien der spezifischen Persönlichkeit (Dunbar) und der Konflikte (Alexander) – im Mittelpunkt der Anfangsliteratur der wissenschaftlichen Psychosomatologie – überholt sind. Mit anderen Worten: Die psychosomatische Erkrankung hängt weder von einer bestimmten, fast prädestinierten Persönlichkeitsstruktur, noch von einer bestimmten Art von Konflikten oder Gefühlen ab, sondern ist Folge von streßbedingten Einflüssen auf eine substantiell gesunde

---

* Überarbeiteter Vortrag beim 1. Internationalen Balint-Treffen in Ascona 1973. Übersetzung aus dem Italienischen von Frau Dr. Soldati-Hupfer

Persönlichkeit. Demnach kann eine psychosomatische Störung uns allen bevorstehen. Die Psychosomatik umfaßt die meisten der Beschwerden, die täglich dem Hausarzt geschildert werden. Dieser muß daher ein Experte der Psychosomatik sein oder zumindest befähigt, die Psychogenese als wichtigsten Faktor der Humanpathologie zu betrachten.

2) Für das gesamte soziale Phänomen weise ich auf die Verbreitung des Versicherungswesens hin, das in Italien ca. 95% der Bevölkerung umfaßt. Der Kranke wendet sich an die Versicherung wie der Bürger an die Regierung. Der Arzt befindet sich in der Rolle eines Angestellten, der „Fälle" abzuwickeln hat. Es ist nicht mehr in erster Linie der Arzt, der um die Gesundheit eines Bürgers besorgt ist; es ist eine Institution, für die der Arzt nur ein Funktionär ist. Das Versicherungswesen ist zweifelsohne eine große Bereicherung der Gesellschaft und des zivilen Fortschritts, es ist aber auch mitverantwortlich für die Degradierung, manchmal sogar Disqualifizierung der traditionellen Arztfigur, die früher größtes Ansehen hatte.

Die Ärzteschaft leidet unter dieser Situation, erträgt sie aber ziemlich passiv. Die Kranken haben das Bedürfnis nach einem Arzt, der über jedem gesellschaftlichen und politischen Konfliktgeschehen steht. Die psychologische Ausbildung des Arztes mit Hilfe der Balint-Gruppen vermag den Arzt in der Arzt-Patient-Beziehung wieder zu seinem – besonders auch vom Kranken gewünschten – Ansehen zu verhelfen.

Das Gebot von M. Balint ist bekanntlich: Der Arzt soll selbst zur Medizin werden. Dies ist nicht rethorisch gemeint. Wir alle haben schon selbst mit berechtigter Befriedigung die Worte eines Patienten am Abschluß einer Beratung oder Visite empfunden: „Danke, jetzt fühle ich mich schon besser."

Während des Nationalkongresses der Societá Italiana di Medicina Psicosomatica (SIMP) in Messina haben wir an einer Demonstrationssitzung einer Balint-Gruppe teilgenommen (geleitet von Boris Luban-Plozza) und dabei gesehen, wie das psychogene Erbrechen eines Patienten gebessert wurde, nicht mit Antiemetika oder Sedativa, sondern ... mit nichts, oder wenigstens mit nichts anderem als dem verständigen Entgegenkommen des Arztes. Es wurde dabei einige Kritik laut, weil der Patient nicht geheilt worden wäre, sondern objektiv nur weniger erbrochen hätte. Das ist eine voreilige Kritik, denn niemand würde eine analoge Kritik aussprechen bei einem nur partiellen Erfolg eines Medikaments (z.B. Kortison bei Arthritis).

Wie ich vorher erwähnte, können die alten Theorien, die die klassischen psychosomatischen Syndrome mit spezifischen Motiven verbanden und persönlichen Profilen oder besonderen Konflikten zuschrieben, als überholt betrachtet werden. Die psychosomatische Pathologie selbst hat sich im Laufe der letzten Jahre geändert. Sicher sehen wir weiterhin die klassischen und eindrucksvollen psychosomatischen Ulzera, die psychogene Hypertension, das emotionelle Asthma usw. Aber wir sehen auch besonders in der Allgemeinpraxis eine Unzahl von Krankheiten, die sicher – wenigstens zum Teil – psychosomatisch sind, wenn auch unscheinbar, kaum bemerkbar, deshalb aber nicht weniger schmerzhaft und einer Behandlung nicht weniger würdig. Es sind die Formen, für die eine psychotherapeutische Behandlung ungeeignet erscheint, schon im Hinblick auf deren begrenzte Möglichkeiten. Es sind die Krankheiten, die den

Arzt dazu veranlassen, der psychosomatischen Behandlung noch Sedativa und/oder antidepressive Medikamente zuzufügen. Es sind die Formen, die die Statistiken über sog. nervöse Erkrankung – ohne Übertreibung – auf 70% und 80% ansteigen lassen.

Die psychosomatischen Erkrankungen, die heute den Großteil der Klinikfälle jedes Arztes darstellen, sind eine Tatsache, die größter Beachtung bedarf, auch wenn sie nicht zu den authentischen Krankheiten zählen. Ich meine sogar, daß sie gerade deshalb wichtig sind, weil sie den Patienten in seinem Wohlbefinden stören, ohne daß es ihm gelingt, sich in eine anerkannte Erkrankung zu flüchten. Für diesen am weitesten verbreiteten Zustand zeigt die Psychosomatik deutlich ihre entscheidende Rolle in der Prophylaxe. Die psychosomatische Medizin kann als Konzept der präventiven Medizin definiert werden. Es besteht kein Zweifel – wie Cazzullo sagt –, daß die psychosomatische Störung der frühzeitigste, unmittelbarste sowie von Patient und Gesellschaft am meisten akzeptierte Wegweiser ist: Ausdrucksmittel aller krankhaften Formen, vom existentiellen Unbehagen bis zur psychiatrischen Erkrankung. Die psychosomatische Störung stellt oft eine Phase eines langen krankhaften Prozesses dar, eine Phase, die höchste Aufmerksamkeit verdient; dies nicht nur, um rechtzeitig eingreifen zu können und um das Schlimmste zu verhindern, sondern vor allem auch, um die krankmachenden Ursachen nicht aus den Augen zu verlieren und sie in angemessener Weise anzugehen.

Ziemlich oft sehen wir Patienten mit so verschiedenartiger und verschwommener Symptomatologie, daß eine Zuteilung zu einer nosologisch klar definierten Krankheit nicht möglich ist. Es geht ihnen schlecht, aber sie haben keinen klinischen Beweis dafür. Oft bedeuten diese Unpäßlichkeiten einen Hinweis auf eine tiefe, lebenswichtige Unzufriedenheit, die nicht ausgedrückt werden kann oder soll. Vernunftbremsen verhindern, daß die Wahrheit ans Licht kommt, doch macht sich dies mittels eines psychosomatischen „acting out" bemerkbar, dessen Wert erst deutlich wird, sobald das Gespräch sich vertieft.

Die somatische, organbezogene Bildung des Arztes stellt die augenfällige Wirklichkeit in den Mittelpunkt seiner Aufmerksamkeit, wie sie Neoplasma, Degeneration, toxische oder infektiöse Faktoren, die Wirksamkeit der Hormone und Enzyme usw. darstellen. Alles andere bleibt unter dem klinischen Horizont des Arztes. Und doch hat die Erfahrung die eindeutige pathogene Auswirkung von Situationen gezeigt, die bis gestern nur dem Interesse der Soziologen oder Philosophen vorbehalten waren. Entfremdung, die Unmöglichkeit sich zu verständigen, Isolierung, Auswanderung, Pensionierung, Unzufriedenheit in der Arbeit oder in der Liebe, Enttäuschungen am eigenen Leib oder in der Familie, Mangel an echten Gefühlen, Krisen moralischer Art, Unsicherheit der Zukunft, Zusammenbruch der Tradition, Verherrlichung der Kompromisse usw. werden als pathogene Faktoren in der praktischen Medizin nur erkennbar, wenn man den Mut aufbringt, sie zu suchen. Hierzu zwei interessante Beobachtungen:

1) Warum bevorzugt die Angst vor existentieller Unsicherheit heute mehr als gestern einen somatischen Ausweg? Mit großer Wahrscheinlichkeit aus zwei Gründen: Erstens ähnelt die heutige Flucht in Neurosen – besonders bei Organneurosen – jenem Versuch, sich von der Verantwortung des Lebens zu be-

freien, der im Mittelalter durch Rückzug in ein Kloster verwirklicht wurde. Zweitens ist das psychosomatische Symptom immer gleichzeitig ein Hinweis und ein Hilfsmittel, d. h. es zeigt ein Problem an und verwirklicht zugleich einen primitiven Rückzug vor ihm. In den Fällen, die wir betrachten, ist das Probelm aus objektiven Situationen heraus entstanden, die der Betreffende nicht mehr ertragen kann und in denen er die Gefahr eines sich nähernden Zusammenbruchs spürt, wozu er Hilfe benötigt, die ihm aber niemand bieten kann. Nun ist es sein eigener Organismus, der die unüberwindlichen existentiellen Mißstände somatiert und ihm suggeriert, einen Arzt aufzusuchen.

2) Diese Betrachtung betrifft die Überlegungen von M. Balint, wie der Arzt zur Medizin wird. Wir wissen, daß das wirksamste Medikament jenes ist, das am direktesten die pathogene Ursache angreift, wie die Antibiotika bei infektiösen Erkrankungen oder die Antidote bei Vergiftungen. Wenn wir nun festgestellt haben, daß viele psychosomatischen Erkrankungen die Folge und die Ausdrucksform der Entfremdung, der Verständigungsschwierigkeiten und der Isolierung sind, so ist klar, daß die beste Behandlungsmöglichkeit und das passendste Gegenmittel in der Bereitschaft des Arztes besteht, das Bedürfnis nach Aussprache zu befriedigen. Der Arzt, der in der Balint-Methode ausgebildet ist, kann diese Rolle übernehmen. Es geht in erster Linie um das Zuhören. In der Balint-Gruppe lernt der Arzt die kostbare Gabe des Stillhaltenkönnens, die erste Regel jeder Psychotherapie. Die Psychotherapeuten wissen sehr gut, daß es falsch ist und sogar gefährlich sein kann, Ratschläge zu erteilen. Der Weg, um einen um Rat fragenden Patienten dennoch zufriedenzustellen, besteht in der Empathie. Wir sagen vielleicht: „Ich an deiner Stelle würde so handeln. Jedoch bin ich nicht du. Auf mir lastet meine eigene Welt, mein Lebensstil, meine Bürde der Erfahrungen und der Tradition, und all dies unterscheidet sich von der Last, die ein anderer auf seinen Schultern trägt". Empathie bedeutet, sich von der eigenen Person, dem eigenen Wesen zu trennen und sich in den anderen zu versetzen und dementsprechend alles aus der Sicht des anderen zu sehen und nicht mehr vom eigenen Standpunkt aus. Der mit der Balint-Technik vertraute Arzt kann dem Patienten dazu verhelfen, mit ihm zusammen alle möglichen Lösungen zu untersuchen, diese in Ruhe zu diskutieren und dabei alle unwirksam erscheinenden Lösungen auszuscheiden. Am Ende wird der Patient von sich aus die günstigste Lösung finden. Der Arzt hat ihn vielleicht auf den richtigen Weg verwiesen; die Schlußlösung ist vom Patienten aufgegriffen worden und befriedigt ihn. Auf diese Weise handelt der Arzt in einer psychotherapeutischen Weise. Das heißt aber nicht, daß er ein qualifizierter Psychotherapeut oder ein Psychiater geworden ist. Es bedeutet nur, daß das psychiatrische bzw. psychotherapeutische Denken nicht ausschließlich Vorrecht der Spezialisten ist. Psychotherapie kann auf vielen Ebenen ausgeführt werden. Zu ihr gehört die Regel, so wenig wie möglich zu handeln. Ich werde mich immer daran erinnern, was Cattaneo in einer gynäkologischen Vorlesung sagte: „Bei einer Entbindung sollte der wenig erfahrene Mediziner in der Lage sein, seine Hände hinter dem Rücken zu halten". Ich weiß, daß dies nicht leicht ist. Im allgemeinen beabsichtigt der Arzt zu entscheiden, zu handeln, anzuordnen. Die Erfahrung in einer Balint-Gruppe hilft, sich zu bremsen, besonders im Sinne der Beachtung der ältesten Regel der Gesundheitsregel: Vor allem nicht schaden.

Mit der Balint-Gruppe steht den Ärzten eine Weiterbildungsmöglichkeit zur Verfügung, die dazu beiträgt, daß die Arzt-Patient-Beziehung menschlicher und therapeutischer wird. Viele psychosomatische Erkrankungen sind Folge und Ausdruck eines lebenswichtigen Ungemachs, das den Betreffenden, der zum Patienten geworden ist, in die Arme des Arztes treibt. Von diesem erwartet er das angemessene Gegenmittel: Verständnis, Bereitschaft und Aussprache. Mit dem Auftauchen und der Verbreitung der Balint-Gruppen hat der psychosomatische Gedanke einen wirklich entscheidenden Schritt vorwärts gemacht. M. Balint hat wesentlich dazu beigetragen, daß die Psychosomatik als anerkannte Lehre allgemein verständlich und praktisch anwendbar geworden ist.

Beitrag des Psychiaters zur psychologischen Ausbildung der Ärzte*

G. Garrone

Einleitung

Psychotherapie des praktischen Arztes, psychotherapeutische Annäherung, Verständnis der Arzt-Patient-Beziehung, psychosomatische Medizin, Ganzheitsmedizin, totale Medizin, angewandte medizinische Psychologie – dies sind nur verschiedene Bezeichnungen für das, was im ärztlichen Handeln streng genommen nicht „technisch" ist. Anders gesagt, es ist das, was in diesem Handeln eine Beziehung zwischen zwei Personen voraussetzt: zwischen dem Kranken und dem Arzt.

Auf den ersten Blick müßte eine so beeindruckende Anzahl von Bezeichnungen umfassende Kenntnisse oder wenigstens sehr viele, gut klassifizierte Erfahrungswerte beinhalten. Das ist leider nicht der Fall. Aber dieses Bedürfnis, das zu definieren, was jeder Arzt erlebt, entsteht aus der Unzufriedenheit eines jeden angesichts seiner mangelhaften Ausbildung auf einem wichtigen Gebiet. Sinngemäß möchte doch kein Arzt wie der „Bourgeois" von Molière (in dem Stück *Der Bürger als Edelmann*) immer nur „Prosa ohne Wissen" formulieren; ja, er möchte sogar wissen, welche Prosa er äußert und wie man gute Prosa verfaßt.

Dieses Bedürfnis kann erstaunlich erscheinen, wenn man auf der anderen Seite die verblüffenden Fortschritte der naturwissenschaftlich-technischen Medizin betrachtet. Diese hat Probleme lösen können, die noch vor kurzer Zeit als unlösbar galten und hat zahllose Krankheiten beherrschbar gemacht. Aber neben diesen Erfolgen muß man doch eine beträchtliche Zunahme derjenigen medizinischen Bereiche feststellen, welche die technische Medizin nicht meistert. So sieht sich der Arzt, der die Universitätsklinik verläßt, um praktische Medizin auszuüben, mit ganz anderen Arbeitsbedingungen und pathologischen Erscheinungen konfrontiert. Er merkt sehr schnell, daß die Technik bei seinen therapeutischen Erfolgen und Mißerfolgen nur einen der beteiligten Faktoren darstellt. Der andere, der menschliche Faktor, ist aber genauso wichtig; im Laufe seiner Ausbildung ist dieser Gesichtspunkt gewöhnlich zugunsten der zu erlangenden wissenschaftlichen Kenntnisse vernachlässigt worden.

Im Laufe der vergangenen Jahrzehnte ist jedoch eine starke Reaktion auf diesen Mangelzustand feststellbar geworden. Nach bescheidenen Anfängen hat sie schnell an Boden gewonnen. Dies verdanken wir vor allem M. Balint,

---

* Überarbeitete Fassung eines Vortrags beim 1. Internationalen Balint-Treffen in Ascona 1973

der intuitiv die Aufmerksamkeit dorthin lenkte, wo sich die Probleme am stärksten bemerkbar machten: bei den Allgemeinärzten, den praktischen Ärzten. Die „Erfindung" der Gruppen. die man später „Balint-Gruppen benannt hat, sowie deren Verbreitung sind ausreichend bekannt. Diese Balint-Gruppen haben viel dazu beigetragen, die Universitäten zu ermutigen, einen Unterricht in dynamischer, medizinischer Psychologie in das Medizinstudium einzuführen.

Es ist schwierig, die Tragweite einer solchen Entwicklung mit objektiven Maßstäben zu messen. Es gibt unzählbare Aussagen von Praktikern, die in den Balint-Gruppen ausgebildet wurden und die sich alle darin einig sind, daß die Qualität ihrer Arbeit und ihre Freude an der Arbeit eine Verbesserung erfahren haben. Die Zahl der Balint-Gruppen sowie der wachsende Anteil an Allgemeinärzten und Psychiatern mit Interesse für die Balint-Arbeit zeigen deutlich das Bedürfnis nach einer solchen Ausbildung.

Es war nur zu verständlich, daß Psychiater und Psychoanalytiker in der Balint-Arbeit von Anfang an eine domonierende Rolle spielten, sowohl in der Ausbildung von Studenten in medizinischer Psychologie als auch in der Leitung von Balint-Gruppen. Es stellte sich im Laufe der Zeit immer deutlicher heraus – M. Balint hat in seinen letzten Arbeiten selbst auf diesen Umstand hingewiesen –, daß der psychoanalytisch arbeitende Psychiater dazu neigt, die ihm eigene Mentalität und Methodologie in den Bereich der Allgemeinmedizin hineinzutragen. Dies ist nicht gerade vorteilhaft und wird es in der Zukunft noch weniger sein. Ich werde versuchen, hierfür Gründe darzulegen und berufe mich hierbei auf eine 15jährige Erfahrung in der Leitung von Balint-Gruppen sowie im Unterricht in Psychiatrie und in medizinischer Psychologie.

Kann man die medizinische Psychologie definieren? – Ihre Beziehungen zur Psychiatrie und Psychotherapie

Es ist für jeden offensichtlich, daß die psychodynamische Richtung in der Psychiatrie und v. a. die Psychotherapie – direkt oder indirekt – die Entwicklung der medizinischen Psychologie zu einer eigenständigen Disziplin am stärksten beeinflußt haben. Diese Verbindung erweist sich jedoch heute als Ursache vieler Komplikationen, die die medizinische Psychologie vielleicht daran hindert, eine wirkliche Selbstständigkeit zu erlangen.

Diese Schwierigkeiten haben ihre Ursache im wesentlichen darin, daß viele Psychiater und andere Ärzte die Begriffe medizinische Psychologie einerseits sowie Psychopathologie, Psychiatrie und Psychotherapie andererseits miteinander verwechseln. Es kommt mir nicht zu, die Ursachen dieser Verwirrung zu analysieren. Es ist jedoch so, daß die einen die medizinische Psychologie wahrscheinlich dazu benutzen wollen, um die Psychiatrie in die Allgemeinmedizin einzuführen und die anderen, um jedes psychologische Problem dem Psychiater überlassen zu können. Diese Verwirrung bleibt auch dann bestehen, wenn man versucht, die medizinische Psychologie mit praktischen und konkreten Begriffen zu definieren. Eine der größten Schwierigkeiten rührt von der Tatsache her, daß die Begriffe, die gewöhnlich in der Medizin zur Beschreibung dieser oder jener Disziplinen benutzt werden, nicht dazu geeignet sind, den Begriff medizinische Psychologie klarer zu bestimmen. Man kann ihr nicht mit Begriffen wie Pathologie, Krankheit oder Patient gerecht werden, weil es sich ja um eine Art des „Seins" oder des „Tuns" des Arztes handelt. Die Besonderheit des Arztes beinhaltet die Kenntnis der medizinischen Techniken und ein wirkliches Verständnis für menschliche Beziehungen. Der Arzt ist derjenige, der das Kranksein des Kranken kennt, aber ebenso seinen Lebenslauf; indem er hierfür empfänglich ist, wird er den Kranken verstehen, ihm in seinem ärztlichen Verhalten und seiner Therapie Rechnung tragen.

Obwohl die Psychiater und die Psychotherapeuten „Spezialisten" für beziehungsmäßige Probleme sind, befinden sie sich doch gegenüber ihren Patienten in einer ähnlichen Situation wie der „technische" Arzt. Sie verstehen sich darauf, diese beziehungsmäßigen Probleme oder die Motivation dieser Probleme wie Krankheiten zu behandeln. Sie werden eine Ausbildung in medizinischer Psychologie hinter sich haben oder auch nicht. Es scheint nicht so zu sein, daß es die Mischung aus einem Psychiater und einem Internisten ist, die den Arzt von morgen hervorbringen wird. Dieser muß sich selbst und auf andere Weise bilden, um in der Lage zu sein, wie P. B. Schneider sagt, „eine wirkliche Betreuung des Kranken zu erreichen, die aus einer harmonischen Mischung von technischen Kenntnissen und der affektiven Arzt-Patient-Beziehung besteht".

Wenn man die medizinische Psychologie als Unterricht bzw. Ausbildung in die Psychiatrie eingliedern will, so sollte man sich vor Augen führen, wie sich für gewöhnlich im öffentlichen Dienst die Tätigkeit des Psychiaters gestaltet. In der Privatpraxis scheinen sich die Probleme anders dazustellen, jedoch sind die Patienten nach ähnlichen Kriterien ausgewählt.

In der psychiatrischen Klinik gibt es keinen persönlichen Vertrag zwischen dem Patienten und dem Arzt, den jener sich ja nicht selbst ausgewählt hat. Der Kranke muß sich der kollektiven Disziplin anpassen; seine persönlichen Wünsche und Neigungen werden nur ausnahmsweise respektiert, und zwar nur in dem Maße, in dem sie nicht das Pflegepersonal und die anderen Kranken stören. Der behandelnde Arzt ist der Repräsentant der Autorität, die die Anpassung erzwingt. Hier von einer echten Arzt-Patient-Beziehung zu sprechen, grenzt an Mystifikation. Ein Dialog ist nicht vorhanden, die Beziehung ist entstellt durch eine Vielzahl von Anordnungen, die zu einem Unverständnis der wirklichen Anliegen des Kranken führt.

Der Arzt, der in einem ambulanten Dienst der Psychiatrie ausgebildet wird, ist in der gleichen Lage wie seine Kollegen in den Polikliniken, die sich mit somatischen Patienten beschäftigen. Unter seinen Patienten wird eine Auswahl stattfinden. Sein Interesse wird sich ausschließlicher den vom ihm als „interessant" angesehenen Patienten zuwenden. Das sind Fälle, die bekanntermaßen gut auf die Therapie reagieren; dies geschieht zum Nachteil der Mehrzahl der Patienten, die von chronisch Kranken gebildet wird. So kommen häufig nur die ausgewählten Patienten in den Vorteil einer „therapeutischen Beziehung", während der Kontakt zu den anderen bequemerweise gemieden wird. Andererseits werden die Lern- und Arbeitsbedingungen in der Psychiatrie durch den Fortschritt der klinischen Methoden und die immer größere Wirksamkeit der Medikamente immer mehr denen in der technischen Medizin ähnlich.

Den gleichen Sachverhalt findet man in der Ausübung der Psychotherapie, ob sie nun psychoanalytisch ausgerichtet ist oder nicht. Der Psychotherapeut läuft häufig Gefahr, „Techniker" einer bestimmten Form der Beziehung in einer i. allg. wenig spontanen, aber dafür komplexen und dem Verständnis des Kranken kaum zugänglichen Behandlung zu werden. Diese geht bis zum Erfahren einer „neuen" zwischenmenschlichen Beziehung, die mit den gewöhnlichen Beziehungen zwischen menschlichen Wesen nicht vergleichbar ist. Die Modalitäten der Beziehung (Therapie der Krankheit) sind besser untersucht, als das Objekt der Beziehung (der Kranke selbst). Wir sind weit von einer „Ganzheitsmedizin" entfernt! Die Psychotherapie erscheint also wie eine Technik, die mit der eines chirurgischen Eingriffs vergleichbar ist. Sie ist wahrscheinlich unentbehrlich für die Behandlung von Krankheiten und Kranken; sie ist aber keine Disziplin, die geeignet wäre, ein Modell für die Arzt-Patient-Beziehung zu liefern.

Medizinische Psychologie und Bedingungen für das Lernen und das Praktizieren der Medizin

Man hat sich in den letzten Jahren – nicht ganz ohne Wehmut – fragen können, ob man nicht auf den Typ des alten Hausarztes, der seine Patienten und ihre Familien kannte sowie diese während ihres ganzen Lebens begleitete und behandelte, verzichten sollte. Wenn der Arzt aber diese Art der Beziehung zum Kranken aufgibt, wird er nichts anderes als eine „Techniker" der Krankheit und überläßt so den „Spezialisten" der Humanwissenschaften das Gebiet der menschlichen Beziehungen. Eine ganze Strömung geht aber – im Grunde wenig anerkannt und gebilligt – in diese Richtung. Um sich dessen bewußt zu werden, genügt es, einen Augenblick über drei typische Situationen nachzudenken:
a) Der Medizinstudent überrascht uns am Anfang seines Studiums mit seiner Offenheit und seinem Verständnis gegenüber menschlichen Problemen, verändert sich jedoch langsam, gleichzeitig mit dem Fortschreiten seines klinischen Studiums. Die erworbenen medizinischen Kenntnisse veranlassen ihn, die ersten und letzten Ursachen von allem, was beim Patienten vorkommt, im Organischen, im „Mechanischen" des Patienten zu suchen. Aus Gründen der Effektivität lernt er es, den Bitten des Kranken zu widerstehen; er *will* dessen Wünsche nicht mehr verstehen. Ich konnte im Laufe der Jahre persönlich diese Entwicklung bei aufeinanderfolgenden Generationen von Studenten beobachten. Diese besuchen den Unterricht, der in meinem Institut gegeben wird, am Anfang ihres klinischen Studiums und dann von neuem ganz am Ende. Manchmal schmerzt es mich, in ihnen dieselben Studenten wiederzuerkennen, so tiefgreifend ist die Veränderung. Und dennoch kann man sagen, daß die Information, die die Medizinische Fakultät von Genf in medizinischer Psychologie und Psychiatrie vermittelt, völlig angemessen ist. Was hat sich also ereignet? Es ist sehr wahrscheinlich, daß die Vorbilder, die sie hatten, nicht diejenigen waren, die einer den beziehungsmäßigen Problemen besonders offenen Medizin entsprachen.

b) Der junge Assistent in einer Klinik für Innere Medizin oder Chirurgie gibt uns sehr schnell zu verstehen, daß er sich nicht mit „den kleinen Geschichten" seiner Kranken beschäftigen kann. Sein Stundenplan ist zu voll; er hat keine Zeit, um genügend lange bei seinen Patienten zu sein. Das entspricht subjektiv vielleicht der Wahrheit. Analysiert man aber seine Zeit objektiv, so stellt man fest, daß es nicht so ist; er hat in Wirklichkeit manchmal Stunden der Aufgabe gewidmet, in aller Stille somatische Anomalien aufzuspüren. Die wirklich verfügbare Zeit ist also nichts anderes als ein Spiegelbild der Auffassung, die dieser junge Arzt von der jeweiligen Wichtigkeit der beiden Aspekte seiner Tätigkeit hat, des naturwissenschaftlichen und des menschlichen. Hier hat es wiederum den Anschein, daß die Vorbilder eines Assistenten in seiner Klinik ihn nicht zu einer menschlicheren Annäherung an seinen Patienten ermutigen; dies trotz der von allen Klinikchefs ohne Einschränkung angebotenen Zusammenarbeit mit den Lehrern für medizinische Psychologie und mit dem beratenden Psychiatern.

c) Die in der Stadt niedergelassenen praktischen Ärzte und Fachärzte beklagen sich zu Recht darüber, nicht die nötige Zeit zu haben, um ihren Patienten zuzuhören und mit ihnen ein persönliches Gespräch zu führen, das doch theoretisch und verallgemeinernd so gepriesen wird. In der Stadt sind die Bedingungen für das Praktizieren der Medizin so beschaffen, daß die Zeit für den einzelnen Patienten eine sehr enge Grenze nicht überschreiten darf; tut sie dies doch, so bedingt dies einen sicheren Verdienstausfall, der fast „unvereinbar mit dem physischen Überleben des Arztes ist" (P. B. Schneider). Im Gegensatz dazu werden Laboratoriumsuntersuchungen und pharmazeutische Präparate, die ge-braucht und miß-braucht werden, von den verschiedenen Krankenversicherungen ohne Diskussion bezahlt. Man wird sagen, dies sei ein Fehler des Systems. Aber wer hat denn dieses System erfunden? Auf welchen kulturellen Gegebenheiten beruht es denn, wenn nicht auf eben denselben, die der Arzt (oder die Medizin) durch das ausschließliche Anpreisen des technisch-wissenschaftlichen Aspekts seiner Tätigkeit proklamiert hat?

Unter diesen Gegebenheiten wird es verständlich, welchen großen Schwierigkeiten man begegnet, wenn es darum geht, systematische Untersuchungen auf dem Gebiet der medizinischen Psychologie voranzutreiben. Jeder drückt sich vor einer Untersuchung, die den Kranken und seinen Arzt zum Objekt hätte. Wenn es z. B. um die Bewertung der ablehnenden Haltung gegen eine Überweisung, die bei bestimmten Heilmaßnahmen notwendig wäre, oder um die Untersuchung der Ursachen für den Abbruch der Beziehungen oder für das Ablehnen einer Behandlung geht, dann fallen die Ausweich- und Fluchtreaktionen auf; so geschieht es auch bei den Assistenten und Praktikern mit den besten Absichten. Dennoch sind es gerade diese und noch viele andere durchzuführende Untersuchungen, die dem Arzt bemerkenswerte therapeutische Hilfsmittel in die Hand geben und zeigen könnten, daß die ausschließlich technische Sicht nicht mehr die der Medizin von morgen ist. Das ist das mindeste, was gewisse, zwar noch begrenzte, aber nichtsdestoweniger ermutigende Untersuchungen vermuten lassen; so z. B. bei den Untersuchungen von M. Balint und seinen Schülern.

Wenn die Medizin ihre Einheit bewahren will – was wohl sehr zu wünschen wäre –, müßte also dem Arzt geholfen werden, eine Meisterschaft im Bewältigen der Arzt-Patient-Beziehung zu erlangen; diese darf nicht nur vom „gesunden Menschenverstand" inspiriert sein, sondern muß auf gesicherten Gegebenheiten von wissenschaftlichem und erfahrungsmäßigem Wert gegründet sein.

Probleme in der Ausbildung –
Die Rolle der Psychiater und der Psychotherapeuten

Die Ziele

Wenn es das Ziel der medizinischen Psychologie wäre, aus jedem Arzt einen Psychotherapeuten zu machen, und wenn es das Ziel der Balint-Gruppen wäre, die Tätigkeit der Praktiker auf die Psychotherapie hinzulenken, dann wären die Unterweisung und die Leitung der Gruppen ohne jeden Zweifel ausschließlich eine Angelegenheit der psychoanalytisch orientierten Psychiater. Eine solche Auslegung der medizinischen Psychologie und der Absichten von Balint ist jedoch falsch. Ich bin mir bewußt, daß wir Psychiater – einschließlich M. Balint selbst – aus Mangel an Erfahrung dazu beigetragen haben, diese Unklarheiten für lange Zeit beizubehalten. Auch heute noch ist diese Verwirrung nicht überall geklärt. Fehler in der Wortwahl sind z. T. für verzerrte Informationen verantwortlich, so z. B. der Gebrauch der Begriffe „Psychotherapie des Praktikers" oder „psychotherapeutische Annäherung".

Die der psychologischen Ausbildung des Arztes gewidmete Literatur bestärkt unglücklicherweise diese irrige Meinung. In einem großen Teil der Veröffentlichungen kehrt ein Satz wie ein Leitmotiv immer wieder: „30%, ja sogar 40% der Patienten eines praktischen Arztes setzen sich aus funktionell Kranken zusammen, und diese Patienten bedürfen einer anderen Art von Behandlung". Das ist zwar richtig, aber nicht nur diese Kranken gehen die medizinische Psychologie etwas an, sondern die medizinische Psychologie ist überhaupt für alle Patienten zuständig. Diesen eben zitierten, scheinbar banalen Satz muß man jedoch im Zusammenhang mit der von vielen Ausbildern (insbesondere M. Balint und M. Sapir) getroffenen Feststellung sehen, daß es in Balint-Gruppen bei zahlreichen Praktikern oder Fachärzten Spaltungstendenzen gibt. Wenn dieser Punkt nicht von Anfang an geklärt wird, werden viele Praktiker in den Balint-Gruppen das Erlernen einer psychotherapeutischen Technik, ja sogar eine Miniausbildung in Psychiatrie suchen.

Balint gebraucht zwar häufig den Begriff „Psychotherapie des Praktikers"; er betont aber in seinen Schriften zur Genüge den wahren Sinn der Ausbildung, die er für seine Gruppen vorgesehen hat, so daß man seine Absichten nicht falsch verstehen kann. Die Verfahren, die er selbst und seine Schüler in den Gruppen anwenden (Verbot, die Fälle im voraus auszuwählen; Darlegung des Verlaufs und des Inhalts der letzten Konsultation; ungeplante spontane Auswahl usw.) dienen alle dazu, die Falle einer „versüßten Psychotherapie" einiger priviligierter Fälle zu vermeiden und werten im Gegensatz dazu die Begegnungen des Praktikers mit allen Patienten, die in seine Sprechstunde kommen, auf.

Trotz dieser Tatsachen und trotz der letzten Untersuchungen von M. Balint bleibt die Gefahr sehr groß, daß die psychologische Ausbildung des Arztes dazu führt, diese Mißverständnisse festzuschreiben. Wieviele psychiatrische Leiter von Balint-Gruppen bereiten sich genügend für diese doch so schwierige Aufgabe vor; wieviele psychiatrische Gruppenleiter widerstehen der Versuchung, in den Balint-Gruppen für die Allgemeinärzte den gleichen psychopathologischen und psychotherapeutischen Unterricht weiterzuführen, den sie den Kandidaten für die psychiatrische Fachausbildung geben? Und wieviele Allgemeinärzte kommen trotz ihres aufrichtigen Leugnens zu den Balint-Gruppen, um eine „psychotherapeutische Wissenschaft" zu erlernen, die den anderen medizinischen Wissenschaften sklavisch nachgebildet ist?

Die Reaktionen, die die Existenz der Balint-Gruppen bei zwei verschiedenen soziologischen Gruppen, nämlich bei den orthodoxen Psychoanalytikern und bei den medizinischen Vertretern der Universitätskliniken hervorgerufen hat, geben nach meiner Meinung eine gute Antwort auf diese beiden Fragen:

Die orthodoxen Psychoanalytiker fürchten, daß man dem praktischen Arzt „stumpfe Waffen" in die Hand gibt, die wehtun ohne wirksam zu sein; das wäre also die Möglichkeit „wilde" und antitherapeutische Auffassungen anzunehmen oder – noch schlimmer – „Pseudoanalysen" vorzunehmen, die diese ehrlichen Praktiker zu armseligen „Psychotherapeuten" werden ließen.

Andererseits ist die Feindseligkeit der traditionellen „Somatiker" als Ausdruck einer Furcht vor einer „Psychologisierung" der Medizin zu verstehen, wodurch nach deren Meinung die Medizin einen guten Teil ihrer Substanz verlieren würde. Tatsächlich hat die medizinische Psychologie gewissen Psychiatern früher dazu verholfen, in das Gebiet der somatischen Medizin einzudringen; dies mit einem Verhalten, das von den anderen medizinischen Lehrern als rivalisierend oder zumindest als konkurrierend empfunden wird. Die Spaltung zwischen der „somatischen Medizin" und der „psychischen Medizin" würde dadurch nur vertieft werden. Auch wenn diese Art von Zwischenfällen nicht vorkommt, so wird die vom Psychiater gewöhnlich benutzte, als „esoterisch" angesehene Sprache einen weiteren Grund darstellen, um die Spaltung zu rechtfertigen und aufrechtzuerhalten. Diese Widerstände sind meiner Erfahrung nach aber sehr positiv und lehrreich. Sie zeigen uns weiterhin, daß es notwendig ist, uns klar über die Ziele der psychologischen Ausbildung der Ärzte zu äußern.

Die Ausbilder („Formateurs")

Aus verständlichen Gründen weisen als erste die Psychiater und vor allem die psychoanalytisch tätigen Psychiater auf die fatale Neigung der modernen Medizin hin, das Gebiet der zwischenmenschlichen Beziehungen zu übergehen, um sich nur der „technischen" Medizin zu widmen. Diese – sicher sehr dynamische und lobenswerte – Einstellung der Psychiater verstärkt jedoch die Gefahr, das Gebiet der zwischenmenschlichen Beziehungen als ausschließlich uns Fachärzten zugehörig zu betrachten. Auf diese Art übermitteln wir unseren Kollegen eine Botschaft, deren Information durch eine zweifache Bindung schief ist; dies stellt eine Quelle unzähliger Mißverständnisse dar.

Der Psychologieunterricht, wie er noch an vielen Orten abgehalten wird, gibt hierfür ein anschauliches Beispiel. Er unterstützt die ständige Verwechslung von medizinischer Psychologie und Psychopathologie sowie von Psychotherapie und psychologischer Behandlung des Kranken durch den Allgemeinarzt. Die Patienten, um die es in diesem Unterricht geht, sind fast alle „funktionelle", nämlich hysterisch-ängstliche und hypochondrische Kranke. Da die gleichen Patienten auch Gegenstand des Psychiatrieunterrichts sind, können die Studenten trotz aller Bemühungen ihrer Lehrer, einer Gleichsetzung entgegenzuwirken, nicht umhin, jene als psychiatrisch Kranke anzusehen. Andererseits und paradoxerweise kann man nur sehr selten beobachten, daß dieselben Lehrer sich um die Lebengeschichte sowie um die Erfahrungen der durchschnittlichen, medizinischen oder chirurgischen Patienten kümmern. Diese stellen jedoch das wirkliche Objekt der medizinischen Psychologie dar.

Dieser zur Diskussion stehende Unterricht wird dann als nichts anderes als eine Minipsychiatrie oder als eine Minipsychotherapie zum Gebrauch für den Allgemeinarzt angesehen werden. Dies ist um so bedauerlicher, weil nämlich ein solches Verfahren jedes Interesse von seiten der zukünftigen Ärzte endgültig aufs Spiel zu setzen droht; diese Ärzte wollen sich nicht als „Psychiater" sehen, sondern sie wollen ihre Identität als praktischer Arzt bewahren.

Es ist wichtig, alle für diesen Unterricht vorgeschlagenen Formen wieder in die Diskussion einzubringen. Hierfür haben wir jetzt genug Rückhalt, indem wir uns immer wieder fragen, ob die benutzten Verfahren für die Zukunft noch gut sind. M. Balint hat uns den Weg einer solchen Selbstprüfung vorgezeichnet: Er wandte sich nach einigen großartigen Erfahrungen mit Balint-Gruppen von Allgemeinärzten neuen Untersuchungen zu, die zur Definition des „Flash" führten. Mit Intuition und kritischem Sinn hatte Balint festgestellt, daß die den Allgemeinmedizinern vorgeschlagenen Methoden und Technikern sehr von seinen eigenen Erfahrungen als Psychoanalytiker abhängig waren sowie daß sie sich schlecht der Wirklichkeit der täglichen Praxis eines Allgemeinarztes anpaßten. Anders ausgedrückt: Balints Erfahrungen hatten ihm gezeigt, daß es nicht vorteilhaft war, in der Allgemeinmedizin weiterhin von der Psychoanalyse oder von der Psychotherapie entliehene Techniken anzuwenden.

Der psychoanalytisch tätige Psychiater ist sicher der am besten dafür vorbereitete Arzt, danach zu streben, sich selbst in Frage zu stellen, und zwar zu dem Zweck, Klarheit über die beziehungsmäßige Problematik in seinem Wirkungsbereich sowie über seine Beweggründe zu erlangen. Heutzutage sind aber auch viele somatische Ärzte offen für Probleme zwischenmenschlicher Beziehungen und haben deren Wichtigkeit bei der Durchführung ihrer therapeutischen Maßnahmen verstanden und erlebt. Ihnen fehlt die theoretische Ausbildung in Psychologie und Psychodynamik der zwischenmenschlichen Beziehungen. Dafür besitzen sie die Erfahrung über die Beziehungen zu den Patienten, die sie mit den technischen Hilfsmitteln der Medizin behandeln und für deren höchstes Gut – die Gesundheit und das Leben – sie sich verantwortlich fühlen.

Der Psychiater hat also die Kenntnisse und die Ausbildung, um die Bedingungen für eine verständnisvolle Annäherung an den Kranken am klarsten zu erkennen. Der Allgemeinarzt nimmt diese Phänomene in seiner täglichen Praxis am besten wahr. Daraus ergibt sich notwendigerweise, daß die neue medizinische Psychologie in engster Zusammenarbeit zwischen „somatischen" Ärzten und Psychiatern definiert werden muß. Vielleicht werden in Zukunft Allgemeinärzte oder andere Praktiker die psychologische und psychodynamische Ausbildung erlangt haben, die notwendig ist, um das gewünschte Ziel zu erreichen – ohne jedoch mit der täglichen Praxis der allgemein so genannten somatischen Medizin aufzuhören. Das gleiche Konzept könnte umgekehrt für den psychoanalytisch tätigen Psychiater gelten; dieser könnte sich entschließen, sich auf den Unterricht in medizinischer Psychologie derart vorzubereiten, daß er eine Ausbildung in Allgemeinmedizin erwirbt und diese dann auch praktiziert. Leider sind wir noch nicht so weit, und es bleibt noch vieles zu tun. Es geht also darum, die verfügbaren Kräfte am besten und wirkungsvollsten einzusetzen.

Psychodynamisch gut ausgebildete Psychiater, die sich für das Gebiet der medizinischen Psychologie und folglich für die psychologische Ausbildung des Allgemeinarztes interessieren, sind nicht sehr zahlreich. Dies ist an sich nicht so schlimm, solange die Interessierten nicht annehmen, daß der Unterricht in dieser Disziplin allein ihnen persönlich obliegt. Ein mit Gruppentechniken ausreichend vertrauter Psychiater ist am besten qualifiziert, dem für die Probleme der Arzt-Patient-Beziehung aufgeschlossenen Allgemeinarzt die notwendige Information zu liefern; so kann er selbst zum Ausbilder werden und weitere Erfahrungen in einer therapeutischen Gruppe sammeln.

M. Balint hat am Anfang seiner Arbeit mit den Praktikern sehr viel Wert darauf gelegt, daß die von ihm gegründeten Gruppen nicht zu Therapie- bzw. Selbsterfahrungsgruppen für Ärzte würden. Gleichzeitig bestand er jedoch auf „einer geringen, aber spürbaren Änderung in der Persönlichkeit der Teilnehmer". Von 1965 an haben die „Alten" richtige Selbstversuche in der Gruppe durchgeführt. Aus diesen Anfängen der Bewußtwerdung heraus entstand die Lehre des „Flash". Bei genauer Untersuchung dieses Begriffs sieht man deutlich, daß es sich nicht um Kenntnisse und auch nicht um die Summe aus praktischen Erfahrungen handelt; es ist vielmehr „eine Art dabeizusein", die den Arzt verfügbar für seinen Patienten macht. Von da an ist der Arzt bereit, von seinem Patienten in Anspruch genommen zu werden, ohne zu befürchten, „aufgefressen" oder manipuliert zu werden. Dies setzt jedoch eine sehr tiefgreifende Veränderung der Mentalität und damit der Persönlichkeit des Arztes voraus. Es steht fest, daß die ganze Erziehung und die anschließende, traditionell-medizinische Ausbildung den Arzt einer langdauernden negativen Konditionierung ausgesetzt haben. Diese negative Konditionierung kann nicht ohne einen Entwicklungsprozeß therapeutischer Art mit Abbau der Abwehrhaltungen verändert werden. Es mag sein, daß dies eines Tages unter dem Einfluß einer neuen Entwicklung überflüssig wird; eine solche Entwicklung beginnt sich z. B. in der Gestalt einer zu Unrecht „antipsychiatrisch" genannten Bewegung abzuzeichnen. All das ist nicht sicher, und wir müssen also in der Gegenwart bleiben.

Die in den Balint-Gruppen vorbereiteten Praktiker, die – ohne Doppelsinnigkeit in ihrer Motivation – eine Ausbildung wünschen und an sich selbst therapeutische Erfahrungen sammeln wollen, könnten die idealen Leiter der zukünftigen Balint-Gruppen werden; diese Praktiker könnten dann im Unterricht in medizinischer Psychologie den Studenten kompetente Anregungen geben. Da sie die gleiche Ausbildung und medizinische Praxis wie die Gruppenteilnehmer haben, stellen sie eindeutige „Vorbilder" dar. Sie sind weder Psychiater noch Psychoanalytiker, noch Psychotherapeuten („mythische Vorbilder"), sondern Praktiker, die den gleichen Arbeitsbedingungen unterworfen sind und reich an den gleichen Erfahrungen sind.

Zu einem späteren Zeitpunkt könnte dann der in der Gruppenarbeit vorbereitete Arzt, der selbst Gruppenleiter werden möchte, in eine von einem psychoanalytisch tätigen Psychiater geleitete Gruppe überwechseln, die Selbstversuche durchführt.

Die Forschung

Dies alles genügt nicht. Die gewonnenen Erfahrungen müssen besser als in der Vergangenheit ausgewertet werden, um die für den Fortschritt unentbehrliche Forschung zu fördern. Gewisse Modelle sind z. B. im Bereich der Therapie des Myokardinfarkts aufgestellt worden; hier arbeiten Kardiologen und Psychiater eng zusammen. Genauso wertvolle Modelle könnten auch auf dem Gebiet der ambulanten Allgemeinmedizin untersucht werden, sofern sich der Wille und die materiellen Mittel zusammenfinden. Solche Untersuchungen sind es, aus denen neue Methoden und neue Techniken hervorgehen könnten.

Schlußbemerkungen

Abschließend möchte ich auf die verschiedenen Punkte dieses Vortrages zurückkommen:
1) Die psychologische Annäherung an den Patienten bzw. an die Arzt-Patient-Beziehung stellen eigenständige Verfahren dar, die sich von der Psychotherapie unterscheiden. Sie kommen genauso für die somatisch, wie auch für die funktionell Kranken zur Anwendung, und zwar ohne einen psychotherapeutischen „Vorvertrag". Sie bedeuten für den Arzt „eine Art dabeizusein" und nicht die Anwendung psychotherapeutischer Techniken.
2) Gegenstand und Ziele der medizinischen Psychologie müssen besser definiert werden und und von denen der Psychiatrie, der Psychoanalyse und der Psychotherapie getrennt werden; Beiträge aus diesen Disziplinen müssen aber weiterhin hinzugezogen werden. Die medizinische Psychologie wird so der Allgemeinmedizin sehr eng verbunden bleiben können; sie muß von dieser ebensoviele Anregungen bekommen wie von den psychiatrischen Wissenschaften.
3) Der Unterricht in medizinischer Psychologie muß von Psychiatern und von Ärzten anderer Fachrichtungen erteilt werden. Er darf nicht aus Unterrichtsfragmenten bestehen, sondern muß ein integrierter Unterricht sein. Es ist wünschenswert, die Organisation dieses Unterrichts den Psychiatern anzuvertrauen, um so die Gefahr einer „Wiedereroberung" der medizinischen Psychologie durch die „technische" Medizin oder die Neurologie zu vermeiden.

Die für die Allgemeinärzte bestimmten Balint-Gruppen müssen zukünftig von Allgemeinärzten oder Fachärzten geleitet werden, die eine psycholgische Ausbildung genossen und an Gruppen mit Selbstversuchen teilgenommen haben.

4) Der psychoanalytisch tätige Psychiater muß der Ausbilder für die Leiter der Balint-Gruppen und für diejenigen Lehrer sein, die sich eingehender mit den Studenten beschäftigen.

5) Die wichtigste Bedingung für die Eigenständigkeit und den Fortschritt der medizinischen Psychologie und für die psychologische Ausbildung der Ärzte liegt in der Möglichkeit, Forschungsvorhaben einzuleiten und fortzusetzen, um geeignete theoretische und praktische Modelle für die angemessensten und therapeutisch wirksamsten Methoden zu umreißen und zu definieren.

Depression und Balint-Gruppe

F. Labhardt

Allgemeine Gesichtspunkte

Wenn der Arzt im täglichen Wirken seiner Aufgabe gerecht werden will, so wird er das weit verbreitete Phänomen der emotionellen Störung auch bei seinen Patienten in sein Denken und Handeln einbeziehen müssen. Dazu fehlt im allerdings häufig die entsprechende Ausbildung. Emotionelle Störungen depressiver, neurotischer oder psychosomatischer Art werden heute in einer Allgemeinpraxis bei mindestens 30% aller Patienten beobachtet. Sie lassen sich aufgrund objektiver Kriterien, vor allem aber in der direkten Arzt-Patienten-Beziehung feststellen.

Der bisher überwiegend auf biologische Vorgänge konzentrierte Arzt müßte lernen, eine gestörte Beziehung des Patienten mit seiner Umwelt und ihm selbst gegenüber wahrzunehmen. Eine entsprechende Möglichkeit ergibt sich durch die Tätigkeit in einer Balint-Gruppe, in welcher die Situation des Patienten häufig reproduziert und den Teilnehmern der Gruppe zum Bewußtsein gebracht wird. Durch partnerschaftliche Zusammenarbeit mit dem Patienten käme es zum Verständnis seiner Lebenssituation, seiner mitmenschlichen Beziehungen und im Laufe der Behandlung auch zur Bewußtwerdung seiner Gefühle und Motivationen. Aufgrund eigener Erkenntnis müßte der Patient dann zu gewissen selbständigen Entscheidungen fähig werden. Vom Arzt wiederum müßte eine flexiblere Haltung als bisher verlangt werden, er müßte sich im Verhältnis zum Patienten affektiv einbeziehen und sich seiner Haltung ihm gegenüber Klarheit verschaffen. Seine bisher objektivierende Position müßte durch eine auch die eigene Person reflektierende ersetzt werden.

Die Ausbildung des praktischen Arztes zu einem in der heutigen Medizin nötigen Krankheitsverständnis besteht aus informativen Anteilen durch Lernen objektiver Tatsachen und formativer Elemente, durch Erleben und Bewußtwerden, wobei verschiedene Ausbildungsstufen möglich sind.

Balint als Psychotherapeut und Psychoanalytiker versuchte als erster, sich mit den emotionalen Problemen in der Arzt-Patient-Beziehung, insbesondere beim Allgemeinarzt, zu befassen. Ausgangspunkt war dabei die Tatsache, daß der Allgemeinpraktiker oder Facharzt dem Patienten im Laufe einer oft über Jahrzehnte sich erstreckenden Zeit in verschiedensten Situationen begegnet und ihn dadurch auf besondere Weise kennenlernt. Balint traf sich mit Gruppen von 8–10 praktizierenden Ärzten verschiedenster Gebiete und forderte sie auf, über die Probleme mit ihren Patienten offen zu sprechen. Durch die ständigen Treffen der Ärztegruppen unter Leitung eines psychotherapeutisch erfahrenen Supervisors in Abständen von 2–3 Wochen, kam ein Gruppenprozeß in Gang, in dem die Gefühle des Arztes zu seinem Patienten zur Sprache kamen und von der Gruppe diskutiert wurden. Erfahrungen mit Balint-Gruppen aus verschiedenen Ländern liegen heute in großer Zahl vor.

Aufgrund verschiedener Darstellungen lassen sich folgende Punkte herausschälen:

- Die Balint-Gruppe ist *patientenzentriert* (allozentrierte Gruppe). Im Gegensatz zu einer Selbsterfahrungsgruppe (autozentrierte Gruppe) stehen nicht die emotionalen Belange der Gruppenmitglieder im Vordergrund, sondern diejenigen des Patienten. Das emotionale Erleben der Gruppenmitglieder ist nicht an sich, sondern v. a. im Hinblick auf den Patienten von Bedeutung.
- In der Balint-Gruppe wird nicht so sehr die übliche klinische Diagnose gestellt, sondern eine *Situationsdiagnose,* bei der die gesamte Lebenskonstellation des Patienten umschrieben wird. Dabei kommt häufig auch die Tatsache zum Ausdruck, daß von verschiedenen Ärzten beim gleichen Patienten meist unterschiedliche Diagnosen gestellt und entsprechend uneinheitliche Therapien angeordnet werden.
- Der Arzt sollte *die Gefühle, die ein Patient in ihm erweckt, als Symptom desselben ansehen.* Warum empfindet man Sympathie, Mitleid, Abneigung oder gar Haß gegenüber einem Patienten? Die Arzt-Patient-Beziehung ist häufig ein Modell der allgemeinen Beziehung des Patienten zu seiner Umwelt überhaupt.
- Im Laufe der Zeit wird der Arzt in der Balint-Gruppe einen *Entwicklungs- und Läuterungsprozeß durchmachen,* der ihm eine neue Sicht der Patientenprobleme eröffnet. Er wird sich seiner Beziehung dem Patienten gegenüber und über eventuelle Identifizierungsprobleme größere Klarheit verschaffen können. Er wird konsequenter, aber auch toleranter.
- *Feststehende Lösungen von Problemen* werden in Balint-Gruppen zur gelegentlichen Enttäuschung der Teilnehmer *kaum angeboten.* Meistens werden *Alternativen* ausgearbeitet, zwischen denen sich der Arzt und in der Folge auch der Patient zu entscheiden haben. Dadurch werden *Selbstreflexion und -verantwortung* angeregt.

Balint-Gruppe und depressiver Patient

Was nun die spezifische Bedeutung der Arbeit von Balint-Gruppen bei depressiven Patienten anbetrifft, läßt sich folgendes feststellen:

- *Die Komplexität des depressiven Krankheitsgeschehens wird verdeutlicht.*

Durch die Schilderungen des Arztes erlebt die Gruppe die Vielfältigkeit depressiver Äußerungen, welche von völliger Apathie bis zur drastischen Darstellung des persönlichen Erlebens reicht. Wenn Balint empfiehlt, die Gefühle, die ein Patient durch sein Verhalten im Arzt erweckt, als Symptome desselben anzusehen, so gilt dies von Depressiven in besonderem Maße. Durch die Besprechung der depressiven Problematik – der endogenen und exogenen – wird das Bild vom Patienten facettenreicher. Die ursächlichen Komponenten des Krankheitszustands, welche sich oft gegenseitig überlagern, sowie superponierte Störungen durch irritierte Umweltbeziehungen vor und während der Depression, werden hervorgehoben. Eine besondere Aufschlüsselung erfahren larvierte Depressionen mit vorwiegend vegetativ-psychosomatischer Symptomatik. Der Arzt gewinnt ein größeres Verständnis für die Entstehung solcher Störungen und wird dadurch fähig, auf übermäßige somatische Abklärung zu verzichten. Der Arzt lernt den Krankheitszustand und die Verfassung seines Patienten in differenzierter Weise kennen und kann entsprechend therapeutisch vorgehen.

– *Der Umgang mit dem depressiven Menschen wird erleichtert.*
Depressive Patienten stellen ihren Arzt häufig auf eine harte Probe. Die Stereotypie depressiver Klagen und die oft ständige Negierung therapeutischer Bemühungen können zermürbend wirken („Mir kann niemand helfen", „Es hat doch alles keinen Sinn"), lösen aber auch Aggressionen aus. Dadurch wird das Fehlverhalten des Arztes verstärkt, welcher oft, wie der Laie, depressive Gedanken auszureden versucht („Nehmen Sie nicht alles so ernst, denken Sie an etwas anderes") oder sich verärgert vom Kranken abzuwenden beginnt. Selbst geübte Ärzte können insbesondere von endogenen Depressiven im Wissen der geschilderten Tatsachen affektiv überfordert werden. In einer solchen Situation vermag ein Gespräch in der Balint-Gruppe Entlastung zu schaffen. Schwierigkeiten im Umgang mit Depressiven und die damit verbundenen Emotionen werden auf die Gruppe verteilt und durch Analogievergleiche abgebaut. Der frustrierte Arzt kann jetzt dem Patienten ruhiger entgegentreten und vermag sich ungezügelter „wilder" und für den Patienten schädlicher Emotionen zu enthalten.

– *Die Belastung durch suizidale Patienten wird vermindert.*
Bei Suizidalen befindet sich der Arzt ähnlich wie sein Patient in einem Zustand dauernder Angst und Verunsicherung. Jederzeit kann eine unabsehbare Entwicklung eintreten, welche unverzügliches Handeln unter oft schwierigsten Umständen erfordert. Wie soll auf Suiziddrohungen, namentlich auf wiederholte, reagiert werden? Feste Prinzipien sind kaum eruierbar, dagegen werden Ansätze zum Handeln von der Gruppe ausgearbeitet.
Ist ein Suizidversuch oder gar ein Suizid erfolgt, so wird meist das Gewissen des Arztes übermäßig beansprucht. Oft manifestieren sich schwerste Schuldgefühle („Warum habe ich nicht anders gehandelt?", „Habe ich meine Pflicht vernachlässigt?"), die dem Patienten gegenüber mit Bitterkeit und Enttäuschung vermischt sind. Vielfach ist der Arzt auch von seiten der betroffenen Angehörigen, welche die Realität des Selbstmordes nicht anerkennen, schweren Anschuldigungen ausgesetzt, die sein arrodiertes Selbstgefühl noch mehr untergraben. Depressive Reaktionen beim Arzt sind keine Seltenheit. In der Balint-Gruppe findet dieser nicht nur eine unmittelbare Entlastung, sondern er erlernt durch die Gruppenerfahrung die Annahme zuweilen unvermeidbarer Ereignisse einerseits, die Einfühlung in die individuelle Situation jedes Suizidgefährdeten andererseits.

Abschließend sei an die *grundlegenden Zielsetzungen von Balint-Gruppen* erinnert:
- patientenzentriertes Vorgehen,
- umfassende Situationsdiagnose,
- Gefühle des Arztes – ein Symptom des Patienten,
- Entwicklung und Läuterungsprozeß beim Therapeuten,
- Bewußtwerdung der emotionalen Haltung zum Patienten,
- meist keine festen Lösungen, aber vermehrte Reflexion über mögliche Alternativen.

Literatur

Kielholz P, Pöldinger W (1981) Der depressive Patient und sein Arzt, Symposion in Ascona 1981; Einführung von B. Luban-Plozza. Springer, Berlin Heidelberg New York

Die Arzt-Patient-Beziehung im Wandel der Zeit – am Beispiel Psychiatrie

H. H. Dickhaut

Problematische Vergangenheit

Zu Beginn der NS-Zeit 1933 war ich 12 Jahre alt. In diesem Jahr besuchte ich mit meiner Mutter im Rahmen einer Veranstaltung unserer Kirchengemeinde die Alsterdorfer Anstalten in Hamburg, eine psychiatrische Anstalt für schwer geistig und körperlich behinderte Kinder und Jugendliche. Wir wurden auch in eine sonst für fremde Besucher nicht zugängliche Abteilung mit schwerstbehinderten Kindern geführt. Dieses Erlebnis ist mir unvergeßlich.

1939 begann ich mein Medizinstudium. In dieser Epoche (3. Reich) waren Gefühle eher verpönt, wurden gern verdrängt, verleugnet oder sonstwie abgewehrt. Rückblickend kann ich mir für diese Zeit kaum eine Arzt-Patient-Beziehung mit einem emotional getragenen, partnerschaftlichen Dialog vorstellen. Nicht selten dürften allenfalls ganz existentielle Ängste und Mißtrauen die Beziehungen zwischen Arzt und Patient geprägt haben (welche politische Meinung hat der andere?).

Mit dem „Gesetz zur Verhütung erbkranken Nachwuchses" (1933) waren Schwachsinnige, Epileptiker, Schizophrene, schwere Alkoholiker u. a. zur Sterilisation gezwungen worden. Durch einen Erlaß Hitlers wurde 1939 die Meldepflicht für Neugeborene mit angeborenen Mißbildungen und „geistiger Unterentwicklung" verfügt („Reichsausschuß zur wissenschaftlichen Erfassung von erb- und anlagebedingten schweren Leiden"). Viele solcher Kinder wurden dann von Ärzten getötet. Lange vor 1933 war die Euthanasie (dt. „schöner Tod") von dem Psychiater A. Hoche (geb. 1865) und dem Juristen K. Binding in einer Veröffentlichung als „Freigabe der Vernichtung lebensunwerten Lebens" positiv erörtert worden. In dieser Arbeit waren Schwerbehinderte und Geisteskranke als „Ballastexistenzen – Defektmenschen – geistig Tote" u. a. bezeichnet worden. Ich kann mich noch an eine Rechenaufgabe in einem Schulbuch erinnern (etwa 1936), in welchem der finanzielle Aufwand für Tausende von Geisteskranken, Epileptikern usw. in Anstaltspflege rechnerisch mit der Anzahl von Ehestandsdarlehen in Beziehung gebracht wurde.

Später war der Psychiater W. Heyde mit der Durchführung (Zentraldienststelle T4, Berlin, Tiergartenstraße 4) der mit „Führererlaß" (hatte Gesetzeskraft) angeordneten Euthanasie Erwachsener beauftragt worden. Geisteskranke, Epileptiker, Schwachsinnige u. a. mußten von den psychiatrischen Anstalten „zur Erfassung" gemeldet werden und wurden mit Hilfe geschickt getarnter Gesellschaften in Tötungsanstalten gebracht und verbrannt (Psychiatrische Klinik in Hadamar und anderenorts, Konzentrationslager u. a.). Der Psychiater F. Menecke (Direktor der Anstalt Eichberg) war einer der vielen Gutachter.

Die von Psychiatern und anderen Ärzten geleitete Zentralstelle T 4 war auch an der „Endlösung der Judenfrage" (Auschwitz u. a.) beteiligt. Dies alles war und ist ein Tatbestand der NS-Verfolgung von psychisch Kranken und sog. Asozialen. Bis heute besteht das Problem, daß die „Euthanisierten" im Bundesentschädigungsgesetz oder anderen vergleichbaren Gesetzen nicht berücksichtigt werden. Die psychisch Kranken sind diejenigen Verfolgten der NS-Zeit, die am systematischsten als Verfolgte nicht anerkannt sind.

Dieser Themenkomplex wird von vielen Ärzten gern vermieden. Die Arzt-Patient-Beziehung während der 12 Jahre der NS-Zeit mußte logischerweise durch eine derartig vergiftete Atmosphäre („Vernichtung lebensunwerten Lebens" - „Verhütung erbkranken Nachwuchses" u. a.) nachhaltig beeinflußt werden. Dieser Einfluß reichte weit in die Nachkriegszeit hinein und hält letztlich bis heute an. 1954 schrieb G. Ewald (Ordinarius für Psychiatrie und Neurologie in Göttingen): „... im Hinblick auf die Euthanasie-Maßnahmen der Vergangenheit, die den Psychiater mit dem Vorwurf unärztlicher Haltung belastet hatte, freilich in 99% wohl mit Unrecht, da das Vorgehen behördlich erzwungen wurde." Ich habe aus meiner Erfahrung Zweifel an dieser Feststellung, und ich meine, daß die Grundideen („lebensunwertes Leben", „Verhütung erbkranken Nachwuchses" u. a.) für die von mir geschilderten Geschehnisse auch heute noch eine nicht geringe, wenn auch mehr oder weniger schweigsame Lobby haben.

Mein Medizinstudium und meine Weiterbildung zum Nervenarzt fielen in die unselige Zeit, als Psychopathien im Sinne von psychopathischen Persönlichkeiten mit dem moralisch-wertenden Etikett des „Psychopathen" versehen wurden. Zusammen mit den schwachsinnigen Menschen wurden sie als „abartige und unterwertige Menschen" eingestuft. Die damalige Medizin war geprägt von der Allmachtvorstellung des Arztes, der trotz vieler Gegenbeteuerungen mehr die Krankheiten des Menschen behandelte als kranke Menschen. Von einer partnerschaftlichen Arzt-Patient-Beziehung konnte - mit seltenen Ausnahmen - kaum die Rede sein. In der von E. Kraepelin (1856-1926) begründeten und durch E. Bleuler (1857-1939) ausgebauten klassischen Schulpsychiatrie herrschte die Auffassung vor, daß alle psychischen Erkrankungen letztlich körperliche Ursachen haben müßten. Die therapeutische Haltung gegenüber dem psychisch Kranken war bestimmt vom vorwiegend diagnostischen, klassifikatorischen oder beschreibend-psychopathologischen Interesse. Ärzte waren als Wissende und Mächtige aufgerufen, bei den unmündigen Kranken Krankheiten zu erkennen und diese Störungen durch Eingriffe oder Medikamente zu beheben. Die Arzt-Patient-Beziehung war charakterisiert durch die überwertige Selbsteinschätzung des Arztes und die geringschätzige Bewertung des kranken Menschen: Vorgesetzte - Untergebene, Meister oder Lehrer - Lernende. Diese Struktur der Arzt-Patient-Beziehung hat sich in vielen klinischen Bereichen und Praxen bis heute gehalten. Nicht selten sind diese Autoritäten in der Arzt-Patient-Beziehung sogar gesetzlich verankert (Unterbringungsgesetze u. a.).

Suizidgefährdung, Depression

Am Beispiel des Umgangs mit der Suizidalität ist dies zu erkennen. Nicht wenige Psychiater vertreten die Meinung, daß die Unterbringungsgesetze zur Suizidverhinderung dringend erforderlich seien; wenn alle Suizidgefährdeten rechtzeitig, ggf. auch gegen ihren Willen, in psychiatrische Kliniken untergebracht würden, könnte man nach Meinung dieser Psychiater die allermeisten Selbsttötungen verhindern. Hier klingt der Allmachtanspruch vieler Ärzte, besonders auch Psychiater an. Nach deren Meinung sollen alle Erkrankungen mit Suizidgedanken oder Suizidimpulsen wie organische Krankheiten mit Medikamenten behandelt werden, nötigenfalls auch lebenslänglich, evtl. durch Internierung zum Schutz vor der eigenen Selbstgefährdung. Es besteht der Anspruch: Wir wissen als Fachleute besser, was für den unvernünftigen Kranken gut ist. Es wird völlig verkannt, daß es eigentlich nur um Suizidverhütung gehen sollte, nicht aber um die totale Suizidverhinderung.

Der Umgang mit Suizidanten erfordert viel verstehenden (Sympathie) und einfühlenden (Empathie) Einsatz. Hierzu gehört in erster Linie das offene Gespräch. Es ist erstaunlich, wie schnell die meisten Suizidgefährdeten erleichtert zu sprechen beginnen, wenn sie sich angesprochen und damit angenommen fühlen. In einem solchen Gespräch werden wir Ärzte allerdings selbst hart gefordert, und es gilt, erst einmal den Mut zur Beziehung zu sich selbst aufzubringen, den Mut zur eigenen inneren Realität mit den eigenen suizidalen Anteilen, den Mut zu den eigenen Ängsten und schließlich den Mut zum schonungslosen Dialog mit dem anderen über die von mir erlebten Signale. In diesem Dialog geht es um meine eigenen Gefühle, um die Anerkennung des „Selbstbestimmungsrechtes" (K. Dörner, U. Plog) des anderen und um meinen Mut zur Begrenzung meiner Bestimmungsgewalt. In diesem Dialog muß ich zur Erkenntnis bereit sein, daß in der Therapie nicht alles machbar ist. Ich muß mit dem Mut zur eigenen Unzulänglichkeit, zur Ungenüge, zur Inkompetenz leben. Immer gilt es, die jedem Arzt gesetzten Grenzen demütig zu erkennen und anzuerkennen. Bedrängende Hilfe und moralisierende Appelle haben bei Suizidgefährdeten eher negative Auswirkungen. Suizidverhinderung um des Prinzips der Lebenserhaltung willen, um jeden Preis und mit allen zur Verfügung stehenden Mitteln schränkt die Freiheit des Suizidgefährdeten ein, die er trotz aller Lebensgefährdung lebensnotwendig braucht. Ich meine nicht die Freiheit zum „Freitod" wie sie J. Améry forderte, sondern die Freiheit zur eigenverantwortlichen Entscheidung.

In meiner Ausbildung zum Nervenarzt erlebte ich die Wahninhalte und halluzinatorischen Erlebnisformen bei psychotisch Kranken als unverstehbar und uneinfühlbar, völlig unzugänglich. Die Neologismen der schizophrenen Kranken erschienen mir nur abstrus und skurril, völlig sinnlos. Mein psychiatrischer Lehrer, H. Bürger-Prinz, erzählte einmal von einem „hochbegabten Assistenten", der sich weit über eine Stunde mit einem Kranken mit einer parnoid-halluzinatorischen Psychose unterhalten und dann gesagt hatte: „Also, den verstehe ich bis zuletzt!" H. Bürger-Prinz meinte dazu: „Offenbar war dies doch so gemeint, daß er einiges von dem, was aus den Schilderungen des Kranken hervorgegangen war, auch schon an sich selbst entdeckt hatte; oder zumindest glaubte, endeckt zu haben. Jedenfalls: Unmittelbar nach diesem Ausspruch sammelte er hastig von allen Schreibtischen im Untersuchungszimmer sämtliche Krankengeschichten und warf sie zum Fenster hinaus. Anderentags kam er nicht zum Dienst. 48 Stunden später fand man ihn irgendwo am Stadtrand. Tot. Er hatte sich vergiftet. Wahrscheinlich der Fall einer akuten Psychose. Seine Schwester litt übrigens ebenfalls an einer Schizophrenie." Es mag sich hier tatsächlich um eine akute Psychose gehandelt haben. Mit diesem Beispiel aber wollte H. Bürger-Prinz aufzeigen, daß eine solche Arzt-Patient-Beziehung („Also, den verstehe ich jetzt bis zuletzt!") ausschließlich als Beziehung zweier psychotisch Kranker erklärt werden könne. – Muß man wirklich selbst psychisch krank sein, um verstehend und einfühlend Zugang zu psychotisch anmutenden Kranken zu erlangen? Damals war dies die herrschende Lehrmeinung.

In dieser Zeit der klassischen Schulpsychiatrie gab es klare Trennungen zwischen organisch begründbaren, endogenen und psychogenen Depressionen. Die nosologische Zuordnung konstruierte übersichtliche Gruppen. In dieser scheinbaren Geborgenheit stand die differentialdiagnostische Klassifizierung aller psychischen Störungen ganz im Vordergund der Arzt-Patient-Beziehung. Inzwischen sehe ich nur noch kranke Menschen mit Depressionen unterschiedlicher Schwere und Tiefe. Ich habe Schwierigkeiten mit dem Begriff der klassichen endogenen Depression.

Eine 59jährige Patientin war von mir in den 60er Jahren bereits mehrfach wegen sog. endogen-depressiver Phasen stationär mit Infusionen (Antidepressiva) behandelt worden. Bei einem erneuten Klinikaufenthalt vor einigen Jahren halfen die Infusionen zur Verwunderung aller nicht mehr. In einem Supervisionsgespräch wurde mir blitzartig bewußt, daß ich inzwischen durch meinen therapeutischen Lernprozeß, durch die Wandlung meiner Arztpersönlichkeit verstehenden Zugang zur Psychodynamik und Problematik der Patientin gefunden hatte. Ich stand nicht mehr hinter dem Begriff „endogen" und dem rein medikamentösen Therapiekonzept, sondern verstand den Grundkonflikt der Depression. Durch verstehende, einfühlende und klärende Gespräche konnte ich helfen: „Arzt als Droge".

Statt der monokausalen Betrachtungsweise der endogenen Depression sehe ich heute einen Regelkreis mit multikausalen Faktoren. Ähnlich geht es mir auch mit den psychotischen Krankheitsbildern aus dem schizophrenen Formenkreis. Psychotische Wahninhalte, halluzinatorische Erlebensformen und Neologismen haben für mich nicht mehr den früher erlebten Charakter, sondern sind für mich in den allermeisten Fällen in irgendeiner Weise zugänglich geworden.

Selbst in den manisch-depressiven Erkrankungen finde ich meist irgendeinen Zugang zum lebensgeschichtlichen und psychodynamischen Verstehen und Einfühlen. Merkwürdigerweise sehe ich in der Klinik eher endogen anmutende Depressionen (das gilt auch für andere Formen schwerer psychotischer Krankheitsbilder) als in der ambulanten Tätigkeit. Kann hier vielleicht die unterschiedliche Situation – klinisches und außerklinisches Milieu – mit der entsprechend unterschiedlichen Arzt-Patient-Beziehung das Erscheinungsbild mitprägen und gestalten? Besonders auffällig war dies für mich vor einigen

Jahren, als ich meine Tätigkeit als leitender Arzt einer Klinik beendete und als niedergelassener Nervenarzt früher von mir stationär behandelte Patienten wiedersah.

Vor einiger Zeit suchte in einer Fachzeitschrift ein Arzt als Patient einen Rat, weil er am Morgen „unter Antriebsmangel leide und nicht aus dem Bett komme." Beim Nachtdienst sei er sofort wach, wenn er wegen eines Notfalls gerufen werde; das „normale" Aufstehen falle ihm furchtbar schwer. Er gehe nach einem langen arbeitsreichen Tag gegen 1.30 Uhr ins Bett und müsse um 7.30 Uhr aufstehen. Organisch-körperlich sei er gesund (Laborwerte, Blutdruck, EKG usw.). Ein Fachinternist äußerte als Experte in der Zeitschrift den Verdacht auf eine „larvierte Depression" und empfahl eine Therapie mit Antidepressiva. Mir stellte sich die Frage, warum der Arzt nicht erst einmal versuchen sollte, richtig auszuschlafen. Dieser Rat wäre doch wohl der naheliegendste gewesen.

Erinnerungen an Schockbehandlung und Psychochirurgie

Nach meinem Staatsexamen (1948) war ich mehrere Jahre an einer neurologisch-psychiatrischen Abteilung eines Allgemeinkrankenhauses tätig, zuletzt als leitender Arzt. Wir führten bei fast allen depressiven Erkrankungen die Insulintherapie (Insulinschock) durch, falls nicht organische Erkrankungen oder Altersgründe eine solche Therapie verboten. Die Insulintherapie ist mit einer Reihe von Risiken verbunden (Komplikationen in Form von epileptischen Anfällen, als ungewollt verlängertes Koma, als Versagen des Kreislaufs und der Atmung). Die „unmittelbare Mortalität" („Insulintod") wurde von den meisten Autoren mit 1–2% angegeben, die „mittelbare Mortalität" mit 0,9%. Für die Insulinschocktherapie wurden zwischen 60 und 300 E verwandt. G. Ewald nannte die Insulintherapie eine „heroische Prozedur" und sah Todesfälle bei einem recht „großen Material" (!) von einigen Tausend Behandelten „nur" bei 2–4%. H. Bürger-Prinz beschrieb die sehr häufig auftretenden „nachteiligen Begleiterscheinungen ... mit Abgleiten in die Bewußtlosigkeit", wobei der Patient den Vorgang genau miterlebt. Dieses Miterleben der „erzwungenen Ohnmacht in Zeitlupe löste nicht selten panikartige Angstzustände aus". In der Regel wiederholte sich dies bei Tage und Wochen dauernden Insulintherapien, wodurch die Furcht der Patienten vor dem nächsten derartigen Erlebnis ständig wuchs. H. Bürger-Prinz meinte zu den tragischen Zwischenfällen mit tödlichem Ausgang: „Es war ein Tod nach der viel zitierten Formel – Tausend zu Eins –, diese Formel besitzt ihre Gültigkeit bekanntlich bei allem, bei jeder Blinddarmoperation, heute noch und immer. Es ist die Schicksalsformel allen menschlichen Tuns."

Die später entwickelten Elektro-, Cardiazol- und Aneuxol-(Pyramidon-) Schocks waren nicht weniger wirksam, auch nicht weniger risikoreich. H. J. Bochnik, einem Schüler von H. Bürger-Prinz, wird die Äußerung von der „zauberhaften Wirkung" der Elektroschocks zugeschrieben. Elektroschocks führten früher zu Muskel-, Knochen- und Gelenkverletzungen schlimmster Art, die heute durch die begleitenden Schutzmaßnahmen weitestgehend vermieden werden können. Elektroschocks ohne einen Anaesthesisten und ohne krampflindernde Medikamente gelten inzwischen als ärztliche Kunstfehler.

Die Erinnerung an die Zeit, als ich noch all diese Schocktherapien selbst durchführte, macht mich schaudern. Diese „heroische Prozedur" erinnert mich rückblickend an die makabren, unmenschlichen Versuche von Ärzten an KZ-Insassen. Mir ist inzwischen klargeworden, daß ich bei der Insulintherapie einen Verlauf zum Tode hin eingeleitet hatte, den nur ich, der mächtige Arzt, mit der intravenösen Traubenzuckerspritze aufhalten und unterbrechen konnte. Ich werde nie den Tag vergessen (1955), als ein 36jähriger Mann unter der Cardiazolschocktherapie eine Atemlähmung bekam, die wir mit dem schwerfälligen Dräger-Atemgerät nicht sofort beheben konnten. Panische Angst und Verzweiflung verliehen mir ungeahnte Kräfte, und ich trug den etwa 70 kg schweren Mann über die Schulter gelegt die Treppe über zwei Stockwerke hinunter zum Raum mit der „Eisernen Lunge" (damalige Vorstufe der Intensivstation zur Beatmung von Polio- und Tetanuskranken). Als ich völlig erschöpft unten angelangt war, hörte ich den ersten tiefen Atemzug des Patienten: Er lebte und behielt keinerlei Folgeerscheinungen. Auch ich atmete auf.

Zu diesem Themenbereich gehören auch die bekannten psychochirurgischen Eingriffe wie Leukotomie (Lobotomie) und stereotaktische Operationen. Bei der Leukotomie (E. Moniz, 1936) wird ein Teil des Stirnhirns zerstört, womit die Abschwächung schizophrener und zwangsneurotischer Symptome beabsichtigt ist, womit aber eine Unzahl schwerer hirnorganischer Persönlichkeitsdefekte gesetzt werden. Bei den stereotaktischen Operationen werden im Gehirn mittels einer Sonde kleinste Felder gewissermaßen ausgeschaltet. Diese Technik wurde und wird meines Wissens noch heute bei extremen Schmerzzuständen, Sexualstörungen (Triebtäter), Zwangssymptomen, Parkinson, Alkoholabhängigkeit usw. angewandt. Trotz intensiver Bemühungen (Deutsche Gesellschaft für Sexualwissenschaft und Deutsche Gesellschaft für Soziale Psychiatrie) fehlen meines Wissens noch immer hinreichende Untersuchungen über Folgeschäden. Mangels gesetzlicher Regelung bleibt das Verfahren unkontrollierbar und somit der Mißbrauch offen. Ich habe drei Kranke mit den erschütternden Folgen der Leukotomie und stereotaktischer Operationen gesehen. Hier drängt sich mir das Bild einer partiellen „Tötung" wichtiger Persönlichkeitsanteile auf. Die Geschichte der Schocktherapie und der psychochirurgischen Eingriffe zeigt in aller Deutlichkeit, daß Ärzte in der Vorstellung leben können, allmächtig über Wohl und Wehe der Patienten urteilen und bestimmen zu können. Es wurde die Bereitschaft von Ärzten gefordert, auf Kosten der eigentlichen Persönlichkeit Symptome zu behandeln.

Bei A. Jores, einem der ersten Psychosomatiker, habe ich meine klinische Ausbildung begonnen. Ich habe noch miterlebt, wie er von Studenten und Ärzten wegen seiner psychosomatischen Deutungen („das macht mir Kopfschmerzen – das liegt mir im Magen – das drückt mir das Herz ab" usw.) verlacht wurde. Ich arbeitete an seiner Klinik mit beim Aufbau der psychosomatischen Asthmaabteilung, begriff damals noch wenig von diesen Zusammenhängen. Meine Auffassung von der Arzt-Patient-Beziehung war in diesen Jahran weitgehend von der erlernten und immer noch allgemein üblichen Rolle des Arztes als Autoritätsperson geprägt. Ich vermochte zu dieser Zeit noch nicht die irrationalen, unbewußten Signale im Verhalten der kranken Menschen wahrzunehmen und zu verstehen. Mich interessierte als „gelerntem" Schulpsychiater in erster Linie die Krankheit. Mir waren meine eigenen Anteile an der problematischen Arzt-Patient-Beziehung noch gar nicht bewußt geworden. Ich war durch meine Erziehung und die Ausbildung zum Arzt gewöhnt, in der Arzt-Patient-Beziehung keine eigenen Gefühle zuzulassen, mich als geschlechtliches „Neutrum" zu erleben sowie davon auszugehen, daß der Patient von mir ärztliches Handeln erwartet. Ich wußte noch nicht, daß der Arzt nicht eigentlich der (Be-)Handelnde, der (Be-)Wirkende sein soll, sondern daß der Arzt sich vom Patienten benutzen und gebrauchen, verwenden lassen soll. Dies hätte ich wohl schon bei A. Jores lernen können.

Erfahrung mit Balint-Gruppen

Vor 25 Jahren gründete ich ein Fachkrankenhaus (Privatklinik) für Psychiatrie und Psychotherapie. Hier erlebte ich im Laufe der Zeit langsam zunehmend eine gewisse, mir anfänglich nicht begreifbare Unzufriedenheit, ein Unbehagen in der Arbeit. Ich holte mir Hilfe, in dem ich ein Team mit Ärzten und Psychologen aufbaute, das mit psychotherapeutischen und psychoanalytischen Methoden vertraut war. Dabei betonte ich, daß ich zwar die Einbeziehung der analytischen und tiefenpsychologisch fundierten Psychotherapie für dringend erforderlich hielte, daß ich aber Angst hätte, „den Boden der Schulpsychiatrie unter den Füßen zu verlieren". Beim 1. Internationalen Balint-Treffen 1973 in Ascona wurden mir blitzartig meine Unzufriedenheit und Zweifel in meiner ärztlichen Arbeit als Schulpsychiater bewußt. In einer Balint-Großgruppe hatte eine Ärztin einen Problemfall vorgestellt. In Verlauf der Diskussion fragte ein Arzt des Innenkreises die vorstellende Ärztin: „Mir ist aufgefallen, daß Sie uns nichts über die Mutter der Patientin erzählt haben" – nach einigem Zögern – „liegt da vielleicht ihr Problem?" Die vorstellende Ärztin erschrak und begann heftig zu weinen. Der Gruppenleiter wartete, bis sich die Kollegin wieder beruhigt hatte und wies sie freundlich beschützend darauf hin, daß sie in der Balint-Gruppe keine weiteren Ausführungen betreffs ihrer eigenen Problematik zu machen brauche; die Balint-Gruppe sei keine Selbsterfahrungsgruppe. Die Kollegin gab dann zu, daß sie erhebliche Konflikte in der Beziehung zur eigenen Mutter habe und deshalb wahrscheinlich bei der Patientin deren Tochter-Mutter-Beziehung völlig ausgespart habe. Mir wurde klar, wie sehr ich mir selbst in meiner ärztlichen Tätigkeit durch die erlernten Abwehrmechanismen bisher den emotionalen Zugang zur Arzt-Patient-Beziehung verbaut hatte.

Beim 11. Internationalen Balint-Treffen 1983 in Ascona unter dem Thema „Angst des Patienten – Angst des Arztes" erlebte ich neuerlich die emotionale Aufrichtigkeit als wichtigen Faktor. Es gilt, die Ängste in der Arzt-Patient- und auch in der Arzt-Arzt-Beziehung wahrzunehmen. Es ist hilfreich, in der Balint-Gruppe die gleichen Ängste auch bei anderen Gruppenmitgliedern zu erleben. Es ist immer wieder eine Bereicherung, in einer lebendigen Gruppeninteraktion die Möglichkeit zur Offenheit zu haben. In der langjährigen Balint-Arbeit und meinem hierdurch ausgelösten therapeutischen Lernprozeß habe ich alle Ängste kennengelernt: vor dem Kranken, bei der Begleitung zum Sterben, im

Umgang mit der Wahrheit beim Tumorkranken, in den Gesprächen mit Suizidanten, gegenüber dem Alkoholismus und anderen Suchtkrankheiten, auch die Angst in der Rivalitäts- und Konkurrenzsituation in Ärztegruppen, die Angst vor den eigenen Gefühlen und vor der Aufrichtigkeit in den eigenen Beziehungen, die Angst in eigenen Krisen mit Suizidimpulsen und vor einer koronaren Bypassoperation. Ich habe letztlich den Mut zur Angst in der Balint-Arbeit gelernt.

Für M. Balint war die Wandlung der Persönlichkeit des Arztes durch die Arbeit in den Balint-Gruppen eine wichtige Forderung. Der Arzt braucht, um den Kranken verstehend und einfühlend behandeln zu können, ein Mindestmaß von Verstehen für seine eigene seelische Struktur. Zu diesem Selbstverständnis gehört auch, daß der Arzt die lebensgeschichtlichen Anteile sowie die unbewußten Faktoren wahrnimmt, die für seine Berufswahl, für seine Entscheidung für das medizinische Fachgebiet sowie für seine persönliche Art der ärztlichen Tätigkeit mitbestimmend sind. Diesen Entwicklungsprozeß mit der Wandlung der eigenen Persönlichkeitsstruktur habe ich in der Balint-Arbeit erlebt.

Meine Generation hat in der Ausbildung zum Arzt wenig über ärztliche Gespräche gelernt, noch weniger über „Beziehungsdiagnostik", d.h. über die Fragen: Weswegen kommt der Patient zum Arzt? Was erwartet er vom Arzt? Was möchte er mitteilen? Wie reagiere ich als Arzt auf ihn? Wo liegen vielleicht meine Konflikte, meine Schwierigkeiten und meine Probleme? Ärzte beantworten die erwartungsvollen Fragen der Kranken meist in der Sprache der Ärzte, nicht aber in einer für den Patienten verständlichen Sprache. Es ist Aufgabe des Arztes, als Dolmetscher die verbalen und nonverbalen Ausdrucksformen des Patienten verständlich und verstehbar zu machen. In der Arzt-Patient-Beziehung stellt sich häufig die Frage: „Was will der Kranke mich hören lassen?" Ich muß als Arzt den anderen überhaupt erst einmal zur Sprache kommen lassen, mit Worten und mit seinem Verhalten. Ich hatte in der Schulpsychiatrie gelernt, anhand diagnostischer Schemata den kranken Menschen klassifizierend einzuordnen, um so Diagnosen zu stellen. Bei Schwierigkeiten in der diagnostischen Zuordnung genügte zur Not das Vorwort: „genuin" oder „essentiell" oder „endogen", was auch immer damit gemeint war. In Wahrheit war dies ein Akt der Notwehr gegen das Eingeständnis: „Ich weiß es nicht!"

Drogen, Medikamente, Alkohol

Mit der Entwicklung der Neuroleptika, Antidepressiva und Tranquilizer ist die Psychopharmakotherapie zum wichtigsten therapeutischen Bereich der Psychiatrie geworden. Parallel hierzu haben sich die Psychoanalyse, die Psychotherapie mit weit über hundert Methoden und die Verhaltenstherapie weiterentwickelt. Dabei ist es zu einer Rivalität mit der Psychopharmakotherapie gekommen, welche für die hilfesuchenden kranken Menschen höchst nachteilig ist. Die Psychiatrie sollte sich stattdessen mehr um integrative Arbeit bemühen.

Die Forschungsergebnisse der Psychopharmakotherapie und die Plazeboforschung zeigen immer wieder unser begrenztes Wissen über Auswirkungen und über die Wirksamkeit von Medikamenten. Gerade in den Bereichen der medikamentösen Therapie erleben wir in der Psychiatrie ebenso wie in der gesamten Medizin seit Jahren eine zunehmende Balstung und Störung der Arzt-Patient-Beziehung. Nicht zufällig klagen Ärzte immer mehr über das Nachlassen der Compliance bei ihren Patienten. Vermeintliche Unverträglichkeiten, mangelnde Aufklärung der Kranken, zunehmendes Mißtrauen sind nur ein teil der vielen Faktoren und der vielschichtigen Problematik in der gestörten Arzt-Patient-Beziehung. Je weniger sich der „Arzt als Arznei" („Arzt als Droge") in die Arzt-Patient-Beziehung einzubringen vermag, um so mehr scheinen offenbar viele Ärzte Medikamente zu verschreiben. In vielen Fällen erscheint es fraglich, für wen Ärzte verordnen: für den Patienten odr mehr zur eigenen Beruhigung (ut aliquid fiat).

In der Bundesrepublik gibt es fast 2 Millionen behandlungsbedürftige Alkoholkranke, weitere Millionen betroffene Bezugspersonen (Partner, Kinder u. a.). Die Alkoholkrankheit sagt nicht nur etwas über den Kranken aus, sondern ebenso über den Partner und die Partnerbeziehung (Beziehungsdiagnostik). In der Alkoholikerfamilie ist nicht nur der Alkoholiker krank, sondern das gesamte Beziehungssystem. Über die Ursachen des Alkoholismus wissen wir noch sehr wenig. Alkoholismus ist in jedem Fall eine soziopsychosomatische Krankheit, das Symptom einer gestörten Persönlichkeitsentwicklung und ein Teilsyndrom des krankhaft gestörten Beziehungssystems, mit dem Alkoholiker als Symptomträger. Für die Diagnostik und mehr noch für die Therapie ist dieses Konzept der multifaktoriellen Genese des krankhaft gestörten Beziehungssystems von entscheidender Bedeutung (Beziehungsdiagnostik und Beziehungstherapie). Mit diesen Erkenntnissen wird aber das Problem weit komplizierter, als der größte Teil der Ärzteschaft und des Gesundheitswesens es wahrhaben wollen.

Die meisten kompetenten Autoren weisen einerseits offen auf die geringen ärztlich-therapeutischen Möglichkeiten bei Alkoholkranken hin (abgesehen vom körperlichen Entzug und von der Therapie somatischer Begleiterscheinungen), andererseits konsequent auf die besondere Zuständigkeit und die Erfolge der Selbsthilfegruppen, wie z. B. Anonyme Alkoholiker. Wenn der „nasse" oder „trockene" Alkoholiker ärztliche Hilfe sucht, dann entsteht eine Arzt-Patient-Beziehung, der Arzt wird ein Teil des Beziehungssystems. Viele Studien und Umfragen beweisen, daß allzu viele Ärzte unzureichend über den Alkoholismus, insbesondere über die begrenzten therapeutischen Möglichkeiten informiert sind. Eine viel zu große Zahl von Ärzten kennen das Urteil des Bundessozialgerichtes von 1968 (Trunksucht ist Krankheit im Sinne der RVO) nicht. Viele Ärzte, auch Nervenärzte, halten Alkoholismus immer noch für eine Charakterschwäche und den Kontrollverlust des Alkoholikers für eine Willensschwäche. Oft werden Alkoholiker vom Arzt überhaupt nicht als solche erkannt, denn eigene Anteile und Ängste bedingen unbewußte Abwehr.

Den Eid des Hippokrates mißverstehend und die Organmedizin mit ihren apparativen, operativen und pharmatherapeutischen „Großtaten" als Erfolgsgötzen anbetend, steht die Mehrzahl der praktizierenden Ärzte unter dem Handlungszwang, bei allen Krankheiten aktiv tätig werden zu müssen, also auch und gerade bei Alkoholismus. Es ist die Allmachtvorstellung vieler Ärzte, die den Alkoholkranken als unmündig ansehen läßt. Es fällt vielen Ärzten schwer, die eigenen Grenzen zu erkennen und zu akzeptieren, in der Arzt-Patient-Beziehung die Macht aufzugeben und dem Patient die Übernahme der Verantwortung für sich selbst zu überlassen. Ich habe gelernt, den zu mir kommenden Alkoholkranken, wenn sie sich zu ihrem Alkoholismus bekennen, zu sagen: „Ich kann Ihnen nicht helfen, Sie können sich nur selbst helfen. Bitte, sagen Sie mir, wie kann ich Ihnen dabei helfen?" Immer wieder habe ich es später erlebt, daß Patienten nach Monaten oder Jahren zu mir kamen, um sich für diese warmherzig-brutale Offenheit zu bedanken: „Endlich hat mir mal ein Arzt die Wahrheit gesagt und nicht drumherum geredet!"

Es fehlen vielen Ärzten, leider auch vielen Nervenärzten, wichtige Informationen über die Beziehungsdiagnostik und Beziehungstherapie alkoholkranker Menschen. Diese Informationen können sich Ärzte am besten in den Selbsthilfegruppen, z. B. bei offen AA-Treffen holen oder in geeigneten Ärzteselbsthilfegruppen. In Balint-Gruppen kann der Arzt die so wichtige Beziehungsdiagnostik und Beziehungstherapie lernen, um den Alkoholkranken zum Genesungsprozeß verhelfen zu können: Hilfe zur eigenverantwortlichen Selbsthilfe. Gerade in der Arzt-Patient-Beziehung bei Alkoholkranken mit der Sensibilität und Kränkbarkeit beider Partner ist die offene, vertrauensvolle Zuwendung so wichtig: Sympathie und Empathie.

Krankheit – Gekränktheit

In der entscheidenden Phase meines therapeutischen Prozesses und der Wandlung meiner Arztpersönlichkeit erschien das Lehrbuch *Irren ist menschlich* von K. Dörner und U. Plog. Die Autoren verwenden weniger Krankheitsbegriffe, sondern sie beschreiben den „gekränkten Menschen": Ein psychisch Kranker ist ein Mensch, der bei der Lösung seiner Lebensproblem in eine Sackgasse geraten ist. Diese Sackgassen nennen wir Krankheit, Kränkung, Störung, Leiden oder Abweichung; sie sind grundsätzlich allgemeinmenschliche Möglichkeiten, d. h. sie sind für uns alle unter bestimmten Bedingungen Ausdrucksformen der Situation „So geht es nicht mehr weiter". Daher sind sie grundsätzlich uns allen innerlich zugänglich und bekannt. Die Autoren fassen alle früher (Schulpsychiatrie) in diagnostischen Krankheitsbegriffen definierten Erkrankungen als „Kränkung" (im Sinne von Störung) des Menschen auf. Die Kapitel in ihrem Lehrbuch sind entsprechend überschrieben:

- Der depressive Mensch (Depression, Manie, Zyklothymie)
- Der gespaltene Mensch (Schizophrenie)
- Der beziehungskranke Mensch (Neurose, „Psychopathie", Psychosomatik)
- Der suizidale Mensch (Krise, Krisenintervention)
- Der abhängige Mensch (Sucht)
- Der liebende Mensch (Schwierigkeiten der Sexualität)
- Der körperkranke Mensch (Körperbedingte Psychosyndrome)
- Der geistig behinderte Mensch (Schwachsinn)
- Der alte Mensch (Gerento-Psychiatrie)
- Der junge Mensch (Kinder- und Jugendpsychiatrie)

Für mich gilt, daß ich dem kranken Menschen auf der phänomenologischen Erlebnisebene gerechter werde als auf der in der Schulpsychiatrie überwiegend gültig gewesenen pathogenetisch-ätiologischen Bedingungsebene. Ich sehe den psychisch kranken Menschen in seiner Individualität, in der Einzigartigkeit der Wahrnehmung des anderen in der Arzt-Patient-Beziehung. Nie werden zwei Menschen völlig identisch wahrnehmen können. Sehen und hören – wie auch riechen, schmecken und fühlen – werden nie wirklich deckungsgleich erlebt.

Geriatrische Probleme

Erst in den letzten Jahren hat die Psychiatrie ihre Einstellung zur Geriatrie gewandelt. Die Psychiatrie des Alters beschränkte sich früher überwiegend auf die hirnorganischen Störungen. Erst mit F. A. Kehrer u. a. wurden psychodynamische Aspekte, Konfliktreaktionen sowie die „Psychoneurotik der zweiten Lebenshälfte" in die Alterspsychiatrie eingeführt. Wir alle wissen, daß der Anteil der alten Menschen mit Beziehungsstörungen, mit Krankheiten („Kränkungen") der verschiedensten Art in den kommenden Jahrzehnten stetig steigen wird.

Gerade im Umgang mit dem alternden Menschen ist die partnerschaftliche, verstehende und einfühlende Arzt-Patient-Beziehung von immenser Bedeutung, die vielfach noch nicht in ihrer Wichtigkeit erkannt wird.

Die Gefahr des Abschiebens in ein soziales und psychisches Ghetto, wie wir es bei vielen psychisch kranken Menschen kennen, ist für die alten Menschen am größten. Im Grunde wissen wir über die eigentlichen physiologischen Vorgänge des Alterns viel zu wenig. Im Gegensatz zu einer weit verbreiteten Meinung verursacht das Alter selbst wahrscheinlich keine bestimmten Krankheiten. Die klassische Schulpsychiatrie nennt Alterspsychosen, Depressionen im Rückbildungsalter und im Senium usw. In Wirklichkeit handelt es sich hierbei ganz offensichtlich um psychotische Störungen, Depressionen u. a. beim alternden Menschen. Die meisten der als psychotisch gedeuteten psychischen Störungen beim alten Menschen lassen sich als Kränkung, als Beziehungsstörung erkennen. Depressiv sein gehört im Alter zu den häufigsten Reaktionen auf Schwierigkeiten. Wie häufig werden alte Menschen, die aus den verschiedensten Gründen depressiv sind, als dement verkannt.

Nicht selten höre ich beim Bericht über den plötzlichen Tod eines älteren Menschen (z. B. am Schreibtisch tot aufgefunden, auf der Straße tot zusammengebrochen u. a.): „Was für ein schöner Tod!" Ich frage mich: Ist das wirklich ein schöner Tod, unvorbereitet und ... was kommt danach?

Beim alten Menschen in der ausklingenden Phase seines Lebensendes, mehr noch beim Sterbeweg des unheilbar kranken Menschen gerät die Arzt-Patient-Beziehung in den letzten Jahren zunehmend in den Bereich heftiger juristischer Auseinandersetzungen. Auch hier geht es in vielen Fällen wieder um den „schönen Tod", um die Euthanasie. Hat der Arzt die Pflicht, alle apparativen, pharmakologischen und sonst denkbaren Hilfen – der „Forschritt" scheint unaufhaltsam – anzuwenden? Hier geht es um viele Fragen: Erhaltung des Lebens um jeden Preis, auch um den Preis körperlicher oder seelischer Qualen, auch bei Menschen, die nur noch „vegetative Hülsen", „lebende Leichname" zu sein scheinen. Aktive oder passive Sterbehilfe, begleitende Hilfe beim Sterben oder helfendes Verbringen zum Sterben – eine Fülle von Problemen. Hier kann im Grunde nur jeder Arzt die bestimmte Frage in der jeweiligen Situation an sich selbst, an sein Gewissen stellen; nur er kann sich dann seine Antwort geben. Es gibt keine allgemein verbindliche Antwort irgendeiner juristischen oder sonstigen Instanz.

In der Arzt-Patient-Beziehung habe ich schon Schwierigkeiten bei der Frage, wo hört das Bewußtsein eines Menschen auf, das Sich-seines-Lebens-bewußt-Sein. Beim apallischen Syndrom ist der kranke Mensch dezebriert. Vegetative Elementarfunktionen (z. B. schlucken) können erhalten sein oder fehlen, phylogenetisch alte Reflexe (z. B. Greifreflex, Saugreflex) können wieder auftreten. Bei diesem Zustand scheinbar totaler Bewußtlosigkeit sind gar nicht so selten nahezu vollständige Remissionen, bei Kindern sogar vollkommene Restitution möglich. Letzten Endes können wir also auch beim apallischen Syndrom mit tödlichem Ausgang nicht ausschließen, daß noch Reste einer Art von Bewußtsein vorhanden sind.

Psychiatrische Gutachten

Ein weiterer wichtiger Bereich der Arzt-Patient-Beziehung in der Psychiatrie ist die Gutachtertätigkeit. In jeder ärztlichen und somit auch in der nervenärztlichen Gutachtertätigkeit geht es um eine Arzt-Patient-Beziehung. Dies wird oft vergessen. Ich arbeite seit über 30 Jahren als psychiatrischer Gutachter, in den letzten Jahren besonders für Sozialgerichte. Von diesen wurden mir viele „Fälle" zur Begutachtung übergeben, bei denen es ganz offensichtlich zu Fehlbeurteilungen durch rein organisch denkende Ärzte bzw. Gutachter gekommen war. In den allermeisten Gutachten dieser Art ging es um die Frage, ob eine Rentenneurose vorliege oder nicht.

Der Begriff Rentenneurose wird in viel zu vielen Fällen von Gutachtern leichtfertig und mit oft verhängnisvollen Folgen angewandt. Der Begriff Rentenneurose wird nicht selten als Sammelbecken für Rentenbewerber mit psychischen Auffälligkeiten in Form einer dysphorischen und gereizten Grundhaltung sowie querulatorischen Zügen (oft einfühlbar) angesehen. Kranke mit einer Rentenneurose werden nicht mit den Folgen einer wirklichen oder nicht wirklichen Schädigung bzw. Verletzung fertig und wollen für diese krankmachend erlebte (kränkende) Schädigung entschädigt werden. Rentenneurose und „traumatische Neurose" (P. C. Kuiper) sind ähnliche Begriffe. Die traumatische Neurose ist eine Anpassungsstörung im Verlauf nach einem Trauma. Es kann sich um eine neurotische Reaktion auf ein Trauma oder auf eine psychotraumatische Situation handeln. Für jeden Menschen, der ein Trauma erleidet, ist nicht so sehr ausschlaggebend, was tatsächlich passiert ist, sondern sein Erleben, die innere Erfahrung.

Der Verlauf einer traumatischen Neurose hängt entscheidend davon ab, wie der Patient von Ärzten und Institutionen behandelt wird; in sehr vielen Fällen gerät der Patient durch deren einschienige und harte Haltung in eine Widerstandshaltung. Er fühlt sich gekränkt, wenn man ihn psychogener, demonstrativer, aggravierender oder gar simulierender Verhaltensweisen beschuldigt. Hierdurch werden diese Patienten erst zu einer Verstärkung ihrer körperlichen Reaktionen veranlaßt; es gilt ja doch, den Arzt zu überzeugen, obwohl dieser ihn wegen seiner neurotischen Verstärkung der Symptome (psychogene Überlagerung u. a.) für einen simulierenden bzw. aggravierenden Rentenneurotiker hält. Es handelt sich aber um einen kranken Menschen, auch wenn psychogene Faktoren das Bild bestimmten. „Kein Mensch ist nur zu seinem Vergnügen psychisch gestört, kein Mensch schätzt den Bezug einer Rente höher ein, als produktiv arbeitsfähig zu sein. Da die Therapie der traumatischen Neurosen hier nicht zu unserem Thema gehört, weisen wir nur darauf hin, daß vieles bei diesen Krankheitsbildern seine Ursache in einer falschen therapeutischen Haltung im Anfangsstadium findet" (H. C. Kuiper).

Vergleiche ich meine eigenen Erfahrungen und die wichtigsten Literaturergebnisse, so finde ich Übereinstimmung in den wesentlichen Punkten.

Wandel des Arztbildes

In den letzten Jahren hat sich das Bild des Arztes in der Öffentlichkeit geändert. Früher waren ein gutes Ansehen und eine allgemeine Autorität des Arztes selbstverständlich. Insbesondere die Medien haben dazu beigetragen, daß die kranken Menschen mündiger geworden sind; damit verbunden sind die Ansprüche der Kranken und die Kritikfreudigkeit gewachsen. All dies beeinflußt natürlich die Arzt-Patient-Beziehung in starkem Maße, was von vielen Ärzten als Belastung und Eingriff in ihre Kompetenz erlebt wird. Früher wurden den Ärzten Respekt und Hochachtung, ja oft sogar Bewunderung und Ehrfurcht entgegengebracht: Hilfs- und Opferbereitschaft, Zuverlässigkeit und Sachlichkeit sowie andere von Idealismus geprägten Tugenden wurden den Ärzten zugeschrieben. Das ist anders geworden. Umfragen und Studien haben ergeben, daß 20-30% oder mehr ein eher ambivalentes, unentschiedenes, oft skeptisches Verhältnis zum Arzt haben. Seine fachliche Qualifikation wird kaum in Frage gestellt, und die Hilfsbereitschaft gilt als selbstverständlich. Die Öffentlichkeit nimmt aber immer mehr an, daß sich Ärzte an eigenen Interessen sowie an subjektiven und materiellen Vorteilen orientieren. Es gibt jetzt den mündigen Patienten, der aus den Medien eine Fülle medizinischen Wissens aufnimmt, darüber mit seinem Arzt des Vertrauens sprechen möchte. Dieser mündige Patient ist nicht mehr blind-gläubig, sondern kritisch geworden, und er stellt Ansprüche an das Gesundheitswesen.

Zu diesen Ansprüchen gehört auch, daß der Arzt offen und ehrlich seine Grenzen erkennt und anerkennt. Die Kranken sind vielleicht auf dem Wege zu einer neuen medizinischen Ethik in manchen Bereichen weiter als die Ärzteschaft und das Gesundheitswesen. Die Medizin war im 19. und zu Beginn des 20. Jahrhunderts zu einer reinen Naturwissenschaft geworden. Nach dem 2. Weltkrieg kam es zu dem Versuch, den Dualismus von Leib und Seele aufzulösen, und zwar durch eine ganzheitliche Betrachtung des Menschen. „Alternative Heilkunde" breitete sich im letzten Jahrzehnt zunehmend aus: Homöopahtie,

Naturheilverfahren, Akupunktur, Heilpraktiker, um nur einiges zu nennen. Die Gewißheit des Gesunden, im Falle der Krankheit im Schoße der Medizin geborgen zu sein, macht der Verunsicherung, dem Zweifel Platz. Zu verheerend sind die Beweise der Ohnmacht des „Organikers" in der Stunde der Wahrheit. Die Folge: Flucht zum „Medizinmann". Der studierte Mediziner – über alles erhaben – muß es sich neuerdings gefallen lassen, daß er zum Diskussionsgegenstand wird.

Die gesamte Medizin erlebte das Unbehagen an der apparativen und rein organisch ausgerichteten Medizin, die letztlich nur den Körper erfassen kann, die Seele aber vernachlässigt. Der Mensch ist eine Ganzheit: „Der Körper, den ich habe – der Leib, der ich bin" (Graf Dürckheim). „Der Arzt, in der Gefahr zum Ingenieur des Körpers zu werden, muß wieder die Ganzheit des Leibes begreifen, und die Medizin muß die Bildung der Gesunden vor die Heilung der Kranken stellen" (H. Schipperges). Wir erleben diese Wandlung der medizinischen Ethik an vielen Beispielen: Umgang mit der Wahrheit beim moribunden Tumorkranken, rechtswirksame Festlegung des Zeitpunktes des Todes, Ärztestreit und Rechtsstreit um Lebenshilfe und Sterbehilfe u. a.

P. Sporken, Theologe und Inhaber des einzigen Lehrstuhls für medizinische Ethik in Europa, sagte auf dem 29. Fortbildungskongreß der Bundesärztekammer in Badgastein (1983), es sei keineswegs erforderlich, daß alle Ärzte ein einheitliches Menschbild hätten. „Notwendig ist vielmehr, daß sich der Helfer bewußt wird, daß die wirklichen Belange des Patienten die Norm sein müssen ... Wir müssen den Patienten vor unserer eigenen Voreingenommenheit schützen."

Etwa die Hälfte aller Menschen, die sich nicht wohlfühlen, die sich krank fühlen, nehmen in der Bundesrepublik nichtärztliche Hilfen in Anspruch: Psychologen, Heilpraktiker, Beratungsstellen mit therapeutischen Angeboten, Selbsthilfegruppen, Selbsthilfeorganisationen u. a. Ein Großteil der Ärzteschaft versucht immer noch, die Kompetenz der Homöopathen, der Ärzte für Naturheilverfahren, der psychotherapeutisch bzw. psychoanalytisch ausgebildeten Psychologen, der Selbsthilfegruppen, ja auch die sicher begrenzte, aber tatsächlich vorhandene Befugnis der Heilpraktiker nicht zur Kenntnis zu nehmen.

Es ist das große Verdienst M. Balints, mit seiner Arbeit eine Brücke zwischen Psychoanalyse und Medizin der Psychosomatik geschlagen zu haben. Eine der wichtigsten Aufgaben der Balint-Gruppe ist und bleibt, möglichst vielen Ärzten den Zugang zum psychosomatischen Denken zu vermitteln, zur Beziehungsdiagnostik und Beziehungstherapie im Sinne einer soziopsychosomatischen ganzheitlichen Dimension. Ist die Mehrheit der Ärzte nicht zu diesem Weg aus der Einschienigkeit der allzu organbezogenen, technisch und biochemisch ausgerichteten Medizin heraus bereit, dann werden die Bereiche der Psychotherapie im weitesten Sinne des Begriffes an Psychologen, Seelsorger, Sozialarbeiter und andere verlorengehen. In England sind „Heiler" in verschiedenen Kliniken als therapeutische Mitarbeiter eingegliedert. Es sollte auch bei uns möglich sein, die große Zahl psychotherapeutisch tätiger Psychologen, Seelsorger, Sozialarbeiter und andere Therapeuten unter der Verantwortung von Ärzten in die klinische und ambulante Versorgung zu integrieren. Nur so kann das soziopsychosomatische Denken die gesamte medizinische Wissenschaft im Interesse des kranken Menschen in seiner Ganzheitlichkeit durchdringen.

„Es geschieht uns recht" (wenn wir diese Integration nicht erreichen), sagte H. Strotzka in seinem Festvortrag beim 11. Internationalen Balint-Treffen in Ascona 1983.

Sexualität und Balint-Gruppen*

M. Sapir

Ich fragte einmal einen Professor, einen international bekannten Facharzt, ob er beim Palpieren eines Abdomens daran denke, daß es sich dabei um einen Bauch handele, anders ausgedrückt: ob er den Eindruck habe, ein Abdomen abzutasten oder ob er vielmehr durch die Bauchwand hindurch eine Leber, eine Milz oder ein Kolon lokalisieren wolle. Seine Antwort: „Ich verstehe Ihre Frage nicht".

Es beruht sicher nicht auf mangelnder Intelligenz, wenn dieser Mann mit umfassender Bildung mir auf diese Weise antwortete. Ganz im Gegenteil: es war meine Frage, die ihm ungewöhnlich oder gar dumm erschien. Er erklärte mir, daß er in der Tat niemals den Bauch als solchen untersuche, sondern durch die Bauchdecke hindurch die darunterliegenden Organe. Er führte mich damit in die medizinische Wirklichkeit zurück.

Lassen sich die Auswirkungen einer komplexeren, das mechanistische Vorgehen erweiternden ärztlichen Grundhaltung voraussehen?

Wie könnte der durch natürliche oder gewaltsam geschaffene Öffnungen in den menschlichen Körper manuell eindringende Arzt veranlaßt werden, zwei Bedingungen zu erfüllen:

1) im bestimmten Bewußtsein zu handeln, den anderen zu heilen oder ihm Linderung zu verschaffen;
2) seine aufgrund des technischen Fortschritts immer gründlicher werdenden Untersuchungen von jeder erotischen oder aggressiven Bedeutung freizuhalten?

Hier sind wir bereits beim Kernpunkt des Problems. Der Professor begegnet der in diese Richtung zielenden Frage mit Unverständnis.

Kann man sagen, daß der eine versucht, ein Phantasma da einzuführen, wo der andere meint, daß dies nicht am Platze sei, angesichts einer zu deutlichen und grausamen Wirklichkeit, nämlich der Krankheit? Aber ist es Sinnestäuschung oder Wirklichkeit zu wissen, daß man einen Bauch abtastet, selbst wenn der Zweck der Untersuchung auf das darunter Verborgene gerichtet ist?

In ihrem der Arzt-Patient-Beziehung gewidmeten Buch schreibt Ginette Raimbault: „Die betreuende, altruistisch ausgerichtete Position ärztlichen Handelns beruht auf der Leugnung der Lust von Patient zu Arzt ... Die Lust des anderen, unseres Nächsten, erkennen, heißt unsere eigene Lust erkennen ..."

---

* Neufassung des Beitrags der 1. Aufl. (inhaltlich unverändert) von H. H. Dickhaut

Hören wir nicht oft Ärzte versichern: „Wir sind keine Psychiater. Wir sind mit konkreten, körperbezogenen Problemen befaßt. Wenn wir eine subjektive Dimension einführen, kann uns dies bei der Ausübung unserer Funktion als ausgebildete Techniker nur hinderlich sein." Aus der Sicht einiger Psychoanalytiker bedeutet bereits das Gewicht des ärztlichen Berufs eine Flucht in rein äußerlich wahrnehmbare Tätigkeit auf Kosten der Berücksichtigung innerer (psychischer) Faktoren. Die Lehre der medizinischen Wissenschaft und ihrer Handlungsweise verstärkt die Abwehr der Mediziner und macht sie in der Mehrheit unempfänglich für die unbewußte Dimension. Die einen oder anderen fragen sich übrigens, ob dies nicht gerade notwendig sei, wenn man diesen Beruf ausüben will, und ob die Einführung des Phantasmas nicht die Mediziner, die Medizin und die Organisation des Gesundheitswesens zu sehr in ihrer Gesamtheit ändern würde.

Von dieser Befürchtung hat sich, wie man weiß, M. Balint nach seinem Bildungsexperiment mit E. Balint bei Sozialarbeitern nicht abschrecken lassen, nach der Devise: Nichts aufgeben von der technischen Errungenschaft, vom Fortschritt in der Medizin und gleichzeitig die Medizin von einer auf die Krankheit fixierten Betrachtungsweise auf eine zwei Personen (Patient und Arzt) umfassende „Beziehungsschau" ausrichten.

Ist das nicht ein schwer einzulösender Anspruch? Zwei wesentliche Voraussetzungen müssen erfüllt sein:

1) daß die Einbeziehung von Phantasmen (Phantasien mit Realitätsbezug) im Rahmen einer gewachsenen ärztlichen Verantwortung ihren Platz findet;
2) daß jegliche Geringschätzung und Verneinung des anderen unterdrückt wird, und zwar sowohl in der Arzt-Patient-Beziehung als auch innerhalb von Gruppen zwischen Psychoanalytikern, Betreuern und mitarbeitenden Ärzten.

Daher die Bezeichnung „Bildungs- und Forschungsgruppe", womit eine Gruppe gemeint ist, in der die Vormachtstellung des Leiters aufgegeben ist und in der alle Mitglieder danach streben, sich zu verstehen und gemeinsam zu arbeiten. Von da aus gewinnt die Fragestellung, mit der dieser Artikel beginnt, einen anderen Sinn. Es kann sich kaum darum handeln, die Arzt-Patient-Beziehung auf Kosten der Wissenschaftlichkeit zu erotisieren. Man sollte sich vielmehr nur klar darüber sein, was in einer solchen Beziehung an erotischer Nähe und Aggression möglich ist; man sollte sich auch dessen bewußt werden, was sich zwischen zwei Personen abspielen kann, von denen die eine die Verantwortung, die andere die Fragerolle übernimmt. Nur wenn der Arzt hierüber Klarheit hat, wird er zu einer besseren Anwendung der technischen Kenntnis gelangen. Ein derartiges Verständnis kann aber meiner Ansicht nach nur durch Weiterbildung nach der Balint-Methode erworben werden.

Unvermeidlich taucht der erotische oder aggressive Hintergrund in der ärztlichen Berufsausübung bei allen Aussprachen in den Balint-Gruppen auf. Die Diskussion, die auf jede Fallvorstellung folgt, ermöglicht es herauszuspüren, wie sehr das Erlebte bei jedem der in der Gruppe mitwirkenden Ärzte Auswirkungen auf dessen therapeutische Entscheidung hat. Aufgrund der Tatsache, daß es sich um eine Gruppe von Ärzten mit psychoanalytisch geschulten Betreuern handelt, wird in der Aussprache größere Klarheit gewonnen. Wie Balint gezeigt hat, identifiziert sich der Vortragende mit dem Patienten, über den er spricht, und die Gruppe mit dem Arzt, der den Patienten zu behandeln hatte. In der Gruppenarbeit wird es möglich, vielfältige Gemütsbewegungen erneut zu beleben und bewußt werden zu lassen, ohne die nichtprofessionellen, privaten Aspekte zu sehr ins Spiel kommen zu lassen.

Es versteht sich von selbst, daß Eros und Thanatos im Berufsleben der Ärzte ständig anwesend sind, wie es alle Beispiele beweisen, selbst wenn es sich um Fälle handelt, die keinen direkten Bezug dazu aufweisen. Beispielsweise berichtete ein Teilnehmer einer unserer Gruppen, ein bedeutender Nierenfacharzt, der seit vielen Jahren Patienten mit künstlicher Niere betreut, über Verhaltensstörungen eines seiner Patienten: Wir hörten die dramatische Geschichte von dessen Erkrankung, daß er deportiert worden war, daß seine Ehefrau ebenfalls ihn, den Arzt, aufgesucht hatte usw.; doch erst am Ende seines Berichts räumte der Vortrgende ein, nachdem er auf viele Fragen geantwortet hatte, niemals mit seinem 40jährigen, hochgradig urämischen und anämischen Patienten (der Patient wurde zweimal in der Woche einer Nierenwäsche unterzogen und hatte bereits ein Transplantat abgestoßen) über sexuelle Dinge gesprochen zu haben.

Die Sexualität bleibt als Thema besonders bei organischen Schwerstschäden für alle Pflegebereiche tabu. Erinnern wir uns nochmals an das Zitat aus dem Buch von G. Raimbault: „Wenn man die Freude des anderen erkennt, dann erkennt man auch die eigene und identifiziert sich so mit ihr." Kann man dies aber tun, wenn man Arzt ist, angesichts eines Menschen, der nicht in Lebensgefahr schwebt, aber weitgehend von ihm (dem Arzt), ja sogar ausschließlich von ihm, vom Pflegeteam und v. a. von einer Maschine (im vorliegenden Fall von einer künstlichen Niere) abhängt?

Kann man den anderen überhaupt als Person erkennen, wenn er gezeichnet, schwach, anämisch und blutleer ist, wenn er nur noch toxische Abbauprodukte (z. B. Harnstoff) erzeugt, oder kann man die Individualität eines Menschen erkennen, den wir in unsere Obhut genommen haben, um ihn zu reinigen und wieder aufzufrischen?

Was soll man von der Maschine sagen, um die sich diese ganze Gruppe (Patient und Dialyseteam) gebildet hat? Lebenserhaltende Muttermaschine, die mit ihren Kindern über eine Vielzahl von Drähten und Schläuchen verknüpft ist, ihre Kinder reinigt und ihnen zuführt, was ihnen fehlt; Muttermaschine, auf die man unter keinen Umständen verzichten kann, von der eine Trennung nur unter akuter Lebensgefahr möglich wäre?

Die Abhängigkeit des Patienten von der Maschine ist prägenitaler Natur. Auf diese Weise läßt sich jede Verbindung mit der Sexualität vermeiden. Die Kastration ist natürlich allgegenwärtig, doch es profiliert sich hinter ihr ein generalisierter Archaismus, den alle an dieser langen Tragödie beteiligten Akteure teilen: die zwei- bis dreimal wöchentliche Blutwäsche spielt sich in der familiären Umgebung ab, schließt jedoch die Familie im eigentlichen Sinne aus; die strengen diätetischen Beschränkungen lassen orale Frustationen entstehen; die Übergenauigkeit der Anweisungen und die technischen Verrichtungen erinnern an die anale Stufe. Das oft sehr eindringliche Gefühl der allgemeinen Schwäche und der Gedanke, daß Gift in seinem Körper kreist, bewirken beim Kranken die Wiederkehr von Sinnestäuschungen (Scheinbilder) und Empfindungen aus der frühesten Kindheit. Dieser Zustand extemer Schwäche findet sich mehr oder weniger bei der überwiegenden Mehrzahl vieler schwerer chronischer Erkrankungen wie Krebs, Arteriosklerose, Diabetes mellitus, chronisch-progressive Polyarthritis usw.

Prüfen wir jetzt schnell einen Fall, der an der Grenze zwischen Soma und Psyche liegt: Es handelt sich um ein junges Mädchen, das im Anschluß an mehrere Krampfanfälle zum Zwecke der Untersuchung in ein Krankenhaus eingeliefert wurde und bei welchem eine Arteriographie eine partielle Thrombose mit Ödem in einem Arm verursacht haben soll. Seither steht sie unter Barbituraten, klagt über Beschwerden in dem betroffenen Arm und im Rücken, behauptet, gleich nach dem Aufstehen wieder müde zu sein, arbeitet wie ein Automat, lebt einsam und zurückgezogen. Sie besucht regelmäßig ihren Werksarzt, der jedoch nach französischem Recht nichts verordnen kann. Obwohl der Arzt die organische Komponente nicht leugnet, erfaßt er schnell die Bedeutung des psychologischen Faktors: „Sie ist eine Epileptikerin – ich höre ihr zu, das ist alles, was ich tun kann". Sein ambivalentes Verhalten und seine Ohnmacht, die z. T. durch das Behandlungsverbot bedingt ist, spiegeln sich zunehmend in seinem Bericht wider. Er findet sie hübsch, aber krank; er würde die Sprechzeit einschränken, aber sie hat nur ihn als Stütze. Er klagt die Klinik und besonders die Fachärzte an, daß sie diese Kranke überhaupt hätten operieren wollen, und macht die Ärzte verantwortlich für die Folgen der Arteriographie, er erkennt jedoch deren Diagnose und Anordnungen an.

Die Gruppe verträgt ins Stocken geratene Beziehungen ohne Perspektiven schlecht. Der Vortragende hat dies noch vor der Vorstellung seiner Patientin gespürt. Er spricht von ihr erst, als er sich entschlossen hat, mit diesem Fall dadurch „weiterzukommen", daß er sich an einen anwesenden Rheumatologen wendet. Die innere Gegensätzlichkeit im Verhalten des Vortragenden tritt in seinem (übrigens veröffentlichten) Beitrag deutlich zutage. Sein unbewußtes Verlangen wird von seiner Angst gehemmt: der Angst, zu weit zu gehen bei der Übernahme der Betreuung einer Kranken, bei der die Übertragung massiv zu werden droht und bei der die organische Komponente (Epilepsie) beträchtlich sein kann. Er empfindet seine Angst und rechtfertigt sie: „Sie fragt mich, ob es einem Arzt gelingen wird, sie zu heilen. Ich kann ihr keine gezielten Hinweise geben; ein Psychotherapeut wird ihre Schmerzen nicht verschwinden lassen, und was ihre Operation anbetrifft ..." Er zieht sich somit von dieser Patientin zurück. Doch seine Angst überträgt sich auf die Gruppe, und zwar in einer Weise, daß alle Gruppenteilnehmer jede mögliche Erotisierung ablehnen, um so nur vom Schmerz, den Medikamenten, den Unsicherheiten in der Diagnostik sowie von der Notwendigkeit zu sprechen, sich mit der organischen Komponente bei dieser Patientin zu befassen. Die Aufspaltung von Soma und Psyche ist bekanntlich ein geläufiger Abwehrmechanismus.

Einige Monate später erzählte uns der oben erwähnte Rheumatologe wieder von dieser Patientin, die er wiederholt getroffen hatte. Sein Vortrag basierte auf einer ödipalen Konkurrenz zum Gruppenleiter. Während der vorangegangenen Sitzungen war die Gruppe bei der Gegenüberstellung von Fällen ähnlicher Art in der Defensive geblieben. Der Gruppenleiter wurde wie ein Einführender erlebt, der keine Risiken eingeht.

Soll man die Beziehung einfrieren oder einen Brand riskieren? Auf diesen Zwiespalt antwortete der Rheumatologe, indem er mutig und ehrlich Rechenschaft über die sehr stark erotisierten Zusammenkünfte ablegt, die schließlich mit einer Vermeidung der Grenzüberschreitung sowie einem besseren körperlichen Befinden der Patientin endeten.

Es ist hier kaum der Ort, wörtlich auf die an anderer Stelle veröffentlichten Sitzungen einzugehen. Was uns hier interessiert, ist die unbewußte Manifestation sexueller Regungen des Arztes im Rahmen seiner Berufsausübung. In der Balint-Gruppe handelt es sich immer um einen Rückgriff („Regression") in die Sphäre der begrifflichen Aktivität, die in die begrenzte, jedoch tiefe Wandlung der Persönlichkeit des Arztes einmündet. Dieser Rückgriff zielt darauf ab, einen neuen Beginn in der Arzt-Patient-Beziehung zu ermöglichen. Die Wandlung erfolgt je nach dem Zeitpunkt ihres Beginns und je nach der Wesensart des Arztes auf sehr verschiedenen Ebenen und erfordert Identifizierungen verschiedenen Grades, sehr häufig nur vorübergehender und wechselhafter Art. Die beim zweiten angeführten Fall anfänglich als organisch gedeutete und abgesicherte Epilepsie hatte über Jahre jede tieferen Beziehungen blockiert, schien sich dann beim zweiten Arzt nach verschiedenen Besuchen nicht mehr als organisch bedingt zu bestätigen. Nach einigen Tagen verschwanden die Schmerzen, und der Arm, der dem ersten so angeschwollen erschienen war, erschien dem zweiten völlig unauffällig.

Im Verlauf einer Sitzung bei einer anderen Gruppe berichtete uns eine Ärztin von einer Patientin, der sie zum wiederholten Male eine Entspannung vorgeschlagen hatte, mit dem Ziel, die Patientin zu entkrampfen, aber auch, um sie zum Schweigen zu bringen, um sie damit weniger aggressiv zu machen. Außerdem verband die Ärztin damit die Hoffnung, daß sich die Patientin einerseits mehr ihrem Mann hingeben würde (sie verweigerte sich diesem) und daß sie sich andererseits nicht mehr nur auf die Ärztin stützen würde. Der vortragenden Ärztin fiel es schwer, sich gegenüber der Gruppe auszudrücken; sie rang sich jedoch dazu durch, ihren ausdrücklichen und sehr konformistischen Wunsch offen zuzugeben, ihre Patientin möge mit deren Ehemann schlafen. Wir erfuhren nach und nach, daß die Patientin die von der Ärztin vorgeschlagenen kürzeren Zeitabstände zwischen den Konsultationen ablehnte und daß sie, obwohl sie deprimiert war, in einer gewissen Distanz zu ihr verharrte.

Unsere Ärztin wurde von einem Gefühl der Ohnmacht überfallen. Ihr berufliches Bild von der Männlichkeit schien auf dem Spiel zu stehen. Sie sagte: „Ich glaube, daß ich sehr viel von ihr erhofft habe, und nun ist sie nicht in der Lage, sich irgendwie weiterzuentwickeln; ich habe den Eindruck, eine Mutterrolle übernommen zu haben ..." Dann hörten wir von der Ärztin weiter, daß diese Patientin sich wegen ihrer Vaterbindung gegenüber der Mutter schuldig fühlte.

Die ödipale Beziehung und die Weigerung der Ärztin, sich mit einer nicht geliebten Mutter zu identifizieren, wurden offenbar. Dieser Fall wurde von der Gruppe als deprimierend erlebt, und die Teilnehmer reagierten darauf, indem sie sich den entsprechenden Modellvorstellungen zuwandten. Die Diskussion spiegelte den Kampf zwischen zwei Modellvorstellungen wider: einerseits die arme Mutter und andererseits der Vater als Verführer, der schwach ist und kaum die Anhänglichkeit seiner Tochter verdient. Von da aus schlug das Pendel wieder heftig auf die Mutter zurück und weiter zwischen diesen beiden Modellen hin und her: dem der mütterlichen Wirklichkeit und dem des väterlichen Verlangens.

Nach diesen Diskussionen verlangte die Gruppe von der Ärztin ein tiefergehendes und eindringlicheres Vorgehen bei ihrer Patientin. Die Ärztin zögerte ebenfalls zwischen zwei Modellen, die in ihr gleichzeitig persönlich begründet waren, nämlich dem einer nachgebenden Frau, die das Begehren akzeptiert, und dem der moralstrengen Ärztin, die v. a. darauf bedacht ist, die Ehe zu erhalten.

Im Verlauf derselben Sitzung folgte auf diesen „frostigen" Fall ein „wärmerer", der die Tür zum Begehren öffnete. Ein Beweis dafür, daß die Reihenfolge der Fälle während der Sitzungen und von einer Sitzung zur anderen einen Sinn hat und daß die jedem Teilnehmer zugestandene Spontaneität es erlaubt, eine von Mal zu Mal fortschreitende Weiterentwicklung festzustellen.

Der „wärmere" Fall handelt von einer hysterischen Frau, „die mich [den vortragenden Arzt] wegen Schwindelgefühlen aufsuchte und mit der ich eine psychotherapeutische Beziehung unterhielt. Die Beziehung war nicht wirklich entspannt. Eines Tages gab sie vor, ein Kind von mir zu erwarten, d. h. eigentlich nicht von mir; ich sei jedoch dafür verantwortlich, und ich könne mich dadurch aus der Situation befreien, daß ich ihr zu einer Abtreibung verhülfe. In Wirklichkeit war die Schwangerschaft nur Einbildung." Es muß erwähnt werden, daß der diesen Fall berichtende Arzt seit langer Zeit eine freundschaftliche Beziehung zum Ehemann seiner Patientin unterhielt, eine Beziehung, die ihn gegenüber seiner eigenen Begehrlichkeit schützte.

Der letzte Fall in dieser Sitzung wurde von einem männlichen Kollegen vorgetragen. Es handelte sich um die Fortsetzung einer früher erzählten Geschichte, nämlich die von einem zwölfjährigen Mädchen, das von seiner Mutter wegen einer Glatzenbildung zum Arzt gebracht wurde. Der Dermatologe konnte beim ersten Mal durch Placebos und leichtes Streicheln des Kopfes dieses Kindes einen Heilerfolg erzielen. Indessen rezidivierte die Alopezie anläßlich eines Festes, das zu Ehren der Schwester dieser Patientin gegeben wurde. Im oben geschilderten Fall hatte der Arzt den Ehemann seiner Patientin dazu benutzt, sich gegenüber der Versuchung, die diese Patientin darstellte, zu schützen. Im vorliegenden Fall spielte der Arzt eine andere, eine väterliche Rolle und akzeptierte bewußt seine Niederlage, was hier das Wiederauftreten der Symptome bedeutete.

Es kommt vor, daß Patienten die Sexualität des Arztes ganz direkt ansprechen. Die Haltung der Gruppe erlaubt es dem Arzt, sich dessen bewußt zu werden, so auch im nachfolgend geschilderten Fall einer praktischen Ärztin. Die Patientin war übermäßig angespannt, fettleibig und wenig einnehmend; sie rief die Ärztin zum ersten Mal anläßlich einer epileptischen Krise zu sich, deretwegen bereits Neurologen konsultiert worden waren und bei der eine organische Beteiligung zur Diskussion stand.

Es entstand allmählich eine enge Beziehung, während der die Ärztin einen starken Einfluß auf die Patientin bekam, bei ihr eine beachtliche Gewichtsreduktion erreichte, was die Bekannten der Patientin ziemlich beunruhigte, sowie eine Wandlung ihres Gesamtaussehens und eine Normalisierung der Hypertonie. Diese Frau lebte mit einer anderen Frau zusammen, ohne daß man bestimmte Anhaltspunkte dafür gehabt hätte, daß es sich um eine homosexuelle Beziehung handelte. Zugleich war sie eifersüchtig auf die Aufmerksamkeit, die ihr Abteilungsleiter einem jungen Mädchen, das neu ins Büro gekommen war, entgegenbrachte. Die Ärztin befürchtete, daß die Patientin erneut Anfälle bekäme und erklärte ihr eindringlich, daß das Wiederauftreten der Symptome von ihr abhinge. In der Balint-Gruppe sagte sie: „Ich konnte nichts Entscheidendes für sie tun, schon gar nicht auf sexuellem Gebiet, konnte ihr weder einen Mann, noch mich anbieten. Ich kann die Freundin, mit der sie zusammengelebt hat und die sie verlassen muß, nicht ersetzen."

Es ist interessant, der schon fortgeschrittenen Einstellung, die sich nach zweijähriger Zugehörigkeit zu unserer Gruppe entwickelt hat, diejenige eines neu hinzugekommenen Arztes gegenüberzustellen; von einem solchen hörten wir die Geschichte einer an einem Hüftleiden erkrankten Frau, bei der kein organisches Substrat vorlag; das Leiden war mechanisch, durch Kinesiotherapie und mit Medikamenten behandelt worden. Es hatte begonnen, nachdem die Patientin in einem Bus einen Schock erlitten hatte. Der Arzt bemühte sich sehr zu erklären, daß diese Trugbilder keinen Bezug zur Wirklichkeit hätten und wies darauf hin, daß die Patientin ja noch ganz normal in einen Bus steigen könne und daß sie Treppen über mehrere Stockwerke emporsteige – ohne Erfolg. Dann eines Tages widmete er ihr 20 Minuten, um mit ihr über ihr Leben im allgemeinen zu sprechen. „Ich verstehe nicht, warum es ihr nach der Unterhaltung so ausgezeichnet ging. Ich bezweifle, daß es an den 20 Minuten lag, die sie mit mir gesprochen hatte. Auf jeden Fall hatte sie danach wesentlich weniger Beschwerden... Nun, dies ist eine Geschichte, die sich schon über ein gutes Jahrzehnt hinzieht; im letzten Jahr hat sich das Bild wieder verschlechtert... Sie hat mich nur selten aufgesucht, vielleicht fünfmal im Jahr... Ich hatte ihr ganz einfach gesagt, daß sie mich besuchen könne und wir dann einfach über ihr Problem sprechen wollten... Sie fing damit an zu erzählen, was ihr im Bus passiert war: ein leichter Schock, als der Fahrer abrupt bremste... Dann ging sie brüsk auf die Schilderung ihres eigenen Lebens über."

Die Macht, die der Arzt besitzt, und zwar nicht nur durch die Errungenschaften des technischen Fortschrittes, sondern ganz besonders auch durch das gesprochene Wort und durch das berufsständische Sozialprestige, wird von vielen Ärzten geleugnet. Im vorliegenden Falle scheint eine einzige Unterhaltung einer Patientin Erleichterung verschafft zu haben, welche seit 10 Jahren leidend war und der vorher niemand hatte helfen können. Der berichtende Arzt konnte die Wirkung seines „therapeutischen Gesprächs" kaum begreifen; er hatte intuitiv den Wunsch verspürt, einmal etwas anderes zu unternehmen als seine Kollegen vor ihm; es war wohl kein Zufall, daß er sich einer Balint-Gruppe anschloß. Man könnte noch viele solcher Beispiele anführen, streng „organische Fälle" eingeschlossen.

Mehr als jede andere Beziehung führt die Arzt-Patient-Beziehung, die durch Machtfülle und Wissen der einen, Hilfsbedürftigkeit und Wißbegier der anderen Seite charakterisiert ist, zur Erotisierung und zur Aggressivität. Die Bewußtseinsbildung durchläuft in der Balint-Gruppe verschiedene Stufen, verschiedene Krisenpunkte und verschiedene Abwehrphasen. Mal treten rationalistische Tendenzen in den Vordergrund, mal wird dem Psychoanalytiker, der die Gruppe leitet, das Feld überlassen, mal geht es um Erklärungsmodelle, auch homosexuelle Neigungen beeinflussen gelegentlich die Gruppenarbeit.

Das Studium der ärztlichen Antriebe innerhalb der ärztlichen Berufsausübung würde für sich allein schon einen vollen Band verdienen. Mehr als jeder andere Beruf wird dieser mit Eros und Thanatos konfrontiert.

Man könnte nun Probleme folgender Art ins Auge fassen:
1. das Zusammentreffen einer persönlichen, psychologischen Struktur mit den Anforderungen eines Berufs;
2. der Einfluß der Ausübungsmodalitäten (privat, öffentlich; Allgemein- oder Fachmedizin);
3. der Einfluß der universitätsklinischen Ausbildung und die Analyse der Ausbildungstypen;
4. die Rolle der Modelle;
5. die Untersuchung der auf erotischer oder aggressiver Basis beruhenden Spannungen nach dem Entwicklungsstand der Balint-Weiterbildungsgruppen;
6. die von der Gruppe verursachten Modifikationen beispielsweise bei einer Entspannungs- oder einer diagnostischen Gruppe ...

Mangels einer Studie, die diese Probleme erhellt, wollen wir uns damit begnügen, die Weiterentwicklung der Mehrzahl der Balint-Gruppen ins Gedächtnis zurückzurufen. Nach einer ersten Phase, während der jeder Arzt versucht, das Wissen zu erlangen, von dem er glaubt, daß es der analytische Betreuer besitze, folgt eine Periode mit der Tendenz zur Verführung; schnell folgt eine andere, in der die Ärzte, da sie keine Antworten bekommen und nicht die privilegierten Söhne des Gruppenleiters sind, versuchen, das psychoanalytische Modell nachzuahmen, indem sie sich nun ihrerseits auf eine psychologische Behandlung werfen. Dieser Gruppeneifer beruht auf oraler Aggression, und da deren Niveau absinkt, überkommt die Gruppe eine gewisse mürrische Stimmung. Jeder Teilnehmer kennt den anderen und weiß, wie er angesichts dieser oder jener Situation reagiert. An diesem Punkt bleibt auch der Gruppenleiter selbst nicht mehr der mächtige Vater. Die libidinösen und aggressiven Verhaltensweisen bleiben praktisch ohne Bezugspunkt.

Innerhalb dieser Zeitabschnitte konnte ich z. B. einmal beobachten, daß auf einen Fall von Anorexia nervosa, der von einer selbst sehr schlanken Ärztin vorgetragen wurde, ein entgegengesetzt entsprechender Fall von Fettleibigkeit folgte, der von einer ehemals korpulenten Ärztin vorgetragen wurde. Einige Gruppenmitglieder gestehen, daß sie - obwohl sie über bestimmte Patienten nachdenken (sogar die Krankenblätter werden mitgebracht) - in dem Moment, wo sie sich in der Gruppe befinden, es vorziehen zu schweigen und den anderen zuzuhören. Gleichwohl tendiert die Gruppe nicht zur Auflösung; es ist, als ob jeder noch irgendetwas erwartet, wohl wissend, daß dieses irgendetwas niemals eine vollständige Befriedigung des Verlangens sein wird. Wir haben gesehen, daß in der Arzt-Patient-Beziehung der Libidoaspekt häufig beiseite gelassen wird, obwohl dies wegen des Wirklichkeitsbezugs von Vorteil für die ärztliche Praxis ist. In der Arzt-Patient-Beziehung kommt es häufig zur Gegenübertragung des Therapeuten und zu dessen Zielsetzung, die bald in seinem Wunschdenken die Möglichkeiten des Patienten übersteigen können, bald – gegenteilig – durch seine Bescheidenheit noch hinter seinen Vorstellungen zurückbleiben können.

Wir finden eine solche Situation zu bestimmten Zeitpunkten bei der Balint-Gruppe, ganz im Gegensatz zu dem, was in einer sog. Sensibilisierungs- oder T-Gruppe geschieht. In der letzteren bewirken die Nichtverbindlichkeit bestimmter Richtlinien und die Tatsache, daß die Gruppe ohne jegliche Themastellung auf sich selbst zentriert ist, daß jeder sich abwechselnd erklären kann. In einer Balint-Gruppe wünscht jeder, eines Tages dahin zu gelangen, daß er seine berufliche Funktion anders erlebt und ausübt.

Wird mir bei den gemeinsamen Gruppenbefragungen der psychoanalytische Betreuer erlauben, daß ich aus der gewohnten ärztlichen Rolle heraustrete? Bis zu welchem Punkt? Wie wird er mir helfen in meinen Bemühungen, ihm gleichzukommen, oder wird er mich ablehnen? Nach und nach wandeln sich seine Ausgangspositionen, und es erscheinen zwei deutlich verschiedene Modelle, nämlich das des Arztes und das des Psychoanalytikers. Doch wird dies nur um den Preis einer gewissen Desillusionierung erreicht. Daher rührt diese lustlose Periode, die wir eben erwähnt haben und die sich im zweiten Teil der Weiterentwicklung der Gruppe manifestiert.

Die Genitalität wird häufig als oberstes Stadium der Entwicklung der kindlichen Persönlichkeit gewertet. Die Penetration erscheint bei der Lektüre einer Vielzahl gemeinwissenschaftlicher Werke als letztes Fazit einer jeglichen Verwirklichung. Folgt man einem solchen Vulgärwerk, würde man nur erwachsen, wenn man alle Kindheitsspuren auslöscht. So ungeheuerlich diese Aussagen auch sind, findet man sie doch ziemlich verbreitet, vielleicht damit die Genitalität aufs Schild gehoben werde, wie zur Abwehr gegen jegliches Gefühl des Schwächerwerdens oder der Kastration. In dem Maße, wie die Gruppe innerhalb der oralen Aggression lebt, verschanzt sie sich oft hinter fälschlicherweise als genital gesehenen Aspekten. Der Verlust dieser Illusion trägt ebenfalls zu der mürrisch und gräulich getönten Lustlosigkeit bei, die sich in einer Balint-Gruppe als Reifungszeichen ankündigt. Da jeder die Positionen und den Entwicklungsstand eines jeden anderen kennt, kann der Aufwand unnötig erscheinen und die Veränderung, die eintritt, kann sich außerhalb jeglicher Deutungsmöglichkeiten vollziehen. Es berührt einen dabei das Verhalten des Arztes selbst. Dieser entledigt sich der Vorstellung von der Vorrangigkeit des Genitales im Sinne einer phallischen Betrachtungsweise und hört auf, den Gruppenleiter quasi als Hirten zu betrachten. Da er keine Illusionen, keine Hoffnung und auch kein übergeordnetes Modell mehr hat, wechselt er zu einer depressiven Haltung über, die in Wirklichkeit, im wahrsten Sinne des Wortes der genitalen Entwicklung vorangeht, d.h. die gesamte Macht ausschließt, ohne die früheren Phasen der Kindheit auszulöschen.

Ich möchte bei dieser Gelegenheit kurz zwei Fälle erwähnen. Der erste handelt von einer Ärztin, die ein junges Mädchen mit „nervöser Anorexie" betreute. In der ersten Zeit hatte sie dieses Mädchen mit Anabolikainjektionen „aufgetrieben". Gleichzeitig vermied sie es, als Vorbild zu dienen. Dennoch konnte die Patientin nicht übersehen, daß ihre Ärztin eine junge, schlanke Frau war, die es beruflich zu etwas gebracht hatte. Sie selbst bereitete sich auf das Abitur vor und wollte dann studieren. Durch Ablehnung jeglicher Identifizierung versuchte die Ärztin ein Ergebnis dadurch zu erhalten, daß sie nur auf organischer Ebene behandelte, und sie verwandelte diese junge Patientin in ein aufgedunsenes Etwas, das zwischen zwei Krankenvisiten wieder in sich zusammensackte. Aufgrund ihrer Teilnahme in der Balint-Gruppe wurde die Ärztin sehr viel nachgiebiger; auch löste sie sich von der Angst, die sie vor der ehrgeizigen Mutter der Patientin hatte, und damit auch von ihrer eigenen. Von da an zeichnete sich im Befinden der Kranken eine Besserung mit Gewichtszunahme ab, und zwar zur selben Zeit, da ihre Ärztin der Gruppe einen sichtlich entspannteren Eindruck machte.

Bei der Sitzung einer noch neueren Gruppe berichtet uns eine Gynäkologin über eine junge Frau, die ihr ein Kollege, ein Allgemeinpraktiker, überwiesen hatte, und zwar wegen verschiedener körperlicher Unpäßlichkeiten ohne organisches Substrat und wegen einer früher relativen, jetzt absoluten Frigidität. Der Wechsel der Geschlechtspartner verstärkte diesen Zustand derart, daß die Patientin eine Dilatation unter Narkose verlangte. Diese wurde abgelehnt, ebenso eine nach und nach durchzuführende Dilatation mit einer Sonde. Tatsächlich erschien eine solche Behandlung auch unnötig, denn es handelte sich nur um einen Pseudovaginismus, wie schon die leicht durchführbare vaginale Untersuchung zeigte. Die Gynäkologin zog es vor, zunächst zu einer manuellen Dilatation, die die Patientin selbst mit den eigenen Fingern bewerkstelligen konnte, zu raten. Weder wagte sie es, eine weitergehende Technik vorzuschlagen, noch eine psychotherapeutische Beziehung aufzunehmen. Die Patientin war intelligent und gebildet; sie gab sich ausgesprochen aggressiv, und zwar in einem solchen Maße, daß die Ärztin uns erklärte, sie wäre erleichtert, wenn die Patientin überhaupt nicht mehr käme. Bei der Diskussion trat jedoch klar zutage, daß sie sich im Grunde doch wünschte, ihre Patientin möge wiederkommen, vorausgesetzt, daß sie ihre Haltung änderte und sich etwas kooperativer zeigte. Am Ende der Gruppensitzung wurde sich die Ärztin ihres Wunsches und ihrer Angst bewußt, die Kranke, die sie wie eine Tochter sah – verführerisch, anziehend und extrem aggressiv –, ebenfalls angreifen zu wollen; dies um so mehr, als die Patientin ihr die Beziehungen zur eigenen Mutter als ziemlich gespannt beschrieb.

Man muß noch daran erinnern, daß die psychologische Ausbildung durch Balint-Gruppen zu einer Zeit stattfindet, in der die ärztliche Tätigkeit eine mehr und mehr vermittelnde Dimension angenommen hat. Auf das Palpieren, das Abtasten und die Auskalkulation früherer Zeiten folgen heute mehr und mehr perfektionierte instrumentelle invasive Methoden. Aber je mehr der Arzt mit seinen Instrumenten in den Körper des anderen eindringt, um so weniger setzt er sich dabei mit seinem eigenen Körper ein, als ob er dann eine Antiangsthaltung einnehmen müßte gegenüber den gelegentlichen Triebanwandlungen, die in ihm bei der Untersuchung eines bestimmten Organs geweckt werden. Während die Allgemeinpraktiker häufig versuchen, eine Beziehung herzustellen, reagiert der Spezialist mit einer Abwehrhaltung, und zwar auf folgende zwei Arten: Wenn die Beschwerden keiner lokalisierten Schädigung zuzuordnen sind, überweist er weiter und lehnt jede echte Beziehung ab; wenn dagegen eine Schädigung mit oder ohne Beschwerden entdeckt wird, bekämpft er sie nach seinem Wissensstand und versucht dabei, die Tatsache zu vergessen, daß sowohl das betroffene Organ als auch dessen Funktion einem ganzen Wesen zugehören. Es stimmt, daß viele Allgemeinpraktiker in der Weise reagieren, daß sie z. B. behaupten, ein inoperabler Tumor interessiert sie mehr als ein Fall von schwerer Hysterie. Indessen veranlaßt sie manchmal die lange Dauer ihrer Beziehungen und das Hereinspielen der gesamten Familienverflechtung, eine Weiterbildung mitzumachen, die ihre technischen Kenntnisse vervollständigt. Bei dieser Gelegenheit kann man sich fragen, ob die als funktionell erklärte Störung, die einem Leiden oder einer Störung bestimmter Funktionsabläufe ohne körperlichen Bezug entspricht, von seiten des Patienten nur dem Wunsch entspricht – also eine Art Signal bedeutet –, den Psychiater zu vermeiden.

Der analytisch geschulte Gruppenleiter führt die Gruppe, die er sich mit Phantasien hat beschäftigen lassen, wieder in die Wirklichkeit zurück. Der Arzt verliert als Gruppenteilnehmer seinen Glauben an die absolute Macht des Wissens. Der Kranke seinerseits hört auf, im Arzt eine charismatische Autorität zu sehen. Es kann sich eine echte Beziehung entwickeln.

Indem der sterile Aspekt in der Beziehung verschwindet, können sich Triebe und Antriebe beim Behandelten ebenso wie beim Behandelnden ausdrücken. Wenn es die Ausbildung ihm gestattet, sich dessen bewußt zu werden, kann der Arzt seinen technischen Diagnosemöglichkeiten noch den Wertfaktor einer Beziehung hinzufügen und abwägen, was ihn blockiert oder anregt. Ein großer Schritt wäre damit in Richtung auf eine umfassende Diagnostik getan.

Zur Frage der Gruppenleitung von Balint-Gruppen

D. Eicke

Obwohl M. Balint schon seit 1950 Trainingsgruppen für praktische Ärzte leitete und zahlreiche Publikationen über die Resultate veröffentlicht hat, so hat er meines Wissens kaum Angaben über die Technik der Gruppenführung gemacht. Auch Sigmund Freud hat vergleichsweise sehr viel weniger über seine Technik geschrieben als über die Resultate dieser Technik. Wenn ich hier einen ersten Versuch wage, über die Technik dieser Art von Gruppenführung etwas auszusagen, so beziehe ich mich dabei vorwiegend auf die Beobachtungen, die ich in einer solchen Gruppe unter Balints Leitung machen durfte, sowie auf einige eigene Beobachtungen und auf eine Diskussion mit einer Gruppe von Ärzten anläßlich der Lindauer Psychotherapiewoche. Diese Ärzte hatten alle die Absicht, als Leiter einer neuen Balint-Gruppe anzufangen, und waren alle schon längere Zeit Teilnehmer in Balint-Gruppen gewesen. Einige waren Psychiater, die Mehrzahl waren praktische Ärzte bzw. Allgemeinärzte. Außerdem habe ich Erfahrungen in Balint-Gruppen gesammelt, und zwar in London bei Gosling, Kellnar und Turquet sowie bei Loch und Argelander, denen ich viel verdanke.

Die gleiche Gruppentechnik habe ich nicht nur für praktische Ärzte bzw. Allgemeinärzte, sondern auch in der Schwestern- und Pflegerausbildung – hierüber habe ich mit M. Balint noch diskutieren können – sowie für Gruppen mit Medizinstudenten und mit Priestern angewandt.

Ich bin nicht in der Lage, das didaktische Prinzip der Balint-Gruppen zusammenfassend zu beschreiben. Vielleicht ist es auch gerade ein Vorteil dieser Methode, daß sie ebenso wie die Psychoanalyse sehr viele Fragen offenläßt. Wie jeder weiß, wird in der Balint-Arbeit angestrebt, den Teilnehmern eine Art Selbsterfahrung zu vermitteln, und zwar auf indirektem Wege über die Besprechung des Umgangs mit Patienten sowie unter strenger Auslassung der Analyse der persönlichen Lebensgeschichte der Teilnehmer. Dies ist eine besondere Form der Abstinenz in der Technik der Balint-Arbeit: Es werden keine Deutungen zur persönlichen Lebensgeschichte der Teilnehmer gegeben. Wenn es hin und wieder vorkommt, daß jemand über seine eigenen Kindheitserinnerungen oder über eine eigene Konfliktkonstellation und deren eventuelle Lösung etwas aussagt, so wird dies zwar freundlich angehört und wohlwollend zur Kenntnis genommen, aber nicht direkt kommentiert oder gar interpretiert. Ich halte derartige Vorkommnisse für eine Art Durchbruch von Regression, die man mit Ereignissen aus der Grundstörung (Balint) vergleichen könnte. Es dünkt mich ähnlich dem Beispiel, welches Balint in seinem Buch gibt, wonach eine Patientin in der psychoanalytischen Sitzung einen Purzelbaum machen konnte, welcher für sie ein „existenzielles Erlebnis" bedeutete. Dazu brauchte der Analytiker auch nichts mehr zu sagen. Das Erlebnis spricht für sich selbst.

Die Vermittlung einer solchen Selbsterfahrung dient zur gewissen „begrenzten, aber wesentlichen Umstellung der Persönlichkeit" (Balint), die notwendig ist, um den Patienten nicht mehr als ein zu untersuchendes Objekt – wenn auch mit psychischen Anteilen – zu sehen, sondern die es dem Arzt ermöglicht, die Übertragungs-Gegenübertragungs-Geschehnisse zu „erhorchen" oder zu erspüren. Es versteht sich, daß viel davon abhängt, daß der Gruppenleiter gegenüber der Gruppe eine solche erspürende Haltung selber einzunehmen und so das als Vorbild zu vermitteln vermag, was in Worten doch nur sehr schwer greifbar wird.

Es ist weiterhin bekannt, daß in den Balint-Gruppen die praktischen Ärzten irgendwie etwas über Psychologie, Psychodynamik und Psychosomatik gelehrt werden soll. Aber auch dies geschieht mittelbar über die emotionalen Erlebnisse in der Gruppe anhand von Diskussionen über die Krankengeschichte eines Patienten. Nur sehr selten wird sich der Gruppenleiter vielleicht dazu bringen lassen, aus seinem Wissen den Teilnehmern einige Sätze Theorie zu vermitteln. Ich selber verspüre eine gewisse Neigung dazu; ich unterlasse es aber im Sinne einer Abstinenzregel. Lieber formuliere ich dann für die Gruppe jene Sätze, die ich den eigenen Aussagen der Teilnehmer entnehme, die das, was ich sagen wollte, meist in einfacheren Worten ausdrücken. Heutzutage sind in vielen Gruppen ohnehin Teilnehmer, die in Psychoanalyse belesen sind und die eher zuviel von solchen Lehrmeinungen in die Gruppe einbringen. Manche Begriffe wie Verdrängung, Über-Ich oder Unbewußtes gehören schon längst zur Allgemeinbildung. Wer dafür Interesse hat, kann inzwischen ohne weiteres an den entsprechenden Instituten als Gasthörer teilnehmen oder Fortbildungstagungen besuchen, wie beispielsweise in Lindau.

Schließlich gibt es noch ein weiteres Lernziel, welches zuvor eigentlich gar nicht angestrebt wurde, welches sich aber im Laufe der Zeit als Nebenresultat herausgestellt hat, nämlich die Gruppenerfahrung. Hier ist insbesondere jenes bekannte Phänomen zu erwähnen, daß die Gruppensituation die eigentliche Arzt-Patient-Beziehung widerspiegelt. Dies wurde von M. Balint angesprochen. Die Technik, dieses Phänomen in einer Deutung zu benutzen, wird im Laufe der Zeit durch die Gruppenerfahrung vermittelt. Manche Mitglieder lernen, dieses Phänomen selber zum Verständnis des anstehenden Falles zu benutzen.

Eine weitere Abstinenzregel haben die Teilnehmer am Balint-Gruppenleitertreffen in Lindau herausgefunden. Es muß offenbar vermieden werden, daß der Gruppenleiter selber Patienten der Gruppenteilnehmer zur Therapie oder auch nur zur Diagnostik übernimmt, weil sonst berufliche Rivalitätskonflikte mit Neid, Eifersucht, Autoritätsgläubigkeit und entsprechendem Haß frei werden; die Rivalitätskonflikte sind sehr schwer zu verarbeiten und führen auch leicht zu einer Auflösung der ganzen Gruppe. M. Balint hat zwar Patienten seiner Gruppenteilnehmer in der Tavistock Clinic untersuchen lassen, in welcher er selber tätig war. Er ist aber – soviel ich weiß – nicht selbst als Untersucher dieser Patienten aufgetreten. Im allgemeinen kann es ja auch nicht als Ziel einer Balint-Gruppe gelten, Patienten an den Psychiater zu überweisen; die Balint-Gruppe soll die Allgemeinpraktiker in die Lage versetzen, solche Therapien selber durchzuführen.

Diese Abstinenzregel der Freihaltung von beruflichen Kontakten außerhalb der Balint-Gruppe dürfte der Abstinenzregel der Psychoanalyse entsprechen, wo die Vermeidung privater Kontakte außerhalb der Analyse dringend notwendig ist. Private Kontakte, welche die berufliche Situation nicht berühren, könnten möglicherweise ohne größere Schwierigkeiten erfolgen. Allerdings muß ich zugeben, daß ich in dieser Hinsicht über keine entsprechenden Erfahrungen verfüge.

Nun komme ich zu einigen sehr interessanten Formen der Technik der Leitung von Balint-Gruppen, welche ich – wie sicher viele andere auch – bei Balints Gruppenführung beobachtet habe und die mir seinerzeit lange ein Rätsel geblieben waren. Ich habe zwar M. Balint einmal direkt diesbezüglich angesprochen, aber nur eine ausweichende Antwort erhalten. Erst im Laufe meiner eigenen Erfahrungen mit Balint-Gruppen habe ich diese Technik zuerst schätzen, später vielleicht sogar verstehen gelernt:

Eine Gruppe ist anfänglich – und manchmal auch später – recht unsicher und verlegen, ohne klare Vorstellung darüber, was sie eigenlich diskutieren soll. Die Ärzte haben Widerstände und Autoritätsprobleme. Sie sind von ihrer medizinischen Ausbildung her gewohnt, daß ihnen genau vorgeschrieben wird, was sie zu tun und zu lassen haben. Sie fühlen sich verängstigt und regredieren gegenüber der „unendlichen, unerreichbaren" Aufgabe, irgendwie Psychotherapie zu betreiben; sie glauben wenigstens, es tun zu müssen. Sie wollen natürlich bei der Behandlung eines Patienten keinen Fehler machen, welcher diesem schaden könnte. Sie wollen sich auch vor den Kollegen nicht bloßstellen. Sie ahnen etwas von ihren emotionalen Unsicherheiten und ihrer eigenen Fehleinschätzung. Sie wissen noch nicht, was sie eigentlich zu lernen haben werden, nämlich daß sie gar nicht „Psychotherapeuten" werden sollen, sondern daß sie etwas lernen werden, was ich als „allgemeinärztliche Psychotherapie" bezeichnet habe. Nicht der „große" Gruppenleiter mit seiner psychoanalytischen Praxis soll ihnen als Vorbild dienen, sondern sie werden lernen, daß sie ihre eigenen Wege suchen und finden müssen und daß diese Wege nicht weniger großartig sind als alle Vorstellungen von Psychoanalyse. In einer solchen Situation, in der unsicher und verlegen an der Oberfläche gewissermaßen herumgesprochen wird, ist es oft notwendig, daß der Gruppenleiter mit einer Anleitung hilft und die Gruppe auf ein bestimmtes Thema konzentriert.

Es ist natürlich wichtig, die Gruppe spüren zu lassen, daß sie selber zurechtkommen muß und daß die Teilnehmer ihren eigenen Weg finden dürfen. Es gibt Situationen, in denen man der Gruppe zumuten kann, eine Stunde anscheinend sinnlos und oberflächlich herumzudiskutieren – solange ein gewisser Drang des Suchens nicht verlorengeht –, bis sich schließlich ein Gruppenteilnehmer dazu durchringt, ein heikles Thema anzupacken und der Problematik auf den Leib zu rücken; dies hat dann ein allgemeines Aufatmen und ein aggressives Abreagieren zur Folge. Wie es auch in der Analyse notwendig ist, den Patienten immer wieder auf die Grundregeln aufmerksam zu machen oder immer wieder auf das Arbeitsbündnis (Greenson) hinzuweisen oder einen Widerstand dadurch anzugehen, daß man den Patienten auf ein bestimmtes Thema zurückbringt, so muß auch der Gruppenleiter in der Balint-Gruppe dieser als Hilfs-Ich dienen und z. B. sagen: „Jetzt wollen wir doch mal sehen – was war eigentlich das Problem des Kollegen?" Oder: „Ich meine, wir sollten erst einmal das Autoritätsproblem diskutieren". Er kann auch scheinbar eine Frage stellen: „Wie war das mit den Koliken? Wann sind sie zuerst aufgetreten?" Oder: „... sagten Sie, der Patient war am Sonntag bei Ihnen erschienen?"

Man muß es spüren, wenn die Gruppe sich verloren fühlt und nicht weiß, was sie tun soll, wenn der Widerstand so stark ist, daß ein Thema nicht berührt werden kann, oder wenn die Initiative so sehr nachläßt, daß es quälend für die Gruppe wird. Immer dann sollte der Gruppenleiter nicht zu lange warten, sondern die Verantwortung übernehmen und die Gruppe nötigenfalls in eine konstruktive Richtung drängen.

Zu Beginn einer Sitzung ist es besonders notwendig, der Gruppe klare Entscheidungsmöglichkeiten anzubieten, wie z. B.: „Wollen wir a, b oder c zuerst diskutieren?" Die Hilflosigkeit gegenüber einem Fall kann so ausgeprägt sein, daß es gut tut, den Gruppenleiter etwa sagen zu hören: „Dies ist ein sehr interessanter Fall" oder „Dies ist ein sehr schwieriger Fall" oder sogar ausführlicher: „... ein interessanter Fall, bei dem wir versuchen können herauszufinden, wie man mit einer Situation zurechtkommt, wenn noch andere Kollegen mitbehandeln" oder „... wenn ein Patient sich weigert, die Anordnungen des Arztes zu befolgen". Das in dieser Weise quälende Problem ist schon nicht mehr so beängstigend, wenn es der Gruppenleiter wagt, es in Worte zu fassen; man schöpft dann Hoffnung, daß vielleicht doch etwas daran zu verstehen ist. Nach meinen Erfahrungen besitzen Ärzte ein sehr großes Wissen über die schwierigsten psychologischen Probleme; es gilt nur, ihnen dazu zu verhelfen, dieses Wissen aus der Verborgenheit des Unbewußten und aus der unklar reflektierten Gefühlswelt herauszubringen und in den Dialog mit anderen Kollegen einzubringen. Hier hängt sehr viel vom Vertrauen des Gruppenleiters in die Findigkeit der Gruppenteilnehmer ab, damit er sich nicht selber von den Schwierigkeiten eines Problems einschüchtern läßt; damit er nicht zulange wartet, bis die Gruppe trotz seiner Hilfen die Hoffnung schon aufgegeben hat und sich in der Gruppe eine depressive Verstimmung ausbreitet. M. Balint war trotz seiner Geruhsamkeit immer recht energisch und voller Initiative. Sollte die Gruppe doch einmal in eine depressive Verstimmung geraten sein, so kann es sich als notwendig erweisen, das eigene Versagen einzugestehen und das anstehende Thema als „erst einmal" zu schwierig zurückzustellen und dann der Gruppe die Möglichkeit zu geben, über den Gruppenleiter zu diskutieren. Dies ist eine sehr wichtige Erfahrung, die auch Balint hervorhebt: „Jedes Zögern der Gruppe, Fehler des Leiters bloßzustellen, muß entlarvt werden". Wie in der Methode von Ruth Cohn sollte es den Gruppenmitgliedern ermöglicht werden, jede Störung vorrangig externalisieren zu können. Hier stellt sich dann auch für den analytischen Beobachter heraus, daß es sich gewöhnlich um persönliche Probleme der Gruppenmitglieder im Umgang mit den eigenen Aggressionen handelt. Entsprechendes findet man dabei auch in der Auswahl der vorgestellten Fälle. Wenn es gelingen soll, daß die Gruppenmitglieder einen freien und konstruktiven Umgang mit ihren eigenen Aggressionen erleben und dementsprechend lernen, mit derartigen Problemen ihrer Patienten umzugehen, dann muß sich der Gruppenleiter gleichfalls erlauben, sich selber in der Gruppe frei und aggressiv zu bewegen. Dies bedeutet nicht Kritik, was M. Balint sehr hervorhebt. Vielmehr muß die Gruppe auf ein Problem aufmerksam gemacht werden, gerade dann, wenn es offensichtlich ist, daß die Gruppe dies nicht möchte. Konstruktive Aggression bedeutet hier: keine Schuldgefühle seitens des Gruppenleiters; kein Hineindrängen der Gruppe oder eines Gruppenmitglieds in Schuldgefühle. Hierzu gehört auch, daß der Gruppenleiter bei kritischen Äußerungen der Mitglieder darauf aufmerksam macht, daß der einzelne sagen sollte: „Ich meine – ich finde – ich sehe es so", statt – wie es einer deutschen Unsitte entspricht – „Das ist so – man tut es so" oder gar „Sie sehen das falsch". Eine Aggression ist nur dann konstruktiv, wenn sie Unabhängigkeit vermittelt. Aggressionen, bei denen man mit anderen „als ob" identisch ist oder mit der anonymen Gruppe des „man", wirken immer destruktiv. Meistens genügt es, in einer Gruppe etwa zu sagen: „Ich möchte vorschlagen, daß wir immer *ich* sagen statt *man*." Auch für die weiteren Techniken ist die Aggressionsproblematik eine grundlegende Ursache.

M. Balint hatte zwei Spielregeln, die den Beobachter immer wieder faszinierten:
1) Er hatte die Gewohnheit, einen Bericht zu unterbrechen und mit einer bestimmten Fragestellung die Gruppenmitglieder zu ermutigen, sich Gedanken zu machen, wie sie anstelle des Berichterstatters die Situation eingeschätzt hätten.
2) Er verordnete der Gruppe eine Diskussion, bei welcher der Berichterstatter des Fallbeispiels nicht mitdiskutieren durfte, sondern schweigen mußte. Wenn man diese Technik anwendet, muß man darauf achten, daß die Gruppenmitglieder ihre Rede auch nicht non-verbal an den Berichterstatter richten oder gar Fragen stellen. Dies würde nicht der Spielregel entsprechen; der Gruppenleiter stellt solche Versuche freundlich ermahnend ab. Der schweigende Berichterstatter bedarf häufig eines gewissen Zuspruchs, weil er seine Rolle oft als schwer erträglich erlebt. Diese Maßnahme erwies sich mir immer wieder als ungemein hilfreich. Sie wurde auch in der Diskussion in Lindau als sehr wichtig hervorgehoben. Durch diese Maßnahme wird die autoritäre Struktur, die unser Ausbildungssystem an den Universitäten erzwingt, umgangen, und es wird eine neue Umgangsform erlernt.

In einer Diskussion mit einem Berichterstatter kommt es zwangsläufig immer wieder zu folgenden Verlaufsformen: Entweder wird der Berichterstatter angegriffen, und er verteidigt sich; oder aber der Berichterstatter wird ausgefragt, und er berichtet so über seine Fähigkeiten. Auf diesem Wege kann nichts erfahren werden, was der Berichterstatter nicht schon vorher gewußt hätte. Als dritte Möglichkeit bleibt höchstens noch, daß der Gruppenleiter oder ein Gruppenteilnehmer etwas Unbewußtes in den Aussagen des Berichterstatters feststellen kann und durch Deutung erkennbar macht. Durch dieses Verfahren wird aber nur der Gruppenleiter bzw. der als Coleiter tätige Teilnehmer zur Autoritätsperson. Wenn die Technik der „Diskussion ohne Berichterstatter" angewendet wird, dann können die einzelnen Gruppenteilnehmer ihre Phantasie entfalten. Ich gebe oft und gern direkt die Aufforderung: „Jetzt wollen wir unsere Phantasie anstrengen. Es geht nicht darum, ob wir nun wissen, was mit dem Patienten genau ist, sondern durch den Beitrag, den jeder mit seinen Einfällen leisten kann, werden wir Neues über den Patienten erfahren".

Bei Medizinstudenten, welche oft nur einen ganz winzigen Ausschnitt aus der Krankheitsgeschichte eines Patienten erfahren haben, können mit Hilfe dieser Technik ganz erstaunliche Erkenntnisse erzielt werden. Mit dieser Methode kann aber auch jedes Gruppenmitglied „ermuntert werden zur eigenen Dummheit", wie M. Balint es nennt. Hier wird die von der autoritär strukturierten sich unterscheidende Einstellung sichtbar, deren Verfechter es nicht darum geht, absolut gesichertes Wissen zu vermitteln oder zu erlernen, sondern um das Wagnis, immer wieder neue Entdeckungen auf sich zu nehmen. Hier werden nicht Ärzte geschult, die Patienten weismachen, daß die medizinische Wissenschaft alles ganz genau weiß, daß der Patient schon gesund werden wird, wenn er nur brav gehorcht, sondern hier wird Verantwortung auf alle Beteiligten verteilt. Durch das Zusammenwirken von mehreren Menschen läßt sich mehr erfahren als im Kopf eines einzelnen Menschen gedacht werden kann. Das Resultat bei dieser Technik ist dann, daß der Gruppenleiter selbst durch die Diskussion meist vieles bemerkt oder Neues erlernt, worauf er, wenn er lediglich den Fallbericht zur Kenntnis nähme, allein nicht kommen würde. Es ist im übrigen dann sehr leicht, am Ende der Diskussion nochmals eine Zusammenfassung zu geben. Diese Methode hat immer dann richtig funktioniert, wenn dem Berichterstatter bei der „Diskussion ohne Berichterstatter" plötzlich etwas einfällt, woran er bisher nicht gedacht hatte, was seiner Aufmerksamkeit bei der Untersuchung womöglich schon entgangen war und was die Diskussion dann in einer neuen Richtung weiterführt. Wenn die Gruppe unabhängig vom Berichterstatter in selbständigen Überlegungen diskutieren kann, dann wird die Gruppe schöpferisch. Bleiben die Überlegungen an den Berichterstatter gebunden, d. h. wird er immer wieder in die Überlegungen einbezogen, dann versucht jeder, auf ihn Rücksicht zu nehmen, es sei denn, er soll für die Gruppe als anzugreifender Gesprächsgegner dienen. In beiden Fällen kann sich Aggression aber nur destruktiv entwickeln.

Eine andere Technik, nämlich einen Bericht mittendrin zu stoppen, ist mir selber noch nicht sehr geläufig. Auch hier wird die Phantasie stärker angespornt, und die einzelnen Mitglieder bringen oft erstaunliche Ergebnisse zustande. Hierbei wird Rivalität in konstruktiver Weise angeregt. Die Aufmerksamkeit wird auf kleinste Einzelheiten der Interaktion Arzt-Patient gelenkt. Die Ärzte lernen, eine Situation einzuschätzen, auch ohne umfangreichere Kenntnisse der Krankheits- und Lebensgeschichte. M. Balint schreibt: „Der einzelne soll ermutigt werden, Voraussagen zu machen, die man nachprüfen kann". Dazu gehört auch die Aufforderung, am Ende der Diskussion eine Prognose über den weiteren Verlauf zu stellen. Balint meint, daß sich so mehr Selbständigkeit entwickelt, wenn der einzelne sieht, wie verschieden man an dieselbe Sache herangehen kann. Es mindert vor allem die bei Ärzten häufig vorhandene große Angst, es nicht richtig zu machen.

Die Widerstände gegen die Erkenntnisse bisher unbearbeiteter Konflikte oder Probleme – vornehmlich Sexualität und Ödipuskomplex – nehmen in den Trainingsruppen verschiedenste Formen an. Balint beschreibt drei davon:

1) Wenn nach einer Falldarstellung die Diskussion so verläuft, daß der Berichterstatter offensichtlich geschont wird, so empfiehlt Balint, diese Situation verbalisierend zu deuten. Auf diesem Wege wird es in den allermeisten Fällen zu einer Veränderung kommen. Wenn die Schonung des Berichterstatters sehr ausgeprägt ist – starke Furcht vor dem jeweiligen Thema –, wird man auch die Angst vor diesem Thema noch deuten müssen. Diese Deutung kann entsprechend meiner früheren Beschreibung darin bestehen, daß der Gruppenleiter das zu diskutierende Thema nochmals hervorhebt.

2) Schwieriger sei es, so schreibt Balint, wenn der Berichterstatter im Übermaß kritisiert wird. Balint sieht darin eine Tendenz, den Berichterstatter zu isolieren; in diesem Fall sollten die Unterschiede in der Arbeitsweise zwischen der Gruppe einerseits und dem kritisierten Berichterstatter andererseits herausgestellt werden. Nach meinen Erfahrungen bezieht sich diese Reaktion der Gruppe weniger auf den betroffenen Berichterstatter selbst als auf den Gruppenleiter. Es ist ein bekanntes Gruppenphänomen, daß ein Gruppenmitglied stellvertretend für den Gruppenleiter angegriffen wird. Es muß also herausgefunden werden, welche Übertragungsebene hier eine Rolle spielt und was eigentlich gemeint sein kann. Besonders schwierig ist es, wenn es sich auf eine Aktivität des Gruppenleiters bezieht, die außerhalb der Gruppe stattfand. Über einen solchen Tatbestand sollte man sich vor allem dann Gedanken machen, wenn nur ein Teil der Gruppenmitglieder sich so kritisch verhält. Wenn die gesamte Gruppe daran teilnimmt, so hat entweder der Berichterstatter oder sein Patient eine Gewohnheit aufgezeigt, zu der auch der Gruppenleiter neigt.

Übermäßige Kritik kann auch entstehen, wenn ein unbewußtes Aggressionsproblem in dem betreffenden Fall besonders heftig ansteht. Dann kommt es aber nicht nur zu Aggressionen gegenüber dem Berichterstatter, sondern auch zwischen anderen Gruppenmitgliedern untereinander. Hier wird dann lebhaft das anstehende Problem ausagiert und bearbeitet; es eignet sich gut zur Verdeutlichung des Falles im Spiegel der Reaktion der Gruppe.

3) Eine dritte Reaktion beschreibt Balint in Verbindung mit der vorhergehenden, und zwar, daß die Gruppe auf den Berichterstatter uninteressiert und unkooperativ reagiert. Hier handelt es sich nach meiner Erfahrung um eine Reaktion auf den Berichterstatter. Als Technik hat sich mir hier bewährt, dem betroffenen Berichterstatter zu helfen. Es handelt sich in diesem Falle um eine Reaktion der Gruppe, welche die Hilfe des Leiters geradezu herausfordert. Die Gruppe fühlt sich nicht stark genug, dem betroffenen Berichterstatter zu helfen, niemand wagt es. Das kann natürlich verschiedene Gründe haben. Entweder ist das Problem des Berichterstatters sehr schwerwiegend, oder die Gruppe will die Fähigkeit des Gruppenleiters austesten. Dessen Hilfestellung kann etwa so aussehen, daß er sagt: „Ja, das ist eine schwierige Geschichte, mit der uns Herr X konfrontiert"; oder aber er ermuntert die Gruppe, dem Berichterstatter bei seinem Problem zu helfen; oder er greift unter Umständen direkt ein und gibt ausnahmsweise eine Deutung über die Schwierigkeiten bei dem vorgestellten Patienten.

Die letzten beiden Probleme erinnern mich sehr an die Flucht-, Kampf- und Widerstandsreaktion, wie sie Bion beschrieb, und ich glaube, daß wir hier mehr mit der Ebene der Grundstörung (M. Balint) konfrontiert werden als mit der ödipalen Ebene. Das dürfte auch der Grund sein, weshalb Deutungen hier nicht hilfreich sind, sondern vielmehr eine direkte Reaktion des Gruppenleiters als Hilfs-Ich benötigt wird. Die letzte von mir angegebene technische Maßnahme, nämlich daß die Problematik des Patienten gedeutet wird, ist ja im Grunde keine Deutung der Gruppe. Sie ist eine Reaktion des Gruppenleiters als Hilfe für die Gruppe. Allerdings wird hier der Gruppe gegenüber auch angesprochen, daß sie es nötig hat, diese helfende Deutung zu bekommen, und einzelne Gruppenteilnehmer werden bestimmte Schwierigkeiten – ähnlich denen des Patienten – bei sich selbst bemerken und darüber nachdenken.

Eine ander Widerstandsform, die ich kennengelernt habe, ist das Ausweichen auf ein nebensächliches oder eigentlich gar nicht zum Fall gehöriges Thema. Hier heißt es, die Gruppe vorsichtig – falls sie es nicht von selbst bemerkt – auf das Phänomen aufmerksam zu machen und, wie schon geschildert, das Thema für die Gruppe herauszustellen. Manchmal muß man dies penetrant über längere Zeit wiederholen, weil der Widerstand so groß ist. Natürlich muß es hierbei offensichtlich sein, daß die Gruppe Angst vor dem Hauptthema hat, sonst würde der Gruppenleiter die andernfalls evtl. notwendige Diskussion des Nebenthemas unterbinden. Manchmal kann ein solches Nebenthema auch sehr fruchtbar sein. Balint hat hier vorgeschlagen, in weiteren Fallbesprechungen der nächsten Sitzungen vielleicht gerade nur solche Fälle auszusuchen (Anruf bei Nacht, Überweisungen an Kollegen, Honorarprobleme usw.)

Wenn die Widerstände gegenüber bestimmten Themen, die überhaupt nicht zur Sprache kommen, allzu groß sind, so hat es sich bewährt, der Gruppe vorzuschlagen, die ersten drei Fälle der Sprechstunde vorzustellen. Mir ist noch eine weitere Widerstandsform aufgefallen, die das Ausweichen auf Prinzipien oder auf allgemein konventionelles Verhalten betrifft. Es kommt immer wieder vor, daß Mitglieder überflüssige Fragen stellen oder Bemerkungen machen, die wenig hilfreich sind. Manchmal bemerkt man dabei eine untergründige, aggressiv-attackierende Tendenz gegen den Gruppenleiter. Dies ist z.B. der Fall, wenn ein Gruppenteilnehmer bei seiner Meinung verharrt oder penetrant immer wieder Fragen vorbringt. Zumindest handelt es sich hierbei um Abwehrmechanismen gegenüber dem Gruppenprozeß. Hier hat sich mir eine bei M. Balint beobachtete Verhaltensweise bewährt, nämlich den Betreffenden direkt zu fragen, was er mit seiner Frage oder seiner Aussage beabsichtige. Es stellt sich dann sehr rasch heraus, daß gar keine bewußte Absicht dahinter steckt, zumindest keine weiterführende Tendenz. Der Frager will nur die Frage beantwortet wissen. Wenn die Gruppe bemerkt, daß hier kein den Erkennungsprozeß weiterführender Weg gesucht wird, so verliert dieser Teilnehmer rasch das Interesse an dieser Frage bzw. Antwort; der Betreffende selbst merkt meistens schnell, daß er hier etwas versucht, was weder ihm noch sonstwem nützt.

Man kann auch den Fragesteller auffordern, er solle doch lieber seine Phantasien vorbringen, wie er es sich selbst die Probleme vorstellt und was ihm dazu einfällt. Hinter Fragen kann sich oft heimliche Kritik verstecken, die nicht versteckt bleiben sollte. Gar nicht selten ist die Kritik sogar recht konstruktiv, und der Frager ist einfach nur zu unsicher gewesen. Hierher gehört auch die Aufforderung des Gruppenleiters, ungenaue Formulierungen zu präzisieren.

Als letztes gilt es noch, sich Gedanken zu machen über die Handhabung der Übertragung der Gruppenmitglieder auf den Gruppenleiter sowie der Gruppenmitglieder untereinander. Mein Eindruck bei allen von mir erlebten Gruppen ist der, daß es vermieden wird, diese Übertragung direkt anzusprechen oder gar zu deuten. Ich meine, wenn es für alle Gruppenmitglieder offensichtlich ist, daß ein bestimmtes Übertragungsgeschehen im Augenblick eine wesentliche Rolle spielt, dann sollte sich der Gruppenleiter nicht scheuen – was auch für die Gruppenmitglieder gilt –, darüber zu sprechen. Hier geht es nicht mehr um eine Deutung; es geht vielmehr darum, sich zu einem bestimmten Gruppengeschehen eindeutig als zugehörig zu bekennen. Das gleiche gilt für Übertragungsphänomene zwischen einzelnen Gruppenmitgliedern. Die Verständigung über das Übertragungsphänomen geht zuerst meist non-verbal vor sich, falls nicht jemand gewissermaßen „zum Spaß" schon davon spricht. Wenn der Gruppenleiter bei dieser non-verbalen Verständigung sich gleichfalls als Verstehender non-verbal mitteilt, dann ist das Aussprechen eigentlich selbstverständlich geworden. Danach kann die Gruppe ohne weiteres wieder zur Tagesordnung, zum Arbeiten an den Patientenproblemen übergehen. Eventuell kann der nächste vorgestellte Fall den Übertragungsmodus noch verdeutlichen.

Es handelt sich ja allemal um allgemein menschliche Probleme, die nicht ausschließlich bei Patienten vorkommen. Derartige allgemein menschliche Probleme gibt es ebenso bei gut selbstanalysierten, erfahrenen Psychoanalytikern. Dies kann man ganz besonders als Teilnehmer an einer Gruppe für Gruppenleiter erleben. Die Mitglieder in einer Balint-Gruppe sollen ja den bewußten Umgang mit Problemen lernen und nicht etwa, daß sich irgendeine problemlose menschliche Stufe der Vollkommenheit erreichen lassen könnte.

Literatur

Balint M (1955) Psychotherapeutische Ausbildung des praktischen Arztes. Psyche 9:370
Balint M (1957) Der Arzt, sein Patient und die Krankheit. Klett, Stuttgart
Balint M (1958) Psychotherapeutische Ausbildung des Medizinstudenten. Psyche 12:73
Balint M (1968) Erfahrungen mit Ausbildungs- und Forschungsseminaren. Psyche 22:679
Balint M (1970) Therapeutische Aspekte der Regression. Die Theorie der Grundstörung. Klett, Stuttgart
Balint M, Balint E (1962) Psychotherapeutische Techniken in der Medizin. Huber, Bern; Klett, Stuttgart
Balint M, Gosling R, Hildebrandt P (1966) Study of doctors. Tavistock Publ, London
Bion WR (1961) Experiences in groups. Tavistock Publ, London [dt. Übers. (1971) Erfahrungen in Gruppen. Stuttgart, Klett]
Eicke D (1972) Vom Einüben der Aggression. Kindler, München
Eicke D (1972) Medical students and their conflicts weith medical institutions. In: Hopkins P (ed) Patient-centered medicine. Regional Doctor Publ, London
Eicke D (1973) Allgmeinärztliche Psychotherapie. In: Der Körper als Partner. Kindler, München
Greenson R (1973) Technik und Praxis der Psychoanalyse. Klett, Stuttgart
Heigl-Evers (1962) Konzepte der analytischen Gruppen-Psychotherapie. Vandenhoeck & Ruprecht, Göttingen
Luban-Plozza B, Pöldinger W (1973) Der psychosomatische Kranke in der Praxis, 3. Aufl. Springer, Berlin Heidelberg New York Tokyo

Bemerkungen zum Verhältnis zwischen Balint-Methode und Schulmedizin. Balint-Arbeit und Psychopharmaka

W. Pöldinger

Wenn wir davon absehen, daß es heute bereits Balint-Gruppen für Pädagogen, Theologen, Juristen und Psychologen gibt, so muß betont werden, daß sich die Zielgruppe für M. Balint v. a. aus praktizierenden Allgemeinärzten und praktizierenden Fachärzten verschiedener, nichtpsychiatrischer Disziplinen zusammensetzt. Bei dieser Zielgruppe hat er versucht, neben der naturwissenschaftlich orientierten Befunddiagnostik eine psychologisch bzw. tiefenpsychologisch orientierte Beziehungsdiagnostik einzuführen. Dies mußte auch schon durch gewisse äußerliche Merkmale der Balint-Arbeit dargestellt werden, so z. B. dadurch, daß bei der Besprechung von Krankengeschichten auf die üblichen schriftlichen Aufzeichnungen verzichtet werden muß. Mit der Einführung der Beziehungsdiagnostik wird für diese Ärzte eine neue Betrachtungsweise, nämlich die psychologische bzw. tiefenpsychologische eingeführt. Man muß sich aber vergegenwärtigen, daß die tiefenpsychologische Betrachtungsweise eine der möglichen Betrachtungsweisen ist, die natürlich andere Betrachtungsweisen nicht ausschließt. Zu diesen anderen Betrachtungsweisen gehört z. B. die typische medizinisch-biologische, jedoch auch die an der Lerntheorie orientierte, verhaltensorientierte Betrachtungsweise; ferner auch eine vorwiegend philosophische Betrachtungsweise, wie wir sie aus den Fragestellungen der Daseinsanalyse oder der Logotherapie kennen. Dabei muß man sich indes im klaren sein, daß man sich für die Balint-Arbeit ebenso wie für andere spezielle Betrachtungsweisen einer Methode bedienen muß, bei der unvermeidlich ist, daß andere Betrachtungweisen ausgeschlossen werden. Dieses Ausschließen anderer Betrachtungsweisen kann aber nicht bedeuten, daß diese irrelevant sind. So wird z. B. bei der Balint-Arbeit versucht, die medizinisch-biologisch-naturwissenschaftliche Betrachtungsweise weitgehend auszuschließen; das heißt aber ganz bestimmt nicht, daß sie unerheblich ist oder übergangen werden kann. Selbstverständlich sind auch Verdrängungen und deren Bewußtmachungen sowie Außenprojektionen oder Rationalisierungen nur dann möglich, wenn das Gehirn biologisch funktioniert, d. h. wenn sich Impulse in den Ganglienzellen elektrisch ausbreiten und von Ganglienzelle zu Ganglienzelle auf biochemische Weise übertragen werden. Bei der tiefenpsychologischen Betrachtungsweise kann man diese – ansonsten wichtige – Ebene außer acht lassen. Ähnliches gilt natürlich auch für lerntheoretische oder kommunikationstheoretische Betrachtungsweisen bzw. Tatbestände. So konnte beispielsweise die Verhaltenstherapie den Beweis erbringen, daß die Befürchtungen der Tiefenpsychologen einfach nicht eintreffen, nämlich daß es durch die Beseitigung von Symptomen durch Verhaltenstherapie lediglich zur Symptomverschiebung komme. Ja, es ist sogar so, daß heute auch Tiefenpsychologen anerkennen, daß für monosymptomatische Phobien die Verhaltenstherapie eine überlegene Methode ist. Wenn wir dies versuchen zusammenzufassen, dann können wir feststellen, daß sich die Balint-Methode einer ganz bestimmten tiefenpsychologischen Betrachtungsweise bedient, und zwar sehr zum Vorteil von Ärzten und Patienten; es sei nochmals betont, daß es sich aber nur um eine Betrachtungsweise handelt und nicht etwa darum, die anderen Betrachtungsweisen oder Tatbestände zu negieren; bei den primären Zielgruppen für die Balint-Arbeit ist die Gefahr der völligen Außerachtlassung anderer Aspekte auch kaum zu befürchten. Ganz anders stellt sich die Situation bei der Balint-Arbeit mit Psychologen dar, die natürlich von der Ausbildung und von ihren späteren beruflichen Möglichkeiten her nur allzu geneigt sind, die biologische Ebene zu verdrängen; diese Tendenz wird auch dadurch verstärkt, daß es Psychologen ja verboten ist, Psychopharmaka zum Zwecke einer biologischen Beeinflussung zu verordnen. Dies gilt, obwohl die Placeboforschung gezeigt hat, daß gerade bei den psychotropen Pharmaka die Placebowirkung bzw. die psychologische Wirkung vieler Medikamente allein schon etwa ein Drittel der Wirkung ausmacht.

Gruppenleiter

Auch von den Gruppenleitern her stellt sich die Frage, ob sie zur Verabsolutierung der psychologischen bzw. tiefenpsychologischen Ebene neigen. Ärztliche Fachpsychotherapeuten werden eher dazu neigen als z. B. in Balint-Arbeit erfahrene Allgemeinpraktiker, welche später selbst Gruppenleiter werden. Dies ist auch der Grund, warum praktische Ärzte und verschiedene nichtpsychiatrische Fachärzte mit Psychologen eher ungünstige Erfahrungen gemacht haben, weil diese eben Schwierigkeiten haben, sich in die doch weitgehend naturwissenschaftlich verankerte medizinische Denkungsart einzuleben. Psychiater haben es hier wesentlich einfacher: sie werden – sofern sie tiefenpsychologisch orientiert sind und an der Balint-Arbeit Interesse zeigen – natürlich nie ihren ausbildungsbedingten, biologisch-naturwissenschaftlichen Background verleugnen.

In der Balint-Gruppe zu besprechende Arzt-Patient-Beziehungen

Praktische Ärzte und nichtpsychiatrische Fachärzte haben zunächst einmal Schwierigkeiten, auf ihre Aufzeichnungen zu verzichten und sich auf das Geschehen zu konzentrieren, welches die Beziehungen zwischen Arzt und Patient ausmacht. Sie neigen daher auch dazu, über Problempatienten zu berichten, unabhängig davon, ob es sich wirklich um tiefenpsychologisch erklärbare Phänomene handelt oder nicht. Es wird daher immer wieder vorkommen, daß ein Gruppenmitglied über seine Schwierigkeiten mit einem Patienten berichtet, ohne daß die Schwierigkeiten unbedingt auf psychologischem Gebiet liegen müssen, etwa wenn eine endogene Depression nicht erkannt wird und der Arzt beginnt, die zugrundeliegenden Probleme rein psychologisch zu bearbeiten. Ähnliches kann mit einem noch relativ unauffälligen schizophrenen Patienten passieren oder auch bei organischen Störungen. So werden beispielsweise Depressionen im Involutionsalter vielfach vorwiegend als psychologisches Problem im Sinne der „midlife crisis" aufgefaßt, obwohl in diesem Alter auch die

Erstmanifestation einer endogenen Depression provoziert werden kann oder die psychologischen Schwierigkeiten auf ein organisches Versagen zurückgehen können, wie z. B. bei einer beginnenden Hirnatrophie im Sinne der Alzheimer-Erkrankung.

Auswirkungen dieser Faktoren auf die Gruppenarbeit

Nichtpsychologische Probleme von der Diskussion auszuschließen und immer wieder darauf zu drängen, bei den psychologischen Aspekten bzw. Arzt-Patient-Beziehungen zu bleiben, wird einem biologisch und psychologisch gleichermaßen interessierten Psychiater natürlich schwerfallen, und zwar besonders dann, wenn er merkt, daß sich z. B. ein Gruppenteilnehmer nur deswegen mit einem Patienten so schwer tut, weil er nicht erkennen kann oder will, daß sich hinter der Problematik eine endogene Depression verbirgt. Nach dem heutigen Stand des Wissens wäre es auch vollkommen falsch, darauf zu drängen, das Gesamtproblem lediglich als ein psychologisches Problem zu sehen. Ein sowohl psychologisch als auch biologisch orientierter Psychiater wird es sich kaum versagen können und sollte m. E. auch nicht darauf verzichten, das Gruppenmitglied darauf aufmerksam zu machen, daß es vielleicht günstig wäre, den Patienten einmal danach zu fragen, ob er schon früher depressive Phasen gehabt habe und ob Depressionen bzw. mechanische Zustandsbilder oder Selbstmorde schon einmal unter Blutsverwandten aufgetreten seien. Selbstverständlich kann man dazu sagen, daß es sich hier nicht mehr um Balint-Arbeit handelt. Aber ich glaube nicht, daß M. Balint seine Arbeit je so orthodox verstanden hat wie manche seiner Schüler, die es fast schon als ein Vergehen ansehen, wenn man in einer Balint-Gruppe auch nur für kurze Zeit über anderes spricht als über die Arzt-Patient-Beziehung bzw. über die psychologischen Probleme. Aus der Diskussion zwischen Theoretikern und Praktikern hat sich daher auch ein Kompromiß finden lassen, nämlich in einem solchen Falle von einem sog. „Balintoid" zu sprechen.

Wenn wir dieses Problem vom Patienten her sehen, so wäre diesem ja auch wenig gedient, wenn nur wegen einer dogmatisch angewandten Methode verabsäumt würde, ihm die adäquate Therapie zukommen zu lassen. Die Therapie hat in diesem Fall aus einer Mischung zwischen biologisch orientierter Pharmakotherapie und psychologisch orientierter Gesprächs- und evtl. auch kognitiver Therapie zu bestehen.

Ich möchte daher den Titel dieses Kapitels so verstanden wissen, daß vor allem die Betrachtungsweise von seiten des Patienten berücksichtigt werden sollte. Je nach dem vorliegenden Fall wird es für den Patienten einmal wichtiger sein, daß die psychologischen, und ein andermal, daß die biologischen Aspekte im Vordergrund stehen.

Eigene Erfahrungen

Meine Erfahrungen als biologisch und psychologisch gleich interessierter Psychiater erstrecken sich auf verschiedene Balint-Gruppen: gemischte Gruppen mit Allgemeinmedizinern und nichtpsychiatrischen Fachärzten, Gruppen mit Psychiatern, mit Gynäkologen – v. a. im Rahmen einer sexual-medizinisch orientierten Balint-Gruppe, die schon seit 9 Jahren besteht und die wohl besser als „Balintoid" zu bezeichnen wäre –, mit Augenärzten sowie mit Medizinstudenten.

Mir scheint, daß die reine Balint-Arbeit am leichtesten mit Studenten möglich ist. Diesen fällt es relativ leicht, sich von einer Betrachtungsweise auf die andere umzustellen, da sie sich im Rahmen ihres Studiums auf die jeweiligen Betrachtungsweisen ihrer verschiedenen Dozenten rasch einstellen müssen. Auch bei den Allgemeinmedizinern und nichtpsychiatrischen Fachärzten ist es relativ unproblematisch, reine Balint-Gruppen zu führen; doch gebietet es manchmal die Verantwortung gegenüber den Patienten, die von den Mitgliedern der Balint-Gruppe behandelt werden, gelegentlich einige nichtpsychologische, nämlich differentialdiagnostische oder therapeutische Gesichtspunkte zu erörtern.

Besonders wertvoll waren für mich die Erfahrungen, die ich seit nunmehr 9 Jahren in einer an der Balint-Methode orientierten Gruppe im Rahmen des sozialmedizinischen Dienstes der Universitätsfrauenklinik Basel sammeln konnte. Gleichzeitig mit der Einrichtung einer sexualmedizinischen Sprechstunde begann ich ein Seminar über Sexualmedizin, Tiefenpsychologie und Verhaltenstherapie; dieses Seminar führte ich später in eine an Balint orientierte Gesprächs- und Supervisionsgruppe über, die man wohl mit Recht als „Balintoid" bezeichnen könnte. Es muß allerdings auch gesagt werden, daß v. a. zu Beginn eine nichtklassische Balint-Arbeit erforderlich war, während sich die Tätigkeit mit den Jahren einer klassichen Balint-Arbeit näherte. Aber es war immer wieder einmal notwendig, einen organischen Befund zu erörtern oder auch einmal über endokrinologische Probleme zu sprechen. Die Gespräche mit den Teilnehmern dieser Gruppe haben mir auch gezeigt, daß es wahrscheinlich zu Kommunikationsschwierigkeiten geführt und Unverständnis hervorgerufen hätte, wenn ich mich auf eine strikte Balint-Arbeit zurückgezogen hätte.

Schließlich möchte ich noch auf eine seit 6 Jahren bestehende Demonstrations-Balint-Gruppe im Rahmen des alljährlichen Balint-Treffens in Ascona hinweisen; in dieser Gruppe, die ich gemeinsam mit W. Schultz-Zehden, Augenarzt in Berlin, leite, sind überwiegend Augenärzte vertreten. Interessanterweise ist es hier ziemlich leicht möglich, reine Balint-Arbeit zu machen. Dies hängt wahrscheinlich damit zusammen, daß die Gruppe relativ homogen ist und die Einstellungen gegenüber den Problemen kaum divergieren; insbesondere besteht die sich wohl aus der Geschichte des Faches ergebende übereinstimmende Ansicht, daß die Beziehungsdiagnostik kein Ersatz für die Befunddiagnostik ist, sondern lediglich eine Erweiterung derselben darstellt.

Die Erörterung psychopharmakologischer Probleme

Die ausschließliche Erörterung psychopharmakologischer Probleme in der Balint-Arbeit bzw. während der Arbeit im Rahmen von „Balintoiden" ist selten. Sie ergibt sich meist dann, wenn Teilnehmer der Gruppe vermuten, daß sich hinter der körperlichen Symptomatik ein seelisches Problem verbirgt und sich dann aber herausstellt, daß es sich möglicherweise um eine nicht erkannte endogene Depression im Sinne einer larvierten Depression handeln könnte. Die Bezeichnung larvierte Depression ist ja keine Sonderdiagnose, sondern ein didaktisches Prinzip, welches helfen soll, endogene Depression zu entdecken, die sich hinter körperlichen Symptomen verbergen. Wenn dann der Gruppenteilnehmer keine Ahnung hat, wie man derartige Depressionen behandelt, dann ist es manchmal nötig und nach meinen Erfahrungen keineswegs störend, ganz kurz über psychopharmakologische Probleme zu sprechen; ja es kann sogar hilfreich sein, weil es dazu führt, daß die Teilnehmer sich erneut bewußt werden, daß die psychologische bzw. tiefenpsychologische Betrachtungsweise eine unter anderen möglichen Betrachtungsweisen ist. Es wird dadurch der Gefahr einer Psychologisierung von biologischen Problemen entgegengewirkt, und dies ist sicher ganz im Sinne des Arztes M. Balint. Meinungsverschiedenheiten über diese Aspekte haben sich bisher nur in der Diskussion mit Psychologen ergeben, selten mit Ärzten und dann nur mit solchen Ärzten, die sich praktisch nur noch als reine Psychotherapeuten betrachten und erleben.

Wenn sich bei der Diskussion solcher Probleme, welche ja meistens sehr kurz ist, Widerstände zeigen, dann kommen sie meist von jenen Gruppenteilnehmern, die eben gerade vor der Gefahr der Überpsychologisierung medizinischer Probleme rechtzeitg gewarnt werden müssen. Denn, um es noch einmal zu betonen, die Beziehungsdiagnostik ist eine enorm wichtige Angelegenheit, die nur deswegen forciert werden muß, weil die tradionelle medizinische Ausbildung leider überwiegend organbefundorientiert ist. Daraus ergibt sich aber schon sehr deutlich, daß die Beziehungsdiagnostik kein Gegensatz zur Befunddiagnostik ist, sondern nur eine Ergänzung derselben sein kann.

Zusammenfassung

Balint-Arbeit unter Ärzten ist unbedingt notwendig und für die Ärzte ebenso wichtig wie für die Patienten. Eine Gefahr der Balint-Arbeit besteht aber darin, sie zum Dogma zu machen. Nach meinen Erfahrungen ist es unmöglich, eine Balint-Gruppe aufzubauen, ohne sie besonders am Anfang auch gelegentlich als Selbsterfahrungsgruppe arbeiten zu lassen. Dies widerspricht im Grunde der Definition der reinen Balint-Gruppe. Nach meiner und nach der Erfahrung vieler Kollegen ist es aber gleichfalls wichtig – gerade um einem Ausschließlichkeitsanspruch entgegen zu wirken –, in der Balint-Arbeit darauf hinzuweisen, daß es auch andere, notwendige und sinnvolle Betrachtungsweisen gibt. Es ist für mich irrelevant, ob es andere Balint-Gruppenleiter gibt, welche aus einem die Psychotherapie belastenden Dogmatismus heraus solche Hinweise ablehnen. Dennoch bin ich immer für diesbezügliche Diskussionen dankbar, weil ich daraus noch jedesmal etwas gelernt habe. Aber, und dies soll ein Bekenntnis sein, mir geht es primär nicht um mein Ansehen bei Kollegen, sondern um deren Bedürfnisse und in erster Linie natürlich um die Bedürfnisse der Patienten.

Es ist daher für mich eine rein akademische Frage, ob man das von mir empfohlene Vorgehen als Balint-Arbeit oder als „Balintoid" bezeichnet. Bestärkt werde ich in meiner Ansicht durch die moderne Psychotherapieforschung, die ja immer mehr zeigt, wie unwichtig eigentlich die Therorie bzw. – um einen

Fachausdruck zu gebrauchen – die Metapsychologie ist und wie sehr es auf die Persönlichkeiten ankommt, die sich begegnen, sowie auf die Art und Weise der Begegnung. Ich habe es einmal als das Wesentliche in der Therapie bezeichnet, daß ein „kontrolliertes Engagement" vorhanden ist, d.h. ein emotionales Engagement, welches aber durch Erkenntnisse, Erfahrungen und Erlebnisse immer wieder kritisch in Frage gestellt werden muß. Sowohl das Engagement als auch die Erkenntnisse, Erfahrungen und Erlebnisse sind wichtig, damit die Beziehung eine therapeutische Beziehung ist und bleibt.

Diese Ausführungen möchte ich mit folgender Überlegung beschließen: Ich habe mich oft gefragt, warum relativ viele Therapien oft zu wenig erfolgreich verlaufen. Kommt dies nicht vielleicht daher, daß so viele Psychotherapeuten in der Begegnung mit ihren Patienten nicht das suchen, was zu finden ist, sondern leider oft nur das, was sie finden wollen?

Literatur

Heim, E (1981) Konsequenzen für die Praxis aus der Psychotherapieforschung der letzten Jahre. Psychother med. Psychol 31:144-150

Kielholz P, Pöldinger W, Adams C (1981) Die larvierte Depression. Ein didaktisches Konzept zur Diagnose und Therapie somatisierter Depressionen. Deutscher Aerzteverlag, Köln

Pöldinger W (1977) Pharmako- oder Psychotherapie bei Problempatienten in der Praxis? Ther Umsch 8:560-563

Pöldinger W (1977) Psychosomatische Medizin in der Praxis. Wien Med Wochenschr 127:68-72

Pöldinger W (1980) Probleme der psychotherapeutischen Fortbildung für praktische Aerzte. Schweiz Aerztez 61:2238-2239

Pöldinger W, Mall-Haefeli M (1984) Neun Jahre sexualmedizinische Sprechstunde am Sozialmedizinischen Dienst der Universitätsfrauenklinik Basel. Méd Hyg 42:1139-1145

Pöldinger W, Weiss G (Hrsg) (1983) Beziehungsdiagnostik und Beziehungstherapie. Wo stehen wir heute. Springer, Berlin Heidelberg New York Tokyo

Gegenübertragungsprobleme des Balint-Gruppenleiters

W. L. Furrer

Aspekte der psychologischen Situation des Gruppenleiters

In den Gruppenleiterseminaren, die wir Psychiater in der unvergeßlichen Zusammenarbeit mit M. Balint in Sils (Engadin, Schweiz) Jahr um Jahr während einer Woche erleben durften, fühlten wir auf eine oft bedrängende Weise die Vielschichtigkeit von Problemen fachlicher und emotionaler Art, die sich dem Leiter einer Balint-Gruppe stellen. Indem wir von Balint die Technik der Gruppenleitung lernen wollten und zugleich unbewußt die Lösung all unserer emotionalen Probleme als Balint-Gruppenleiter erwarteten, machten wir ihn zu einer Art mystischer Vaterfigur. Allerdings braucht nicht verschwiegen zu werden, daß der Meister selbst ein wenig zu dieser Mystifizierung beitrug, und dies, wie mir schien, nicht ungern. So hörte ich ihn in Anspielung auf sein Verhältnis zu uns mehr als einmal sagen: „Ich bin eben das große Tier". Andererseits aber stellte Balint mit seinem ausgesprochenen Willen zur Wahrhaftigkeit sich und uns immer wieder an die Grenzen der Realität.

Die Grenzen seiner eigenen Möglichkeiten konnte er gelegentlich in der ihm eigentümlichen lakonischen Weise mit einem Satz abstecken; so, wenn er auf unsere Frage nach seinem methodischen Vorgehen in der Großgruppe, bezugnehmend auf den an diesem Tag referierenden Arzt, brummte: „Ich konnte nichts machen – er war stärker". Damit hatte Balint unser sachlich-technisches Problem auf die subjektive, emotionale Ebene verwiesen. Er ließ uns auf diese Weise fühlen, daß auch der große, erfahrene Meister mit Gegenübertragungsproblemen zu kämpfen hatte. In einem privaten Gespräch kam die Rede auf die Zeitdauer einer Balint-Gruppenarbeit. Ich fragte Balint, um einen konkreten Anhaltspunkt für meine eigene Tätigkeit zu bekommen, wie viele Jahre seine erste Balint-Gruppe mit ihm gearbeitet habe. „Sie arbeitet immer noch! Aber das ist *mein* Problem."

So lernten wir im Umgang mit unserem Lehrmeister und aufgrund der eigenen Erfahrung als Balint-Gruppenleiter die Tatsache akzeptieren, daß die Gegenübertragungsprobleme zur Balint-Gruppenarbeit unausweichlich gehören. Allmählich wuchs auch die Überzeugung, daß es falsch wäre, die Gegenübertragungsprobleme als Gruppenleiter wie eine Störung zu behandeln, die man bekämpfen oder gar ausmerzen sollte. Meine Bemühungen gingen vielmehr dahin, die Gegenübertragung besser zu verstehen und als ein eigentliches psychologisches Arbeitsinstrument zu handhaben; dies führte schließlich zur Ausarbeitung einer besonderen Methode für die Selbstkontrolle bei der Gegenübertragung. Die Gegenübertragung kann dann wie das Salz in der Suppe wirken, das auch nur dann stört, wenn es unkontrolliert verwendet wird.

Für jeden Leiter einer Balint-Gruppe stellt sich das spezifische Problem, daß er in Verbindung mit seiner technisch-rationalen Aufgabe, welche medizinisch-psychologische und tiefenpsychologische Kenntnisse und Erfahrungen voraussetzt, immer auch das Instrument seiner Persönlichkeit funktionsgerecht zur Verfügung halten und adäquat einsetzen muß, um gute Arbeit zu leisten. Im Gegensatz zum Chirurgen, der während des Operierens seine eigenen Emotionen weitgehend ausblendet, damit sie seine technisch-rationale Arbeitsweise nicht beeinträchtigen, muß der Gruppenleiter während der Balint-Gruppenarbeit in besonderer Weise mit seinen emotionalen Reaktionen in Fühlung bleiben und die leisesten Regungen wahrnehmen; er soll sie als Signal für unbewußte Prozesse im Arbeitsgeschehen der Gruppe verstehen und auswerten können. Er fühlt sich somit der Forderung Freuds verpflichtet, daß in der psychoanalytischen Arbeit die eigene Gegenübertragung jedesmal erkannt und überwunden werden muß, damit der Analytiker wirklich frei sein kann.

Der Balint-Gruppenleiter muß also die besondere Fähigkeit entwickeln, unbewußte Geschehnisse nicht nur bei den Gruppenteilnehmern (Übertragung), sondern auch in seinem eigenen Innern (Gegenübertragung) erleben, wahrnehmen und kontrollieren zu können. Diese differenzierte psychologische Selbstwahrnehmung ist erfahrungsgemäß für den Balint-Gruppenleiter ein feineres Instrument zur Gewinnung des notwendigen Überblicks als die verstandesmäßige Kontrolle des Gruppengeschehens. Wäre er sich seiner eigenen in der Balint-Gruppenarbeit aktualisierten unbewußten Tendenzen nicht genügend bewußt, so würde er im Spannungsfeld der Gruppensitzung zu falschen Reaktionen verleitet. Er vermöchte nicht mehr, seine bei aller äußeren Zurückhaltung doch entscheidende steuernde Leiterfunktion zielgerecht auszuüben.

Im folgenden sollen nun zuerst einige typische Gegenübertragungsprobleme des Balint-Gruppenleiters aufgezeigt werden. Anschließend wird eine neue Methode zur Selbstkontrolle der Gegenübertragung des Gruppenleiters dargelegt, welche sich für das Bewußtmachen der Gegenübertragung in der Balint-Gruppe und für eine differenzierte Anwendung der Gegenübertragung als psychisches Arbeitsinstrument als wertvoll erwiesen hat.

Die Gegenübertragungsprobleme des Balint-Gruppenleiters umfassen vier Bereiche:
a) Funktionsspezifische Gegenübertragungsprobleme (durch die Ausübung der Leiterfunktion in der Balint-Gruppe induzierte Gegenreaktionen des Gruppenleiters).
b) Personspezifische Gegenübertragungsprobleme (die von der Persönlichkeit und dem Verhalten des referierenden Arztes ausgeösten unbewußten Reaktionen).
c) Themenspezifische Gegenübertragungsprobleme („Der Fall". Die durch den vorgestellten Patienten und seine Lebensproblematik evozierten unbewußten Reaktionen).
d) Gruppenspezifische Gegenübertragungsprobleme (durch die Zusammensetzung, Größe, Milieu und Eigenart der jeweiligen Balint-Gruppe evozierte unbewußte Verhaltensmuster).

a) Funktionsspezifische Gegenübertragungsprobleme

Eine der wesentlichsten Funktionen des Balint-Gruppenleiters besteht in der Aufgabe, die *Arzt-Patient-Beziehung zu erhellen* und die Kollegen für die *unbewußten* Aspekte des Verhaltens von Arzt und Patient zu sensibilisieren. Dieses Ziel scheint von uns Analytikern in der Balint-Gruppe eindeutig und gradlinig verfolgt zu werden. Wir wissen um die in der Gruppe zu erwartenden Widerstände gegen das *Bewußtmachen,* namentlich wo es um die Gegenübertragung des referierenden Arztes gegenüber seinen Patienten geht. Wenn die Widerstände gegen das Aufdecken unbewußter Tendenzen besonders hartnäckig werden, so ärgern wir uns über die Gruppe. In dieser Situation ist es ratsam, nach innen zu forschen: Ist nicht etwas Unkontrolliertes in mir selber, was den Widerstand der Gruppe verstärkt? Gar nicht selten werden wir Gruppenleiter nämlich unbewußt zu Komplizen des Widerstands der Gruppe, weil bei uns ähnliche abgewehrte Tendenzen anklingen (z. B. narzißtische Kränkung durch einen klagenden Patienten, den zu heilen wir uns zutrauen und der statt des erwarteten therapeutischen Erfolgs eine entmutigende Symptomatik entwickelt).

Die *diagnostische* Funktion des Balint-Gruppenleiters aktiviert manchmal eine unbewußte Fehleinstellung des lauernden, kritisch argwöhnischen Beobachters. Er versucht auf diese Weise die unmittelbare emotionale Beteiligung, v. a. das Ergriffenwerden, abzuwehren. Auch können ins Unbewußte abgedrängte Ressentiments gegen frühere Lehrer dazu beitragen, eine unkooperative Atmosphäre des Lehrens und Gelehrtwerdens in der Gruppe zu schaffen.

Das *Zuhörenkönnen* ist eine Leiterfunktion, welche sehr komplexer Natur ist. Sie umfaßt Neugier, emotionale Offenheit, Anteilnahme, Fantasie, psychisches Organisieren von Material, Werten, Unterscheiden des Wesentlichen vom Unwesentlichen, Intuition, den Wechsel von Einfühlung und kritischer Distanz, Indentifikation, Empathie, Geduld. Ein derart differenziertes Zuhörenkönnen war Balint in hohem Maß eigen. Als wir unserem Erstaunen über das gute Gedächtnis des bald Siebzigjährigen Ausdruck gaben, erkärte der ehemalige Internist Balint diese Fähigkeit mit einem Vergleich: Beim Auskultieren des Herzens hört man als Anfänger zuerst alles mögliche, unausgewählt und durcheinander, das Knistern der Brusthaare, das Rauschen im eigenen Ohr, Geräusche der Umgebung und Herzgeräusche. Mit zunehmender Übung und Erfahrung hört man selektiv; man lernt, nur noch das Wesentliche zu hören, während alles andere durch einen unbewußten Selektionsprozeß ausgefiltert wird.

Die bei uns Balint-Gruppenleitern verbreitete latente Tendenz, der alles wissende Beherrscher aller Probleme und der souveräne Meister in jeder Situation zu sein, führt zu einer Gegenübertragung auf die Gruppe, welche die eben beschriebene Funktion des offenen Zuhörenkönnens empfindlich stört. Sie verleitet zu einem allzu raschen rationalen Verstehenwollen und zu einem überstürzten Konzeptualisieren, wodurch gerade jenes vielschichtige und differenzierte Zuhörenkönnen eingeengt wird. Durch das vorschnelle Konzeptualisieren wird die Beziehung des Leiters zur Gruppe verändert in Richtung auf das

Ringen um sein (als richtig empfundenes) Konzept. Automatisch werden dann anregende, ergänzende, weiterführende Interventionen der Gruppenteilnehmer unbewußt im Sinne einer Gegnerschaft gegen den Leiter gewertet und von diesem abgewehrt statt integriert. Anstelle der Kooperation entsteht dann eine Kampfsituation.

Die im engeren Sinne *psychoanalytische* Funktion des Balint-Gruppenleiters führt gerne zu den zwei folgenden Gegenübertragungsreaktionen:

Einerseits unterliegt der Leiter der in der Gruppe vorhandenen Neigung, bei schwierigeren psychologischen Problemen des Kranken – und mit dem Kranken – den Gruppenleiter als letzte Zuflucht und als Retter und Erlöser in allen Nöten zu sehen; irrationale, unbewußte Erwartungen statten ihn mit magischen Fähigkeiten aus; wenn der Leiter diesem Trend unterliegt, so überfordert er sich selbst. Er ist dann versucht, mehr zu leisten, zu wissen und der Gruppe zu bieten, als ihm im Rahmen seiner begrenzten Fähigkeiten möglich ist. Wenn ich an die Situationen in der Silser Balint-Großgruppe zurückdenke, so fällt mir auf, wie selten von einem Gruppenleiter (mich selbst schließe ich dabei ein) zu hören war: „Das weiß ich nicht – hier weiß ich auch nicht weiter – das habe ich übersehen – der Fall liegt für mich noch im Dunkeln – wenn ich als Fachpsychiater diesen Patienten zu übernehmen hätte, so wüßte ich nicht, ob ich ihm wesentlich helfen könnte" u. ä.

Andererseits löst die psychoanalytische Funktion in der Balint-Ärztegruppe beim Leiter manchmal unbewußte Schuldgefühle dem Praktiker gegenüber aus. Der Psychoanalyiker hat sich ja der allgemeinen Medizin, die er einmal wie die anwesenden Kollegen studiert hat, entzogen. Er hat als Spezialist eine Sonderstellung, die ihn von vielen Belastungen, Mühsalen und Umtrieben verschont, denen namentlich der Landarzt ausgesetzt ist. Er hat zwar seine der psychoanalytischen Arbeit eigenen und auf andere Art schweren Belastungen. Doch bleibt die Tatsache bestehen, daß er vor jenen Komplikationen geschützt ist, die die Tätigkeit des Allgemeinpraktikers im Unterschied zu seiner analytischen Praxis kennzeichnen. Die Konfrontation mit jener anderen Arztwelt, die er verlassen hat, wird durch die Vorstellung konkreter Fälle in der Balint-Gruppe wirklichkeitsnah. Wenn sie unbewußt dem Praktiker gegenüber Schuldgefühle beim Gruppenleiter auslöst, so entsteht eine negataive Gegenübertragung, die die Abwehr der Schuldgefühle des Leiters durch unbewußtes Bagatellisieren und Entwerten des Praktikers zur Folge hat.

Bei der Betrachtung der funktionsspezifischen Gegenübertragungsproblematik geht es nicht um zahlenmäßige Vollständigkeit. Ich habe in erster Linie jene Probleme herausgearbeitet, welche in der Beurteilung der Grundsituation bisher wenig diskutiert worden sind. Die bekannten, wie die mit der Ausübung der allgemeinen Leiterfunktion sowie der Steuerung des Gruppenprozesses usw. zusammenhängenden Gegenübertragungsprobleme, brauchen hier nicht gesondert ausgeführt zu werden.

b) Personspezifische Gegenübertragungsprobleme

Die Persönlichkeit des referierenden oder im Balint-Gruppenkreis mitarbeitenden Arztes kann beim Leiter mannigfache Gegenübertragungsreaktionen auslösen. Der Autoritäre, der Narzißtische, der Depressive, der Hysterische, der Ängstlich-Hilflose, der Schizoide, der Zwanghafte, der Fils-à-papa (das Muttersöhnchen) und andere – sie alle haben eine verschiedene emotionale Bedeutung und unbewußte Wirkung beim Leiter. Manchmal liegt es ausgesprochen an dieser personspezifischen Gegenübertragungsproblematik, daß ein Analytiker in seiner Funktion als Balint-Gruppenleiter besonders angeregt oder gestört wird.

c) Fallspezifische Gegenübertragungsprobleme

Das Aufrollen eines konkreten Einzelschicksals im Kreise der Balint-Gruppe läßt durch Empathie und Identifikation mit dem Patienten, mit Personen seiner Umgebung und mit dem behandelnden Arzt eine Fülle individueller Probleme in der Person des Leiters anklingen. Kindheitskonflikte werden mobilisiert, aktuelle Probleme seiner beruflichen oder privaten Situation vermischen sich mit dem „Fall". Auch dem erfahrenen Psychoanalytiker ist es nur bis zu einem gewissen Grad möglich, seine unbewußte Gegenübertragungsreaktionen wahrzunehmen und unter bewußter Kontrolle zu halten. Auch er hat seine blinden Flecke, seine subjektiven Einseitigkeiten der Wahrnehmung und des Interesses, seine mit der eigenen Lebensgeschichte verknüpften Formen der Abwehr unbewußter Konflikte. Dies ist der Grund, warum der Balint-Gruppenleiter auf Kontrolle angewiesen ist, wenn er seine komplexe Funktion optimal ausüben will.

Diese Kontrolle erhält er ausdrücklich und reflektiert, wenn er sein bewußtes und unbewußtes Verhalten in der Gruppe mit andern Balint-Gruppenleitern besprechen kann, die an der Sitzung teilgenommen haben. In der Kleingruppe ist es der Koleiter, in der Großgruppenformation in Sils sind es verschiedene Balint-Gruppenleiter, welche im Leiterseminar den Verlauf der Arbeit mit ihm zu durchleuchten suchen. Die Möglichkeit, *sich selbst* ein Stück weit auf unbewußte Gegenübertragungsreaktionen hin zu prüfen, ist mit der Methode gegeben, welche ich im dritten Teil dieser Arbeit darstellen werde.

Eine indirekte und spontane Kontrolle seiner Gegenübertragung wird ihm durch das Feedback der Gruppe, mit der er arbeitet, gegeben. Nur ist die Aufnahme und das sachliche Verwerten dieser Informationen erschwert durch die instinktiven Absicherungen, die der Balint-Gruppenleiter gegen die ihm mißliebigen Rückmeldungen unbewußt eingebaut hat.

Damit kommen wir auf den vierten Bereich der Gegenübertragungsprobleme des Gruppenleiters zu sprechen

d) Gruppenspezifische Gegenübertragungsprobleme

Die Balint-Gruppe ist für den Leiter ein sensibel reagierendes Organ. Sie gibt ihm sowohl Anerkennung als auch Kritik seiner Arbeit. Bedarf er unbewußt allzusehr jener Selbstbestätigung, die er früher als Kind, als er vor einer Gruppe auftreten mußte (sei es in der eigenen Familie, in der Schulklasse oder im Kreis der Kameraden), zu wenig erhielt, so wird er Kritik abwehren. Er wird sie entweder autoritär unterdrücken oder durch einen unbewußten Vermeidungsprozeß nicht recht wahrnehmen, oder er wird von der Kritik zu stark betroffen und verunsichert. Hat er ein unadäquat hohes Ich-Ideal oder ein zu starres Über-Ich, so wird er die – oft indirekten – Anzeichen von Anerkennung und Wertschätzung aus der Gruppe zu wenig deutlich wahr- oder ernstnehmen, dafür aber um so stärker von kritischen, mißtrauischen oder abwertenden Reaktionen beeindruckt und gelähmt werden.

Die Angst des Leiters vor der eigenen Verunsicherung in Situationen, die er nicht vorausberechnen, überschauen und beherrschen kann, ist naturgemäß am größten in der Konstellation der Großgruppe. Dort kommt zu den Risiken, welche allein schon durch die Schwierigkeit des Falles, der Arzt-Patient-Beziehung und der inneren Gruppe gegeben sind, noch eine erhebliche Komplizierung der psychologischen Lage des Leiter hinzu. Die Großgruppe bedeutet für sein unbewußtes Erleben weit stärker eine persönliche Bedrohung als eine Hilfe, während sie auf der realen Ebene oft in vielfältiger Weise positiv an der Arbeit beteiligt ist.

Die Gegenübertragungsreaktion, die aus dem Nichtertragen von Verunsicherung und aus der dadurch bedingten Angst vor unberechenbaren Einflüssen resultiert, fördert eine negative Beziehungskonstellation zur Großgruppe. Diese wird dann unbewußt als Störenfried, als Verstärker des Widerstands der Kleingruppe, als eine anonyme Schar lauernder Feinde behandelt. Damit wird die grundlegende Einstellung des Leiters, Psychotherapie in der Balint-Gruppe als ein *gemeinschaftliches* Werk zu erleben und zu praktizieren, überdeckt. Seine Bereitschaft und Neugier, von den Kollegen auf dem Land, den Internisten, Chirurgen, Gynäkologen usw. eine andere Art des Verständnisses und des Umgangs mit dem Kranken zu lernen, die er weder in seiner Lehranalyse noch in seiner Praxis entwickelt hat, die für ihn eine persönliche Erweiterung und auch technisch hilfreiche Ergänzung sein kann, wird durch die Gruppenübertragung blockiert.

Ein weiteres gruppenspezifisches Problem resultiert aus der Tatsache, daß in der Großgruppe eine der wenigen Situationen gegeben ist, in denen der Leiter unter der direkten Kontrolle von kompetenten Fachkollegen arbeitet. In Sils sitzen in der äußeren Gruppe eine ganze Reihe von Balint-Gruppenleitern und andern Psychoanalytikern. Durch ihre Beobachter- und Kontrollfunktion wird der Leiter bei jedem einzelnen seiner Schritte während der Arbeit in Frage gestellt. Seine berufliche Identität steht auf dem Spiel. Objektiv entsteht eine Situation des Befragtwerdens, des wertfreien Fragens nach dem Wie, Was, Warum, Wozu? Subjektiv hingegen hat die Konfrontation mit den Fachkollegen, die für das Unbewußte leicht zu mächtigen Koryphäen der Wissenschaft hinaufstilisiert werden, manchmal eher den beunruhigenden Aspekt des Fragwürdigwerdens. Als Gegenübertragungsreaktion werden von daher alte Rivalitätskonflikte der Kindheit und der Adoleszenz heraufbeschworen. Gelegentlich kommt es zu einem Rivalitätskampf zwischen dem Leiter und den „Koryphäen" im äußeren Kreis, in welchem unbewußt eine Konkurrenz im archaischen Exhibitionismus ausgetragen wird. So bemerkten wir in Sils, nachdem für eine Großgruppensitzung die Abmachung getroffen worden war, daß die Analytiker nur sparsam eingreifen sollten, folgendes unbewußt motivierte Spiel: Wenn ein Analytiker aus dem äußeren Kreis dennoch ein Votum abgab, so stand jedesmal ein zweiter Analytiker auf und „doppelte nach". Der erste hatte wohl aus dem Gefühl heraus gehandelt, daß eine Intervention von seiner Seite höchst wichtig sei – er wollte den Leiter übertrumpfen – und wurde sogleich von einem Rivalen übertrumpft.

Nach den Erörterungen der Gegenübertragungsprobleme des Balint-Gruppenleiters können wir nun zur Darstellung jener Methode übergehen, die dem Leiter eine *Selbstkontrolle seiner Gegenübertragung* in der Gruppenarbeit ermöglicht.

Eine Methode zur Selbstkontrolle der Gegenübertragung des Leiters

Die Methode zur Selbstkontrolle der Gegenübertragung vermittelt dem Leiter Einsichten in seine unbewußten Haltungen der Gruppe gegenüber. Der besondere Vorzug dieser Methode liegt darin, daß sie schon *vor Beginn der Sitzung* eingesetzt werden kann. Damit ist eine rechtzeitige Korrektur verdrängter Fehleinstellungen möglich. Die Methode nimmt nur wenig Zeit in Anspruch; sie ist somit auch für unter Zeitdruck stehende Gruppenleiter anwendbar. Es handelt sich, bildlich gesprochen, um einen *analytischen Detektor* (nicht unähnlich einem Geigerzähler) *für verborgene Gegenübertragungserscheinungen* des Gruppenleiters der Balint-Gruppe gegenüber. Das Grundprinzip beruht auf der Induktion eines spontanen, unreflektierten Soziogramms der möglicherweise eintretenden psychodynamischen Gruppenkonstellationen in der bevorstehenden Balint-Sitzung. Diese Akutalisierung unbewußter Erwartungen des Leiters läßt sich auf folgende Weise herbeiführen:

Man setzt sich vor Beginn der Gruppensitzung hin, zeichne auf ein Blatt Papier einen Kreis und notiere in diesen Kreis blitzschnell die Gruppenmitglieder in der *zeitlichen Reihenfolge* und in der *räumlichen Anordnung,* in der sie einem einfallen. Diese bildliche Niederschrift der unbewußt vom Gruppenleiter erwarteten Beziehungskonstellationen muß so rasch wie möglich hingeworfen werden, damit bewußte Einflüsse und reflexive Stellungnahmen nicht störend hineinspielen können. Das Resultat ist eine immer wieder überraschende, oft erstaunlich andersartige Gruppenkonstellation als jene, die bei ruhig besonnenem, kritisch reflektierendem Vorausdenken entstehen würde. Es liegt damit eine bildliche Niederschrift von unbewußten Einstellungen des Gruppenleiters zu den einzelnen Gruppenmitgliedrn vor; sie läßt sich noch wesentlich differenzieren, wenn folgende Gesichtspunkte gesondert beachtet werden:

Erstens notieren wir durch einfachste Zeichen wie + (plus) und − (minus) die *begleitenden Gefühlsvalenzen* bei der Vorstellung von jedem einzelnen Gruppenteilnehmer (welche durchaus nicht mit der zeitlichen Reihenfolge zu korrelieren brauchen; ein einem zuerst einfallendes Mitglied kann z. B. im Moment der Aufzeichnung als unsympathisch empfunden werden). Diese Sympathie- oder Antipathiegefühle repräsentieren die affektive Valenz des jeweiligen Gruppenmitglieds für das Unbewußte des Leiters.

Zweitens ist für die eigene Einstellung des Leiters zur Balint-Gruppe das *Vergessen* eines Gruppenmitgliedes immer ein Befund von wesentlicher Bedeutung. Ich habe z. B. die verschiedenen Teilnehmer der Reihe nach notiert und merke am Schluß, daß ein Teilnehmer fehlt. Aber sein Name will mir nicht sogleich einfallen. Diese unbewußt motivierte Fehlleistung ist ein untrügliches Zeichen einer momentanen emotionalen Abwehr gegen den Betreffenden. Die Kollegen, welche über ihre Erfahrungen mit der neuen Methode berichten, sind durchwegs überrascht, daß das unbewußte Vergessen eines Gruppenmitglieds viel häufiger vorkommt, als sie erwarteten, und daß es besonders aufschlußreiche Einsichten in eigene unbewußte Einstellung der Gruppe gegenüber vermittelt. Das Aufdecken solcher unbewußter Gegenübertragungsreaktionen und das analytische Verstehen ihrer psychodynamischen Bedeutung kann den Gruppenprozeß therapeutisch ganz wesentlich im positiven Sinn beeinflussen.

Betrachten wir noch einige weitere Merkmale des Verfahrens: Bei der *zeitlichen* Abfolge, der einem einfallenden Namen sind zwei Faktoren besonders zu erörtern: die Zäsur im zeitlichen Ablauf und die Untergruppenbildung.

Unter *Zäsur* verstehe ich jeden auffälligen Einschnitt in den kontinuierlichen Ablauf der einem einfallenden Gruppenmitglieder; es entsteht z. B. nach den ersten fünf Namen eine kleine Stockung oder Pause, bis mir weitere Kollegen in den Sinn kommen. Eine solche Zäsur ist das Anzeichen einer deutlich unterschiedlichen unbewußten Einstellung zu den folgenden Gruppenmitgliedern gegenüber den zuerst erinnerten. Die Qualität sowie die besondere psychodynamische und inhaltliche Bedeutung dieser unbewußten Einstellungsunterschiede kann dann im Einzelfall mit Hilfe der freien Assoziation genauer eruiert werden. Aber die Zäsur – als formales Indiz – hilft dem Leiter, auf *qualitative* Unterschiedlichkeit einer emotionalen Beziehung zu bestimmten Gruppenteilnehmern aufmerksam zu werden und damit neue Aspekte der unbewußten Gruppenkonstellation in den Blick zu bekommen.

Wenn mehrere Zäsuren eintreten, so kommt es zur *Untergruppenbildung*. Solche unbewußt gebildeten Untergruppen sind besonders aufschlußreich, wenn sie der bewußten Vorstellung des Balint-Gruppenleiters über die betreffenden Teilnehmer widersprechen. Er kann auf besondere gemeinsame Aspekte im Verhalten oder in den unbewußten Einstellungen der Personen dieser Untergruppen stoßen, die ihm sonst entgangen wären (z. B. eine unbemerkte Verstärkung des Widerstands in der letzten Sitzung, inflationistische Ansprüche an die Gruppe usw.). Der Gruppenleiter kann aber auch auf eigene unbewußte Tendenzen aufmerksam werden, die durch einen psychischen Aspekt, der den Ärzten dieser Untergruppe gemeinsam ist, repräsentiert werden.

Bei der *räumlichen* Anordnung im Teilnehmerkreis ist der *psychologische Stellenwert des Sitzplatzes in bezug auf den Leiter* für dessen aktuelle unbewußte Einstellung zu den einzelnen Mitgliedern aufschlußreich: Wer wird ihm gegenübergesetzt (ein besonders aktiver oder passiver, ein als Opponent empfundener Teilnehmer, ein besonders bevorzugter oder besonders abgelehnter Kollege), wer sitzt zu seiner Rechten und zu seiner Linken (dies sind meist die Adlati, die Vertrauten oder Verbündeten), wer gerät in den toten Winkel, d. h. an die Stelle des Zweiten linker und rechter Hand (das sind oft unbewußt Gefürchtete oder den Gruppenleiter gegenwärtig nicht besonders interessierende Ärzte, die zu vernachlässigen er Gefahr läuft)?

Ein weiterer Vektor des Verfahrens ergibt sich durch das *Einbeziehen des Gruppenleiters in die Notation der Reihenfolge* der Gruppenteilnehmer.

Schreibe ich mich nämlich selbst in den Kreis der Ärzte ein, und zwar in eben dem Moment, in welchem mir meine Person in den Sinn kommt, so ergibt sich eine der Untersuchung werte Beziehung zwischen der psychologischen Verfassung des unmittelbar vorher notierten Mitglieds und des Gruppenleiters. Ich möchte aufgrund meiner bisherigen Erfahrungen sagen, daß dieser Vektor einen Hinweis abgibt, daß die gegenwärtige Ich-Konstellation des Leiters mit derjenigen des vor ihm notierten Mitglieds eine besondere – wenn auch vielleicht nur temporäre und akutelle – Ähnlichkeit hat. Der der Notierung des Leiters unmittelbar vorausgehende Kollege ist z. Z. beispielsweise subdepressiv oder zwanghaft eingeengt, ist besonders kontaktfreudig oder unterschwellig ärgerlich gegen die Gruppe; er ist mißtrauisch, kritisch oder ausgesprochen ängstlich oder von selbstsicherer Zuversicht. Die Notierung des Gruppenleiters unmittelbar *nach* diesem Gruppenteilnehmer gibt dem Leiter möglicherweise spezifischen Hinweis auf analoges Eigenes in seiner aktuellen Persönlichkeitsdisposition innerhalb dieser Balint-Gruppe. Ich gebe diese Interpretation als vorläufige Mitteilung; es sind zweifellos noch weitere Forschungen nötig, um die Bedeutung des soeben beschriebenen Vektors zu klären.

Damit habe ich in Kürze einen Detektor zum Aufspüren von Gegenübertragungsreaktionen des Balint-Gruppenleiters vorgestellt und habe verschiedene Aspekte dieses kleinen Hilfsmittels herausgearbeitet. In der Praxis geht dies, was hier durch zergliedernde Beschreibung etwas kompliziert tönen mag, ganz einfach zu. Der entscheidende Vorteil der Methode liegt darin, daß sie *vor* der Balint-Gruppensitzung eingesetzt werden kann. Damit ermöglicht sie eine rechtzeitige Kontrolle und Korrektur der Gegenübertragung des Leiters, was den Verlauf der kollegialen Gruppenarbeit wesentlich in positivem Sinn beeinflussen kann.

Die verschiedenen Aspekte der Methode lassen sich wie folgt zusammenfassen:

Übertragung und Gegenübertragung in der Balint-Gruppe werden als funktionale Einheit von unbewußten zwischenmenschlichen Prozessen aufgefaßt. Der Leiter muß seine Gegenübertragung erkennen und steuern, um in der Gruppenarbeit emotional offen zu sein. Hier wird eine gezielte, klar umschriebene Methode zur Kontrolle seiner Gegenübertragungsreaktionen dargestellt. Das Grundprinzip beruht auf der Induktion einer spontanen, unreflektierten Fantasie über die bevorstehenden psychodynamischen Konstellationen in der Balint-Gruppe. Der Leiter notiert vor der Sitzung in einem Kreis blitzschnell die Gruppenmitglieder in der zeitlichen Reihenfolge und in der räumlichen Anordnung, in der sie ihm einfallen. Damit erhält er ein Soziogramm seiner unbewußten Einstellungen zu den verschiedenen Kollegen der Gruppe; dieses schließt mehrere Vektoren in sich, deren Zusammenspiel Gegenübertragungsreaktionen in differenzierter Weise zu erkennen gestattet.

Die wichtigsten Vektoren dieses Detektors zum Aufspüren von Gegenübertragungsreaktionen sind:
1) zeitliche Reihenfolge, in der einem die Gruppenmitglieder einfallen;
2) räumliche Anordnung in der Gruppe und in bezug auf den Gruppenleiter;
3) affektive Valenz der einzelnen Teilnehmer für das Unbewußte des Leiters (Sympathie, Antipathie, Ambivalenz etc.);

4) Untergruppenbildungen;
5) Vergessen von Teilnehmern;
6) Stellung des Gruppenleiters innerhalb der Reihenfolge der Mitglieder.

Literatur

Walter L. Furrer: Objektivierung des Unbewußten. Huber, Bern, 1969.
Neue Wege zum Unbewußten. Huber, Bern, 1970
Gruppenpsychotherapie (in: Gestörte Beziehungen. Walter, Olten, 1973)

Wirkungen der Balint-Gruppe auf Teilnehmer und Gruppenleiter*

H.-K. Knoepfel

Ärztliche Arbeit wird nach ihrem Nutzen für den Kranken beurteilt. So sieht man auch den Wert des Werkes von M. Balint in der Förderung psychoanalytischen Wissens und der Anwendung dieser Prinzipien auf die völlig andere Situation des Hausarztes. Da die Mehrheit der psychisch Kranken nie zum Psychiater kommt, sondern vom Hausarzt behandelt wird, kommen dank den Balint-Gruppen viele Patienten in den Genuß besserer Behandlung. Es zeigt sich auch, daß nicht wenige psychisch Leidende nur vom Hausarzt, nicht aber vom Fachpsychotherapeuten behandelt werden können. Seelisch Kranke sind die größte einheitliche Gruppe in der ärztlichen Praxis. Über ihre Häufigkeit gibt es zahlreiche Untersuchungen. Auch bei vorsichtiger Schätzung muß man mit einem Viertel aller Kranken rechnen, die vorwiegend an mitmenschlichen Schwierigkeiten leiden. Aber auch viele anscheinend rein körperlich Kranke haben mitmenschliche Schwierigkeiten und können besser behandelt werden, wenn man ihre Beziehungsstörungen nicht vernachlässigt.

Balint forderte eine vollständige Diagnose („over all diagnosis"), die sowohl körperliche wie auch seelische Aspekte, also den ganzen Menschen einbeziehen sollte, nicht nur die abstrakte Krankheit. Er kommt so zu einer „patient centered medicine" und bleibt nicht am „objektiven Krankheitsbild" hängen. Die Arzt-Patient-Beziehung wird in dieser Arbeitsweise zum zentralen Werkzeug, damit zugleich auch das Verständnis für unbewußte Konflikte und deren Abwehr.

Über die Erfolge dieser Arbeitsweise wurde schon viel berichtet, von Balint selbst und seinen Schülern. Eigenständige Weiterentwicklungen seiner Schule haben sich gebildet, und das Fehlen von Richtungskämpfen weist auf die gesunde Basis dieser neuen Arbeitsweise hin. Der Erfolg von Balints Werk steht heute fest. Als Gruppenleiter stellt man neben der besseren Behandlung von Patienten immer wieder positive Auswirkungen auf den Arzt und den Gruppenleiter fest, die bisher kaum systematisch dargestellt und bedacht wurden. Auch bei meinen Ausführungen handelt es sich erst um vorläufige Erfahrungen. Schon in Balints Büchern wird mitgeteilt, daß sich die Ärzte ihren Problempatienten gegenüber sicherer fühlten, daß es dank besseren Verständnisses leichter war, diesen zu genügen, deren oft schwierige Anforderungen zu erfüllen und sich ihnen nicht zu versagen. Es gilt als Dogma, daß der Arzt seine Hilfe nie verweigern darf. Meines Erachtens wurde dabei nicht immer scharf genug geprüft, wie er dazu fähig sein soll. Bescheidene Idealisten neigen dazu,

---

* Vortrag beim 1. Internationalen Balint-Treffen in Ascona 1973

ihre Fähigkeiten als selbstvertändlich zu betrachten und von andern den gleichen Einsatz zu erwarten. Die zweite Generation muß mit weniger Begabung und Leistungsfähigkeit ihre Aufgabe lösen und muß daher mehr an ihre Arbeitsbedingungen denken. Das Wohlbefinden des Arztes wird wichtiger, wenn die Pionierzeit vorbei ist und eine neue Therapie zur guten Routine werden soll. Verständnis der Arzt-Patient-Beziehung erlaubt es, besser und leichter zu arbeiten. So entsteht ein wesentlicher Gewinn für den Patienten, aber auch für den Arzt und seine Familie.

Die Mitarbeit in Balint-Gruppen macht erfahrungsgemäß die Arbeit des Hausarztes wirksamer, leichter und befriedigender. Auch erleben die Kollegen eine Beruhigung ihrer Praxis. Psychogene Notfälle gehen zurück; Hausbesuche werden durch Sprechstundenaussprachen ersetzt und sind nur noch in somatischen Notfällen nötig. Die gute Arzt-Patient-Beziehung gestattet nicht selten, akute psychische Notsituationen zuerst einmal telefonisch etwas zu lindern und dann im Gespräch in der Praxis zu lösen. Die größere Freiheit und Überlegenheit im Umgang mit den Patienten macht viele unbewußte Abwehrmechanismen des Arztes gegenüber fordernden Patienten unnötig und vermindert das Gefühl, von den Patienten ausgebeutet zu werden. Da in den meisten Ländern Honorarbeziehungen zwischen Arzt und Patient bestehen, zeigt sich dieses Gefühl nicht selten in Klagen über ungenügende Bezahlung. Die Gruppenarbeit zeigt, daß solche Klagen häufig von Ärzten stammen, die nicht wagen, angepaßte Rechnungen aufzustellen. Wenn – wie in der Schweiz – die hausärztliche Psychotherapeie von der Krankenkasse bezahlt wird, ist es besonders grotesk, wenn ein Hausarzt nicht wagt, seine Zeit adäquat in Rechnung zu stellen, und nachher klagt, er werde nicht genügend entschädigt. Solche Fälle sind bei uns häufig und lassen sich in der Gruppenarbeit korrigieren. Sie hängen damit zusammen, daß die meisten Ärzte Hemmungen haben, für ihren Einsatz Geld zu verlangen. Die gleiche Schwierigkeit zeigt sich bei den Terminen der Behandlung. Wenn der Arzt zu seinen zeitlichen Möglichkeiten und Begrenzungen steht, ist der Patient meist willens und fähig, sich danach zu richten. Wenn der Arzt aber nicht wagt, solche Wünsche zu äußern, Problempatienten am Abend oder samstags sieht, dann wird ihm der Patient nicht antragen, während der Woche zu kommen. Der Arzt kommt unter Druck seiner Familie und in den Konflikt, ein guter Arzt oder ein guter Familienvater zu sein.

Wie gesagt, solche Effekte sind noch wenig systematisch erforscht, aber bekannt. Weniger bekannt sind dagegen die wohltätigen Effekte auf den Gruppenleiter. Es besteht kein Zweifel, daß es gut tut, Balint-Gruppen zu leiten. Ich will bei dieser bewußt unscharfen Formulierung bleiben und zuerst einige Grundlagen über das Wesen der Gruppenarbeit hervorheben, die m. E. zum besseren Verständnis der günstigen Auswirkungen auf Arzt und Gruppenleiter nötig sind. Balints Weg gibt Anlaß, einige Überlegungen über das Wesen der Psychotherapie anzustellen. Tatsache ist, daß verschiedene psychotherapeutische Schulen mit widersprechenden Theorien Erfolge haben. Diese Beobachtung muß zuerst einmal geklärt werden. Sie ist auf folgende Weise zu verstehen: Das Wesentliche am Menschen ist nicht meßbar oder berechenbar; doch muß jede Wissenschaft, die nicht im Beschreiben stecken bleiben will, nach Berechenbarkeit streben. Ein an sich nicht rationaler Gegenstand, der Mensch, muß möglichst rational dargestellt werden, will man zu Vorhersagen und zuverlässigen technischen Ratschlägen kommen. Man kann auch sagen, die Unschärfe des Menschen muß möglichst scharf dargestellt werden. Damit sind wissenschaftliche Theorien im strengen Sinne des Wortes nicht mehr möglich, sondern nur noch Arbeitshypothesen. Man versteht die Forderung Rappaports: die psychoanalytische Theorie müsse systematischer und strikter werden. Eigentlich ist sie eine Sammlung von Arbeitshypothesen, wie die Grundlagen der anderen Schulen auch. Dies erklärt, warum verschiedene Arbeitshypothesen, die alle den Menschen nicht wirklich erfassen können, therapeutische Erfolge gestatten. Die psychoanalytische Theorie ist dabei das System, das am weitesten entwickelt ist. Typisch für diesen Sachverhalt ist die Divergenz aller psychotherapeutischen Theorien. Sie werden immer komplizierter statt einfacher, wie dies für echte rationale Theorien charakteristisch ist. Diese theoretischen Unklarheiten zeigen sich heute sehr deutlich beim Problem des Narzißmus. Das Wort wird nach Rappaport in vier Bedeutungen gebraucht. Balint versuchte mit dem Begriff der *Grundstörung* („basic fault") eine einfachere Formulierung. Zudem konnte er damit auch die fragwürdige Spaltung von Objekt und Subjekt des kartesianischen Denkens überwinden, wie sich schon in seinen frühen Arbeiten über die Mutter-Kind-Beziehung, die *primäre Liebe* („primary love") zeigt.

Will man nun psychoanalytische Prinzipien für den Hausarzt fruchtbar machen, so muß man fähig sein, Psychoanalyse in nichtpsychoanalytischer Sprache zu lehren. Dies begann bei Balint mit wesentlichen Beiträgen zur Psychoanalyse, aber auch zur Ausbildung. Er war einer der ersten, der vor der Lehranalyse als „Superanalyse" warnte, d.h. vor der Vorstellung des restlos von allen neurotischen Elementen gereinigten Analytikers. Er bekämpfte damit eine utopische Forderung, die viel dazu beiträgt, junge wie erfahrene Analytiker zu entmutigen. Von der frühen Mutter-Kind-Beziehung aus gelang es ihm, wesentliche Befunde, v.a. die so entscheidenden Störungen im Selbstbewußtsein, die alle späteren Entwicklungsstufen ungünstig beeinflussen, einfach und doch sachgerecht zu beschreiben. Mit dem Bilde der *philobatischen und oknophilen Verhaltensweise* konnte er wesentliche Selbstheilungsversuche der Grundstörung beschreiben. Er zeigte auch Wege zum Behandeln der tiefen Regression und riet, der Arzt solle sich wie eine Ursubstanz – Luft, Licht, Wasser, Wärme – verhalten, unzerstörbar vorhanden sein und so dem Patienten gestatten, seine Probleme zu lösen. Hinter diesem Ratschlag steckt ein tiefes Vertrauen in die Möglichkeiten des Menschen, sich selbst zu helfen, wenn man ihm ein entsprechendes Klima gönnt. Dieser Optimismus wurde auch immer spürbar in Balints Haltung und ermöglichte es ihm, die hochspezialisierte Psychoanalse für den Hausarzt nutzbar zu machen. Aber dieses Vertrauen gestattete ihm auch, darauf zu verzichten, dem Arzt die psychoanalytische Technik aufzudrängen, den hausärztlichen Kontakt zu einer Kopie der Psychoanalyse zu machen. Der Hausarzt soll seinen eigenen Weg finden. Dazu muß man ihn die psychoanalytischen Grundlagen in einfacher Sprache lehren und ihm gestatten, die notwendigen emotionalen Erfahrungen zu machen. Die Besprechung konkreter Arzt-Patient-Beziehungen und der emotionalen Reaktionen der Ärzte in der Gruppe ermöglichen dies.

Ich muß nun den vermessenen Versuch wagen, das Wesen der Psychotherapie zu umreißen. Der Sinn liegt nur im Entwerfen einer Diskussionsgrundlage. In der frühen Mutter-Kind-Beziehung lernt das Kind durch die Liebe der Mutter, daß es ein liebenswertes Kind sei. Ist die Mutter bestrebt, das Kind zu lieben – die meisten Mütter sind dies – und ist sie innerlich sicher und äußerlich in einer günstigen Situation – die wenigsten Mütter sind es –, dann wird das Kind eine beständige liebevolle Zuwendung erfahren und so ein festes Selbstvertrauen entwickeln. Ist die Mutter kalt, unsicher oder überlastet, so bricht die Zuwendung immer wieder zusammen, und das Kind erlebt sich bald als geliebt und liebenswert, bald als verlassen und nicht liebenswert. Je mehr das Kind nun von seinem Werte überzeugt ist, desto leichter gelingen ihm die kommenden sozialen Auseinandersetzungen. In der Phase der Sauberkeitsgewöhnung wird der Trotz und Kampf mit der Mutter dem selbstbewußten Kind zu einem fröhlichen Spiel, dem unsicheren zu einer todernsten Sache. Die Genitalentwicklung läuft glücklich, wenn gesunde Liebesansprüche gestellt werden. Muß man sich als unliebenswerter Partner jedem Interessenten unterwerfen, so wird die Sexualität zur Bedrohung. Die frühen Entwicklungen determinieren das spätere Verhalten. Erste Lebenserfahrungen werden auf andere Menschen übertragen und beeinflussen spätere Beziehungen. Kann der Arzt diese Beziehungsstörungen erkennen, so vermag er den Patienten besser zu verstehen und kann ihm mehr helfen. Solche Übertragungen können jede Arzt-Patient-Beziehung stören. Kann man sie lösen, zieht der Patient mit Sicherheit daraus Gewinn und dem Arzt wird seine Arbeit leichter werden, wie die Praxis zeigt.

Nun entwickelt aber jedes Kind besondere Methoden, mit übergroßer Angst umzugehen, sie abzuwehren. Es kann sich mit einem Gegner identifizieren, es kann eigene Aggressionen nach außen projizieren, es kann den Affekt isolieren und so rein rational und angsfrei über Konflikte sprechen. Es können Affekt und Inhalt verdrängt oder somatisiert werden. Mitmenschliche Not wird in der Sprache des Körpers, also psychosomatisch, ausgedrückt. Gelingt es dem Arzt, die abgewehrten Konflikte zu verstehen, so werden Symptome oft unnötig. Der Patient, der mit funktionellen Kopfschmerzen keine Chance hat, kann z. B. seine dahinter verborgene Eheproblematik mit dem Arzt besprechen und vielleicht lösen oder besser ertragen. Der Arzt wird nicht frustriert durch nutzlose symptomatische Therapie, sondern kann wirklich helfen und spürt die entsprechende Befriedigung. Eine mühsame symptomatische Therapie wird zum anregenden Einsatz.

Übertragungen und Abwehrmechanismen sind aber zwei Säulen der Psychoanalyse. Die dritte ist die Lehre von der kindlichen Sexualität. Dabei wird aber – was immer wieder zu Mißverständnissen führte – Sexualität psychoanalytisch nicht nur als Betätigung der Genitalorgane verstanden, sondern als „Liebe im allgemeinen". Die menschliche Entwicklung wird so zu einer Reifung der Liebesfähigkeit, die es dem Menschen dann gestattet zu arbeiten und zu genießen. Man könnte auch sagen, Arbeit und Genuß fallen beim reifen Menschen weitgehend zusammen, Arbeit soll Freude machen und Freude soll schöpferisch sein. Diese drei Entdeckungen Freuds bilden die Grundlage jeder Psychotherapie, die dem Menschen zur Entfaltung und Entwicklung verhelfen will und sich nicht damit zufriedengibt, ihn durch Konditionierung besser an seine Umgebung anzupassen. Kann man dem Hausarzt diese drei Elemente vermitteln, so gewinnt er die Grundlagen, um seine eigene Arbeitsweise im Umgang mit Patienten zu erarbeiten. Vermittlung dieser Elemente bedingt aber Miterleben. Rein rational ist dies nicht möglich.

Balint betont für seine Arbeit die Notwendigkeit einer gewissen, emotionalen Entfaltung des Arztes. Sein Verständnis muß wachsen, seine Toleranz, die Fähigkeit zu verstehen, ohne zu verurteilen, und – wenn ich etwas hinzufügen darf – auch die Fähigkeit, sich selbst und seine Möglichkeiten anzunehmen, sich nicht zu überfordern und vom Patienten ohne Schuldgefühle denjenigen Beitrag zu erbitten, den auch der Arzt braucht, um helfen zu können. Das heißt Bemühen und Mitarbeit, Respektieren der zeitlichen Grenzen und Zahlung eines angemessenen Honorars. Lernt der Arzt in der Gruppe den Patienten und sich selbst besser zu verstehen und anzunehmen, so kann er eher helfen und leichter arbeiten.

Die „Droge Arzt" wird gekonnt und wohldosiert eingesetzt und nicht romantisch verschwendet. Dabei besteht je nach Patient und Arzt sowohl die Gefahr zu großer Distanz wie auch zu großer Nähe. Die richtige Gestaltung der Arzt-Patient-Beziehung verlangt Berücksichtigung von Übertragung, Abwehr und Entwicklung der Sexualität im Sinne der Liebesfähigkeit. Distanziert sich der Arzt, so hilft er wenig. Es hilft aber auch nichts, wenn der Arzt sich für den Patienten aufopfert. Wenn die Interessen beider Partner gewahrt sind, haben wir eine reife Beziehung mit optimaler therapeutischer Wirksamkeit. Diese ist allerdings ein Ziel der Behandlung und kann nicht im voraus verlangt werden. Wäre der Arzt nicht bereit, zuerst ein Opfer zu bringen, so würde er vom Patienten verlangen: „Werden Sie zuerst gesund und kommen Sie dann in meine Behandlung." So wird die hausärztliche Psychotherapie – wie jede analytisch orientierte Psychotherapie – zu einer zweiten Chance der Entwicklung, welche Mängel der ersten Chance, der Entwicklung bei Mutter und Vater, ausgleichen kann. Durch die richtige Zuwendung des Arztes können Lücken im Selbstvertrauen wenigstens teilweise ausgefüllt werden. Wo die Grundstörung („basic fault") nicht zu beheben ist, kann man lernen, mit ihr zu leben, auch mit einer Narbe vollwertig zu sein und sich so zu fühlen. Besteht keine Grundstörung, können spätere Schwierigkeiten bedeutend leichter behoben werden, z. B. Aggressionshemmung oder sexuelle Verdrängungen. Dabei ist es noch wenig klar, welche Patienten besser vom Hausarzt und welche besser vom Fachpsychotherapeuten behandelt werden. Sicher ist es nicht einfach so, daß die leichten Fälle zum Hausarzt gehören und die schweren zum Analytiker. Oft ist zudem der Hausarzt der einzige, der überhaupt eine Behandlungschance hat, und nicht selten muß er erst die Motivierung für eine Fachpsychotherapie aufbauen.

Nun spielen Übertragung, Abwehrmechanismen und Reifung der Liebesfähigkeit auch in der Gruppenarbeit eine Rolle. Der Gruppenleiter hat die Aufgabe, diese Erscheinungen zu zeigen. So entsteht die Möglichkeit eines unmittelbaren emotionalen Erlebnisses und damit auch einer Entfaltung der Persönlichkeit an diesem Erleben nach gleichen Prinzipien wie in jeder Psychotherapie. Selbsterleben aktiviert die Tendenzen zur Entwicklung und Selbstheilung, im Arzte wie im Patienten – und auch im Gruppenleiter. Wie tief das Verhalten gedeutet werden soll, ist eine Frage der Gruppenbeziehung. Balints Regel: alles, was jedem ersichtlich ist, darf gedeutet werden, gibt dem Gruppenleiter eine Leitlinie. Unbewußte Motive, die der Gruppenleiter vielleicht errät, sind Privatsache und zu respektieren. Mit der Zeit spüren aber die Teilnehmer nicht selten den Wunsch, ihre persönlichen Schwierigkeiten zu besprechen. Die verstehende und nicht verurteilende Gruppe gibt hier Rückhalt. Die in der Gruppe zu beobachtenden Erscheinungen eignen sich vorzüglich als Demonstration der Beziehungen. Es bestätigt sich u. a. die Erfahrung aus der Kontrolle von Psychoanalysen, daß der vortragende Arzt nicht selten ohne es zu merken die Rolle des Patienten spielt und in der Gruppe die Verhaltensweisen an den Tag legt, die er beim Patienten nicht erfassen konnte. So werden die Fälle hysterischer Patienten besonders emotional, die von zwanghaft zurückhaltenden gerne rational und langweilig vorgetragen.

Von großem Wert für den Arzt ist auch die kritische Betrachtung der psychischen Behandlungsziele. Während man ohne weiteres zufrieden ist, einen Herzpatienten oder Diabetiker symptomatisch zu behandeln, einem Krebskranken das Sterben zu erleichtern, verlangt man in der Psychotherapie immer kausale und endgültige Sanierungen. Es ist dies ohne Zweifel eine kindliche Forderung nach Allmacht des Arztes, der wir uns unbewußt verpflichtet fühlen. Wir leiden, wenn wir sie nicht erfüllen können, und übersehen die Möglichkeiten der Linderung, der Hilfe zum Ertragen unabänderlicher Umstände. Mit dem Zwang zur kausalen Sanierung werden wir auch den vielen Patienten nicht gerecht, die einige Aussprachen wünschen, um eine akute Not zu überwinden, und durchaus zufrieden sind, dies im Abstand einiger Jahre zu wiederholen. Dies ist zwar keine kausale Sanierung, aber für nicht wenige Menschen die erwünschte Hilfe. Wir sehen den Zwang zur kausalen Sanierung meist nur als infantilen Allmachtswunsch des Arztes. Ich glaube, es ist weit häufiger eine unbewußte Verpflichtung, die Schuldgefühle auslöst, wenn man ihr nicht entsprechen kann. Aus der Tradition heraus – wir stammen vom göttlich begnadeten Priesterarzt ab – fühlen wir uns unbewußt immer noch verpflichtet, jedes Leiden meistern zu können. Wo naturwissenschaftliche Grenzen unser Unvermögen klar zeigen, leiden wir weniger unter dem „Allmachtszwang" als im seelischen Bereiche, wo solche Barrieren viel weniger leicht zu erkennen sind. Solche Schuldgefühle sind nicht selten der Grund für unheilvolle Distanzierungen von sterbenden oder chronischkranken Patienten, die dann betont wissenschaftlich oder verzweifelt munter behandelt werden. Weil man sie nicht retten kann, distanziert man sich innerlich und versäumt die Chancen zu helfen.

Die Balint-Gruppe kann dem Arzt Mut machen, in seiner menschlichen Begrenzung beim Patienten auszuharren, wenn er schon nicht kausal sanieren kann. Der Arzt erlebt wieder, daß es auch wertvoll ist, bei einem chronisch Kranken oder Sterbenden schlicht auszuharren. Sapir spricht denn auch von der Medizin der Begleitung.

Alles, was der Hausarzt in der Gruppe gewinnen kann, gilt auch für den Gruppenleiter. Er vermittelt dem Hausarzt grundlegende Einsichten über Übertragung, Abwehr und Entwicklung. Vom Hausarzt lernt er dagegen, wo und wie die Mehrzahl unserer Kranken wirklich behandelt werden. Wir Psychotherapeuten haben unsere Erfahrungen mit körperlicher Medizin meist nur in Krankenhäusern gemacht, und dort sieht man nur wenige, streng ausgewählte Krankheitsbilder. Die Mehrzahl der Patienten und ihre ganze Mannigfaltigkeit kennt nur der Hausarzt. Der Gruppenleiter kann dies durch ihn erleben und kommt so zu einer realistischen Auffassung der gesamten Medizin, dies ist ein unschätzbarer Gewinn. Er lernt auch, warum Beziehungen mit Hausärzten unglücklich verlaufen können und kann diese Erfahrungen in der eigenen Psychotherapie verwenden. Es gibt den Patienten, der unter „medical accident proneness" leidet, der immer schlecht behandelt wird, auch von guten Ärzten, und der den Analytiker dazu verführen kann, ihn ebenfalls schlecht zu behandeln.

Weiter zwingt die Balint-Gruppe den Gruppenleiter immer wieder zur einfachen Formulierung mitmenschlicher Beobachtungen. Man kann sich nicht hinter die oft doch recht unklare Fachsprache zurückziehen. Formulieren zwingt zum Denken. Es ist kein Zufall, wenn Balint zuletzt die beglückend einfache Formel der Grundstörung fand statt des unklaren Begriffs des Narzißmus, der auf vier verschiedene Arten gebraucht wird, wie Rappaport, einer der klarsten psychoanalytischen Denker, kritisch betont. Dieser Fund wurde durch jahrzehntelanges Bemühen möglich. Ich möchte vermuten, daß die Hausärzte Balint nicht wenig geholfen haben, seine Formulierungskunst zu entwickeln.

Diese Hilfe ist besonders wirksam, wenn der Gruppenleiter keine unterdrückende Autorität ist, sondern ein fördernder Partner, der Kritik als hilfreich erleben kann; wenn er nicht als Patriarch, sondern als Gebender und gleichzeitig Nehmender in der Gruppe mitarbeitet.

Es überraschte nicht, daß die wohl aussichtsreichste Kurztherapie, die sog. Fokaltherapie (Malan), aus der Schule Balints wachsen konnte. Gerne wird vergessen, daß schon Jahre vorher Bally zeigte, daß an einem exemplarischen Konflikt Fortschritte erarbeitet werden können, die dann eine ganzheitliche günstige Entwicklung einleiten. Die klassische Analyse macht wenig Mut zu teilweiser Hilfe. Sie tendiert eher dazu, durch scharfe Indikationsstellung ihre Hilfe auf diejenigen Kranken zu konzentrieren, denen mit Analyse geholfen werden kann. Der Hausarzt fühlt sich allen Kranken verpflichtet. Er muß lindern und tragen helfen, den Patienten begleiten, wo er nicht kausal heilen kann. Der praktizierende Psychotherapeut, wie viele andere Spezialisten, nicht zuletzt unsere Spitzenkliniker, können vom Hausarzt lernen, daß auch diese Hilfe sinnvoll und nötig ist. So können uns die Hausärzte helfen, aus der unglücklichen Situation herauszukommen, welche heute die Behandlung weniger ausgewählter akuter Kranker bevorzugt und und viele chronische abschiebt.

Nicht zuletzt gibt aber die Gruppe auch dem Therapeuten – nicht nur dem Hausarzt – einen emotionalen Rückhalt, den er in der Einsamkeit der psychotherapeutischen Arbeit gut gebrauchen kann. Natürlich kann er diesen in einer Fachgesellschaft finden. Aber dort steht er der gesamten ärztlichen Arbeit ferner, dafür der therapeutischen Technik näher. Fachgesellschaft und Gruppe der Hausärzte ergänzen sich also ausgezeichnet. Wenn der Gruppenleiter den Mut findet, von seiner Gruppe mehr und mehr Mitarbeit und aktive Hilfe zu erbitten, fördert er diese, stimuliert ihre Selbständigkeit und macht auch seine Arbeit leichter. Er geht den gleichen Weg mit der Gruppe, den diese mit ihren Patienten geht. Hilfreiche Kritik, emotionale Stütze und freundschaftliches Deuten seiner ihm unbewußten Reaktionen gestatten auch ihm Entfaltung und

Gewinn, vertiefen das Verständnis und geben mehr Sicherheit. Vor allem gilt es für ihn zu erleben, daß er nicht dazu verurteilt ist, eine allmächtige, alleswissende Autorität zu sein. Wohl muß er in der Gruppe meist als fachliche Autorität beginnen, soll aber die Teamarbeit anstreben. Dies fördert die Hausärzte und erleichtert seine Arbeit.

Heute, wo die zweite Generation Balints Arbeit fortsetzen soll, ist es besonders wichtig, daran zu denken, daß wirklich Neues zwar von hochbegabten Individuen entdeckt und realisiert wird, daß aber ihre Nachfolger nicht den Weg des genialen Meisters beschreiten können, sondern die Arbeit im Team entwickeln müssen. Nur wo dieser Übergang von der überragenden Pionierleistung eines einzelnen zur Zusammenarbeit gelingt, können Sektenbildung und fruchtlose Rivalitäten vermieden werden. Soll diese Arbeit fernerhin gedeihen, so ist auch an die Lage des Gruppenleiters zu denken. Seine Hauptaufgabe besteht im Erkennen der mitmenschlichen Beziehungen zwischen Arzt und Patient sowie in der Gruppe. Seine Fähigkeit, Beziehungen zu sehen, trainiert er aber in der individuellen Psychotherapie. Nur wenn er intensiv psychotherapeutisch arbeitet, kann er als Gruppenleiter auf der Höhe seiner Aufgabe bleiben.

Veränderter Konsultationsstil nach Balint-Ausbildung*

A. Moreau

Ziel

Wo findet die Änderung statt?

In einer früheren Studie haben wir mittels eines Fragebogens, der einer Selbstbeurteilung diente, die Veränderungen untersucht, die nach der Weiterbildung in Balint-Gruppen auftraten. Es schien, daß die Ärzte zu einer verständnisvolleren, sich besser einfühlenden, weniger verurteilenden und lockereren Einstellung gelangten, einigermaßen befreit von der Angst der Gegenübertragung. Diese Ärzte waren offenbar toleranter geworden gegenüber Frustrationen im Zusammenhang mit der Übertragungssituation sowie Frustrationen durch die relative Unkenntnis psychologischer Theorien und durch den Mangel an speziellen psychologischen Techniken. Die Ärzte fühlten sich vorurteilsfreier, weniger ängstlich, selbstsicherer. Sie hatten bessere Kenntnisse ihrer Grenzen und zeigten sich bereit, von ihrem Podest herabzusteigen.

Viel schwieriger ist es, experimentell festzustellen, ob der Arzt sich tatsächlich geändert hat. Es ist ferner nicht möglich zu kontrollieren, ob die Genesung des Patienten schneller vorangeht oder nicht, nachdem er bei seinem Arzt eine Veränderung bemerkt hat.

M. Balint beschreibt die beachtliche und gleichzeitig begrenzte Veränderung in der Persönlichkeit des Arztes als Folge seiner Arbeit in einer Balint-Gruppe wie folgt: „Es geht darum, beim Arzt eine Empfindlichkeit für emotionale Probleme seines Patienten zu entwickeln, ihn dazu zu bringen, diese Probleme sicherer und in ihrer ganzen Tragweite zu erfassen, um ihm so zu helfen, die nötigen Fähigkeiten zu finden, um das Verständnis im therapeutischen Sinn einzusetzen".

Wenn wir die auswertbaren Anteile unter den Antworten der Ärzte untersuchen, so finden wir: Verminderung der Zahl der Notfälle und der Nachtbesuche, der Anzahl verschriebener Medikamente und Laboruntersuchungen sowie der Häufigkeit der Konsultationen von Fachärzten. Die Ärzte erkennen psychologische Probleme besser und fühlen sich sicherer, diese anzupacken.

Kriterienauswahl

Wir haben beschlossen, die Zahl der Kriterien auf diejenigen zu beschränken, die es erlauben, die verschiedenen Faktoren der Konsultation in bezug auf die

---

* Übers. aus dem Frz. von J. Bär

Veränderung des Arztes auszuwerten. Wir fassen alle jene Aspekte ins Auge, die in einer Konsultation vom Anfang bis zum Ende des Gesprächs von Bedeutung sind, und halten das fest, was meßbar und geeignet ist, eine Änderung im Verhalten des Arztes aufzuzeigen.

Methodik

Vorschlag für ein gezieltes „Krankenblatt"

„Krankenblatt" (pro Konsultation)

1. Art der Konsultation

- Handelt es sich um
  eine Konsultation in der Praxix des Arztes?
  einen Besuch während des Tages?
  einen Notfall?
  einen Nachtbesuch?
- Wurde die Konsultation
  vom Patienten verlangt?
  vom Arzt bei einem früheren Besuch angeordnet?
- Ist die Krankheit
  akut?
  subakut?
  chronisch seit
      Monaten?
      Jahren?
- Ist diese Konsultation für die vorliegende Krankheit
  die erste?
  eine der vier folgenden (2. bis 5.)?
  eine der 20 folgenden (6. bis 25.)?
  eine noch spätere (ab 26.)

2. Der Patient

- Alter
  0– 5
  6–12
  13–19
  20–39
  40–49
  50–59
  60 und älter
- Geschlecht
  männlich
  weiblich

3. Die Krankheit

a) *Problem* (es können 2 Zeilen angekreuzt werden):
kardiovaskuläres System
endokrin / nutritiv
Verdauungstrakt
traumatisch, kleine Chirurgie
dermatologisch
ophthalmologisch
rheumatisch
respiratorisch
gynäkologisch / urogenital
neurologisch
psychiatrisch, psychosomatisch, psychologisch
HNO
andere: präventiv, administrativ (Versicherung ...)
unbekannt

b) *Die Diagnose ist*

- gesichert
- Vermutungsdiagnose, die durch technische Untersuchungen oder Spezialisten bestätigt werden muß
- hypothetisch und muß evtl. ex iuvantibus bestätigt werden
- völlig unbekannt

c) *Psychische oder somatische Mitbeteiligung*

Die Affektion ist
- vorherrschend organisch (75% oder mehr)
- zeitweilig psychofunktionell oder psychosomatisch
- vorherrschend psychologisch oder psychiatrisch (75% oder mehr psychisch bedingt)

4. *Veranlaßten Sie technische Untersuchungen?*

Ja
Nein
Spezifizieren Sie sämtliche heute angeordneten technischen Untersuchungen (Labor, Röntgen usw.)?

5. *Überweisen Sie Ihren Patienten anläßlich der heutigen Konsultation an einen Facharzt?*

Ja
Nein
- welches Fachgebiet?
- für ein Gutachten
- zur Übernahme der Behandlung

6. Arbeitsunfähigkeit

- Haben Sie den Patienten von der Arbeit oder vom Schulbesuch dispensiert?
  Ja
  Nein
- Gesamtdauer der voraussichtlichen ununterbrochenen Arbeitsunfähigkeit wegen der heute behandelten Krankheit (vor- und nachher)
  Tage
  Monate
  Jahre
  unbegrenzt seit
    Monaten
    Jahren

7. Die Verordnung

- Wie viele Spezialitäten oder Rezepte nach Magistralformeln haben Sie heute verschrieben?
  Zahl
  (ohne Berücksichtigung von Erneuerungen früherer Rezepte)
- Die Hauptmedikation wurde angeordnet vor
  weniger als 2 Wochen
  mehr als 2 Wochen, aber weniger als 6 Monaten
  mehr als 6 Monaten

8. Die Arzt-Patient-Beziehung

- Der Kranke ist Ihnen
  sympathisch
  neutral
  unsympathisch
- Haben Sie anläßlich der heutigen Konsultation beim Patienten ein psychisches Problem bemerkt?
  Ja
  Nein
- Haben Sie dieses Problem heute angeschnitten?
  Ja
  Nein
  früher in bezug auf die gleiche Krankheit

Pro Konsultation füllte der Arzt ein Blatt aus, und dementsprechend haben die beteiligten Ärzte für jede Konsultation eines normalen Arbeitstages jeweils einen Fragebogen ausgefüllt. In diese Umfrage wurden 40 Ärzte einbezogen, die eine Weiterbildung in Balint-Gruppen hinter sich hatten. Daneben wurde eine Kontrollgruppe zusammengestellt. Hierzu wurden aus einer weit größeren Zahl von Ärzten nach dem Zufallsprinzip gleichfalls 40 Ärzte ausgewählt. Insgesamt erhielten wir Antworten über 2871 Konsultationen.

Das statistische Vorgehen

Die Experimentalgruppe der 40 Ärzte, die während zwei bis vier Jahren eine Balint-Gruppe besucht hatten, wurde als Einheit belassen.

Die Kontrollgruppe wurde in zwei Untergruppen aufgeteilt; diese Vorgehensweise drängte sich aus der Beantwortung des Fragebogens auf.

Die Kontrollgruppe 1 setzte sich aus 29 Ärzten zusammen, die kein besonderes Interesse für die medizinische Psychologie zeigten.

Die Kontrollgruppe 2 setzte sich aus 11 Ärzten zusammen, die starkes Interesse an der medizinischen Psychologie hatten und folgende Kriterien erfüllten:
- Teilnahme an Kongressen und Informationstagungen über psychosomatische Medizin,
- Lektüre des Buches von M. Balint *Der Arzt, sein Patient und seine Krankheit,*
- Absicht, an einer Balint-Gruppe teilzunehmen,
- Gefühl, daß das Werk Balints einiges zur praktischen Medizin beigesteuert hat.

Die Resultate wurden drei verschiedenen Tabellen entnommen und zu einer einzigen zusammengefaßt. Wo bei den Prozentzahlen eine Differenz von weniger als 5% bestand, betrachten wir diesen Unterschied als auf Zufall beruhend.

Analyse der drei Ärztegruppen

Die drei Gruppen sind gleichartig unter dem Aspekt, daß sämtliche Ärzte ihr Diplom im gleichen Jahr gemacht haben.

Bei den Ärzten, die Balint-Gruppen besucht haben, ist das Interesse für psychosomatische Medizin (Besuch von entsprechenden Kongressen oder Informationstagungen) doppelt so groß wie bei jenen, die an keinen Balint-Gruppen teilgenommen haben. Darüber hinaus beträgt die Zeit, welche die interessierten Ärzte für Balint-Gruppensitzungen, für Kongresse und Tagungen aufgewendet haben, das Sechsfache derjenigen der anderen Ärzte.

Die Ärzte, die Balint-Gruppen besuchen, zeigen sich eindeutig motivierter für die Allgemeinmedizin als die Gesamtheit der übrigen Kollegen. Die Ärzte der Balint-Gruppen haben außerdem den Eindruck, daß sie einander öfter auf nichtpsychologischen Kongressen und in Berufsorganisationen begegnen. Verschiedene Autoren, wie Sapir und Guyotat, unterstreichen, daß nur ein geringer Prozentsatz (30%) der Studenten und Ärzte an einer Ausbildung in medizinischer Psychologie interessiert ist. Nihoul bemerkt neuerdings, daß „von den Universitäten, zuweilen mit beachtenswerter Opferbereitschaft des Lehrkörpers verbunden, große Anstrengungen unternommen werden, Informationssitzungen an Abenden oder Wochenenden durchzuführen; doch selbst nach Schätzungen von Optimisten werden sie nur von 10 bis 25% der Ärzte besucht". Das gilt nicht nur für Europa, sondern auch für die USA. Es dürfte sich dabei weniger um eine Abneigung gegenüber der Psychologie als um einen eher generellen Widerstand gegen eine Änderung oder eine ständige Fortbildung handeln. Wir haben den Eindruck, daß die Ärzte der Balint-Gruppen ein gehobenes kulturelles Niveau aufweisen, was von ihren Patienten sehr geschätzt wird. Die Konsultationsdichte ist überraschend gleich: 36,6 pro Tag gegenüber 35 pro Tag bei den beiden Kontrollgruppen.

In den beiden Kontrollgruppen wünschen nur 10% der Ärzte eine psychologische Ausbildung; immerhin haben 27% das oben erwähnte Buch von Balint gelesen, und 52% sind der Ansicht, daß sein Werk die medizinische Praxis bereichert. Diese ansehnliche Zahl darf wahrscheinlich in dem Sinne interpretiert werden, daß viele Ärzte von Balint sprechen hörten oder etwas über dieses Thema gelesen haben, was ihre Aufmerksamkeit auf die psychischen Faktoren der Krankheit lenkte.

Die Veränderungen in der Konsultation

Wir greifen einige Anworten mit signifikanten Veränderungen heraus sowie einige Resultate, die normalerweise erwartete Änderungen nicht bestätigen.

Ergebnisse aus 2871 Konsultationen (Antworthäufigkeiten in %). Fragen *(1)* und Antworten nach Ärztegruppen: *(2)* Kontrollgruppe 1, n=29; *(3)* Kontrollgruppe 2, n=11; *(4)* Experimentalgruppe, nach Weiterbildung in Balint-Gruppen, n=40

(1)	(2)	(3)	(4)
a) Auf der Ebene der Diagnose			
1. Handelt es sich um eine psychiatrische oder psychosomatische Krankheit?	9	14	15
2. Handelt es sich um eine vornehmlich psychisch bedingte Erkrankung?	17	23	25
3. Haben Sie technische Untersuchungen angeordnet?	20	17	15
4. Haben Sie anläßlich der heutigen Konsultation bei Ihrem Patienten ein psychisches Problem festgestellt?	25	33	38
b) Auf der Ebene der Therapie			
1. Haben Sie drei oder mehr Medikamente verschrieben?	29	34	24
2. Wurde die Hauptmedikation seit zwei oder mehr Wochen verschrieben?	59	58	48
3. Haben Sie das von Ihnen bemerkte psychische Problem angeschnitten?	29	34	41
4. Handelt es sich um eine chronische Krankheit?	55	55	50
c) Ohne signifikanten Unterschied			
1. Handelt es sich um eine Konsultation in der Arztpraxis?	46	49	44
2. Handelt es sich um Notfälle, Nachtbesuche?	2,5	3,5	3,4
3. Haben Sie Ihren Patienten anläßlich der heutigen Konsultation an einen Facharzt überwiesen?	10,8	10,4	9,4

Auswertung

a) Auf der Ebene der Diagnose

1. Handelt es sich um eine psychiatrische oder psychosomatische Krankheit?
Aus der Tabelle geht hervor, daß die nichtsensibilisierten Ärzte der Kontrollgruppe 1 (ohne besonderes Interesse für medizinische Psychologie) lediglich in 9% der Fälle Erkrankungen dieser Art erkannten, wogegen die sensibilisierten Ärzte der Kontrollgruppe 2 (starkes Interesse an der medizinischen Psychologie) in 14% und die geschulten Ärzte der Experimentalgruppe (Weiterbildung in einer Balint-Gruppe) in 15% solche Erkrankungen feststellten. Daraus geht hervor, daß das Erkennen von psychisch bedingten Krankheiten sowohl durch Sensibilisierung, als auch durch die Balint-Arbeit verbessert wird.

2. Handelt es sich um eine vornehmlich psychisch bedingte Erkrankung (zu 75 oder mehr Prozent psychisch bedingt)?
Diese Frage ist ein Teil eines Komplexes, bei dem man untersucht, ob hauptsächlich eine organische oder eine psychische Komponente vorherrscht oder ob die organische und die psychische Komponente etwa gleich groß sind. Die Frage betrifft mehr die Ätiologie als die Diagnose. Während die psychologische Dominanz von den nichtsensibilisierten Ärzten der Kontrollgruppe 1 nur in 17% der Konsultationen angegeben wird, steigt sie bei den sensibilisierten Ärzten der Kontrollgruppe 2 auf 23% und bei den Ärzten der Experimentalgruppe gar auf 25% der Konsultationen. Wir sehen daraus, daß die Tendenz, das Mitwirken von psychischen Komponenten besser oder öfters zu erkennen, mit der Sensibilisierung verbunden ist und mit der Weiterbildung in der Balint-Arbeit beibehalten oder sogar gehoben wird.

3. Haben Sie technische Untersuchungen (Labor, Röntgen usw.) angeordnet?
Während die Ärzte der Kontrollgruppe 1 eine oder mehrere technische Untersuchungen in 20% der Konsultationen angeordnet haben, beschränken sich die der Kontrollgruppe 2 auf 17% und die Ärzte der Experimentalgruppe (Balint-Arbeit) auf 15%. Daraus ist zu schließen, daß die Tendenz zur Verminderung der Zahl der angeordneten technischen Untersuchungen mit der psychologischen Sensibilisierung verbunden ist und mit der Weiterbildung in Balint-Arbeit noch zunimmt. In der Balint-Gruppenarbeit hat sich herausgestellt, daß die Ärzte mit mehr Laboruntersuchungen nur Zeit gewinnen und gewissermaßen mit einer Pseudoaktivität ihre eigene Unsicherheit verdecken wollen. Je mehr Untersuchungen angeordnet werden, desto größer wird die Zahl der normalen Ergebnisse. Je deutlicher die psychischen Faktoren sind, desto unsicherer fühlt sich der psychologisch nicht weitergebildete Arzt, und er versucht vergeblich, diese Unsicherheit mit Technik zu überbrücken.

4. Haben Sie anläßlich der heutigen Konsultation bei Ihren Patienten ein psychisches Problem festgestellt?
Diese Feststellung wurde von den Ärzten der Kontrollgruppe 1 bei 25% der Konsultationen gemacht, bei denen der Kontrollgruppe 2 zu 33% und bei den Ärzten der Experimentalgruppe gar zu 38%.

Die psychologische Weiterbildung in der Balint-Arbeit und in geringerem Maße auch die Sensibilisierung für medizinische Psychologie erhöhen die Fähigkeit des Arztes, psychische Probleme zu erkennen. Zugegebenermaßen ist es äußerst schwierig, die Eindrücke mit der Wirklichkeit zu vergleichen. Erkennen die Ärzte die realen Probleme, auch wo es keine gibt (Projektion)? Der Medizinstudent wird an der Universität der gleichen Problematik unterworfen: Hinter jedem Symptom sieht er eine klassische Krankheit, oft selbst eine schwere oder eine seltene Erkrankung, je nach seiner Einbildungskraft. In der Universitätsklinik kommen seltene und besonders schwere Fälle in großer Zahl vor, jedoch kaum jene alltäglichen, in der Allgemeinpraxis behandelten Fälle.

Die Balint-Gruppe geht von der tatsächlichen Stituation des Patientenkreises einer Allgemeinpraxis aus. Allerdings wählen die Ärzte in einer Balint-Gruppe bei der Vorstellung von Patienten anfänglich meistens seltene, komplizierte oder gar psychiatrische Fälle aus. Erst ganz allmählich werden die vorgestellten Probleme immer alltäglicher und einfacher. Außerdem hilft die Balint-Gruppe dem Arzt, seine „falschen Probleme", seine ganz persönlichen Projektionen besser zu erkennen. Zu Beginn der Arbeit einer Balint-Gruppe stellt sich oft ein Mechanismus ein, der bei der Mehrzahl der Ärzte zu beobachten ist: Es ist die Tendenz, bei jenen Patienten „psychische Probleme" zu sehen, sie „abzutun", die wenig sympathisch sind, atypische Symptome produzieren und bei denen die Laborbefunde und andere technische Untersuchungen nichts „Objektives" hergeben. Die Diagnose „psychisch bedingt" erscheint zunächst als eine Diagnose die das Organische ausschließt. Oft muß lange gegen diese Neigung angegangen werden, die ja nichts anderes bedeutet, als aus Unwissenheit zu psychologisieren. Die psychologische Weiterbildung in der Balint-Arbeit verbessert mit Sicherheit die Fähigkeit, psychische Probleme des Patienten zu erkennen. Der Arzt, der die Universität verlassen hat, wo er gänzlich auf das Erkennen von organischen Symptomen gedrillt wurde, wird ohne Weiterbildung in psychologischer Medizin für psychische Symptome blind bleiben.

Aus den vier aufgezählten Punkten erkennen wir, daß die Sensibilisierung für medizinische Psychologie den Hauptunterschied im ärztlichen Verhalten bewirkt. Diese steht genauso im Vordergrund bei denjenigen Ärzten, die an der psychologischen Medizin interessiert sind, wie bei jenen Ärzten, die in Balint-Gruppen weitergebildet werden. Mit dieser Weiterbildung wurde eigentlich nichts anderes erreicht, als eine bereits vorhandene Sensibilisierung für medizinische Psychologie zu pflegen und zu verstärken. Eine Weiterbildung in medizinischer Psychologie könnte theoretisch eine Sensibilisierung bei den nichtsensibilisierten Ärzten bewirken. Die Weiterbildung in medizinischer Psychologie bei sensibilisierten Ärzten wird hingegen, wie wir sehen werden, auf der Ebene der Therapie Veränderungen hervorrufen.

Auswertung (Forts.)

b) Auf der Ebene der Therapie

1. Haben Sie drei oder mehr Medikamente verschrieben?
Diese Frage wurde bei den nichtsensibilisierten Ärzten der Kontrollgruppe 1 zu 29% bejaht, bei den sensibilisierten Ärzten der Kontrollgruppe 2 in 34% der

Fälle, bei den Ärzten der Experimentalgruppe (Balint-Arbeit) nur in 24% der Fälle. Es ist durchaus möglich, daß der sensibilisierte Arzt, der die psychischen Probleme mehr beachtet als der nichtsensibilisierte, mit einer Vermehrung der Verschreibung von Medikamenten reagiert; er sieht die psychischen Probleme besser und neigt möglicherweise dazu, die psychosomatischen Störungen und Beschwerden vermehrt medikamentös anzugeben. Die Ärzte der Experimentalgruppe erkennen gleichfalls die psychischen Probleme, doch sie ziehen psychotherapeutisch ausgerichtete Maßnahmen einer medikamentösen Therapie vor. Insgesamt verschreiben die Ärzte der Experimentalgruppe weniger Medikamente als die Ärzte der beiden Kontrollgruppen.

2. Wurde die Hauptmedikation seit zwei oder mehr Wochen verschrieben?
Die psychologisch nicht weitergebildeten Ärzte der Kontrollgruppe 1 und 2 verschrieben das Hauptmedikament in 59% bzw. 58% der Fälle länger als zwei Wochen, wogegen die Ärzte der Experimentalgruppe dies nur in 48% der Konsultationen taten. Es besteht somit bei den in Balint-Arbeit geschulten Ärzten eher die Tendenz, eine Medikation über kürzere Zeit aufrechtzuerhalten, und zwar unabhängig von einer vorangegangenen Sensibilisierung für medizinische Psychologie. Im Zuge der Ausbildung wird dann tatsächlich oft die Frage gestellt: Wem wurde eigentlich das Medikament verschrieben, dem Patienten oder dem Arzt? Aus diesem Blickwinkel betrachtet, kann der Arzt etwas verschreiben, um überhaupt etwas zu tun (ut aliquid fiat), d.h. vielmehr um nichts zu tun, weil er um eine Antwort verlegen ist; er fürchtet, vor den Mitmenschen und den Ärzten schlecht dazustehen, als ein Arzt zu erscheinen, der nichts verschreibt, weil er nicht klarsieht. Ein Nichtklarsehen kann aber auch dazu führen, einem Patienten ein Medikament selbst dann zu verschreiben, wenn er es nicht nötig hat, um so die Angst vor einer Verschlimmerung gewissermaßen zu bannen. Die Ärzte, die eine medizinisch-psychologische Weiterbildung in der Balint-Arbeit genießen, legen sich über diese Mechanismen eher Rechenschaft ab und verzichten eher auf die irrtümlich angenommene Notwendigkeit der Verschreibung: sie verschreiben deshalb stets weniger. Diese Veränderung im Verhalten des Arztes ist vermutlich das wichtigste in der Reihe der tatsächlich wahrnehmbaren Auswirkungen der Balint-Arbeit. M. Balint hat oft gesagt, daß die am häufigsten verwendete Arznei der Arzt selbst sei. Aber sich selbst im Sinne eines Medikamentes anzuwenden, ist eine große Kunst. Das „Medikament Arzt" – „Arzt als Arznei" – kann nur nach einer ausgedehnten psychologischen Weiterbildung eingesetzt werden. Wenn sich der Arzt wie ein Medikament den Patienten darreichen kann, d.h. wenn er in einer dem Problem gerecht werdenden Art reagieren, ein therapeutisch günstiges Klima und die mitspielenden psychologischen Mechanismen erkennen kann, dann ist er zunehmend imstande, auf technische Untersuchungen und überflüssige Verscheibungen zu verzichten.

3. Haben Sie das von Ihnen bemerkte psychische Problem angeschnitten?
Die Ärzte der Kontrollgruppe 1 sprechen das psychische Problem in 29%, die der Kontrollgruppe 2 in 34% der Fälle an; dieser Unterschied kann nicht als signifikant bezeichnet werden. In der Experimentalgruppe ist die Tendenz mit 41% eindeutig verstärkt. Ein Problem zu erkennen, ist eine diagnostische

Handlung, und das Problem anzugehen bedeutet bereits Therapie. Wenn ein Patient mitteilt, daß er die Woche über keinen Appetit habe, dann ist die Feststellung, daß dies mit der Arbeit zusammenhängen könne, eine diagnostische Überlegung. Es ist schon Therapie, den Patienten während der Exploration bespielsweise mit den Worten auf Zusammenhänge aufmerksam zu machen: „Das alles spielt sich offenbar so ab, als ob die Arbeit Ihnen den Appetit rauben würde". Das könnte dem Patienten helfen, Zusammenhänge zwischen beruflichen Konflikten und seinem Gesundheitszustand zu sehen und folgerichtig die Frage zu prüfen, ob nicht eine Änderung der Arbeitssituation ins Auge gefaßt werden könnte. Die sensibilisierten Ärzte (Kontrollgruppe 2) zeigen einerseits die Tendenz, sich auf diagnostischer Ebene, nämlich bei der Erkennung psychischer Probleme, den weitergebildeten Ärzten zu nähern; andererseits entfernen sie sich auf der therapeutischen Ebene, von diesen geschulten Ärzten und verharren in der Nähe der nichtsensibilisierten Ärzte. Die Ausbildung in Balint-Gruppen hilft dem Arzt, nicht nur mehr zu wissen, sondern sein Wissen auch anzuwenden.

Auswertung (Forts.)

c) Ohne signifikanten Unterschied

1. Handelt es sich um eine Konsultation in der Arztpraxis?
Vom geschulten, in Balint-Gruppen weitergebildeten Arzt erwartet man gewöhnlich, daß er den Patienten zur eigenverantwortlichen Selbstständigkeit zurückführt und damit bei ihm das Gefühl vermindert, seine Krankheit sei besonders schwer. In einem solchen Fall käme der Patient z. B. häufiger in die ärztliche Praxis und bäte den Arzt seltener um einen Hausbesuch. Diese Annahme wird durch unsere Studie nicht bestätigt; es sind keine signifikanten Unterschiede bei den drei Gruppen festzustellen.

2. Handelt es sich um Notfälle oder Nachbesuche?
Die Mehrzahl der Ärzte, sowohl in Belgien als auch in anderen Ländern, ist zwar der Ansicht, daß die Zahl der Notfälle bzw. Nachtbesuche seit ihrer Teilnahme an Balint-Gruppen zurückgegangen sei. Es wurde in diesem Zusammenhang die Hypothese aufgestellt, daß psychologisch weitergebildete Ärzte weniger ängstlich wären. Unsere Studie hat diese Annahme nicht bestätigt.

3. Haben Sie Ihren Patienten anläßlich der heutigen Konsultation an einen Facharzt überwiesen?
Auch hinsichtlich dieser Frage wurden die Erwartungen der Studie nicht erfüllt. Zwischen den drei Gruppen besteht kein Unterschied. Die Überweisung an einen Facharzt erfolgt nur allzuoft in einer Situation, in der sich das Lehrer-Schüler-Verhältnis zwischen Allgemeinpraktikern und Spezialisten einschleicht. Der Arzt projiziert eine etwas magische Erwartung in den Spezialisten, der dieser allerdings nicht in zufriedenstellender Weise entsprechen kann. Man könnte sich vorstellen, daß eine psychologische Weiterbildung der Ärzte zu einer Verminderung von Bedürfnissen dieser Art, also zu einer Verminderung der Überweisungen führen würde. Diese Annahme wurde durch unsere Studie ebenfalls nicht bestätigt.

Schlußfolgerungen

Wir konnten feststellen, daß die psychologische Sensibilisierung (Motivation) beim Arzt das Erkennen von psychischen Problemen, d.h. seine diagnostischen Fähigkeiten, verstärkt. Die in Balint-Gruppen geschulten Ärzte machen sich diesen diagnostischen Vorteil zunutze und sind als einzige imstande, mit Hilfe der Weiterbildung auch ihre therapeutischen Fähigkeiten zu verbessern:
- Abschwächung der Tendenz, Medikamente zu verordnen, und zwar sowohl hinsichtlich der Zahl der Medikamente als auch der Dauer der Verschreibung;
- Förderung der Fähigkeit, psychische Probleme im Gespräch mit dem Patienten anzusprechen;
- Verminderung der Gefahr, Krankheiten chronisch werden zu lassen.

Entgegen unseren Erwartungen werden die psychologisch geschulten Ärzte nicht weniger als die anderen Ärzte (Kontrollgruppen 1 und 2) zu Notfällen und Nachtbesuchen gerufen. Ebenso überweisen die psychologisch geschulten ihre Patienten gleich oft an Spezialisten wie die anderen Ärzte

Mögliche Veränderungen des Arztes nach Teilnahme an Balint-Seminaren*

E. Balint

Es ist schwierig zu beurteilen, welche Auswirkung die Balint-Seminare auf Ärzte haben, die mehrere Jahre an solchen Seminaren teilnehmen. Als M. Balint, Robert Gosling, Peter Hildebrand und ich im Jahr 1966 dieses Problem untersuchten, um ein Buch darüber zu schreiben, (A study of doctors, Travistock, London 1966), hatten wir zwei Ziele vor Augen. Sechs Jahre nach dem Beginn hatten wir für alle Ärzte, die unsere Seminare besuchen wollten, ein wechselseitiges Auswahlinterview eingeführt. Erstens wollten wir so herausfinden, ob diese Art der Auswahl unsere Ergebnisse beeinflußt hatte. Wir wollten außerdem aber auch wissen, wie die Ergebnisse unseres Ausbildungsschemas waren. Ferner wollten wir erfahren, welcher Prozentsatz der teilnehmenden Allgemeinpraktiker von diesem Ausbildungsmodell profitieren könnte, und schließlich, ob unsere Methoden – beurteilt anhand unserer Ergebnisse – sich in den letzten Jahren verbessert hatten.

Ich werde die Ergebnisse unserer Untersuchung zunächst hinsichtlich der Wirkung des Auswahlverfahrens auf die Ergebnisse zusammenfassen. Wir stellten fest, daß die entsprechend ausgewählten Ärzte besser abschnitten, als diejenigen, die in den früheren Jahren kein solches Auswahlverfahren durchlaufen hatten. Es war nicht möglich zu entscheiden, ob dies ausschließlich durch das Auswahlverfahren bedingt war. Interessanterweise stellten wir fest, daß nach Einführung des wechselseitigen Auswahlinterviews ein höherer Prozentsatz von Ärzten sich bereitfand, länger bei uns zu bleiben. Somit hatten jetzt mehr Ärzte bessere Möglichkeiten, die erforderlichen Fähigkeiten zu erwerben. Tatsächlich stieg der Prozentsatz der Längerbleibenden von 43% (vor Einführung des Auswahlinterviews) auf 73% (nach Einführung des Auswahlinterviews). Es ergaben sich weitere (in unserem erwähnten Buch dargestellte) Hinweise, die erkennen lassen, daß sich die Ergebnisse der Balint-Seminare besserten, und zwar nachdem wir mehr Erfahrungen sowohl in der Schulung, als auch in der Auswahl erworben hatten.

Wir versuchten dann, die durch das wechselseitige Auswahlinterview herbeigeführten Änderungen isoliert herauszuarbeiten; dabei machten wir eine interessante Beobachtung: Der Prozentsatz der Ärzte der Spitzenklasse (das sind die Ärzte, die von uns am höchsten eingestuft wurden) verminderte sich über die Jahre, anstatt konstant zu bleiben. Andererseits jedoch nahm der Prozentsatz der Ärzte, die zwar gut abschnitten, aber nicht in die Spitzenklasse eingestuft wurden, um die gleiche Menge zu. Eine Erklärung hierfür besteht darin,

---
* Vortrag beim 1. Internationalen Balint-Treffen in Ascona 1973

daß eine erhebliche Menge an Zeit erforderlich ist, bis die Ärzte die höchste Einstufung erreichen; diese Zeit stand den Ärzten in der Periode nach Einführung des Auswahlverfahrens – mit Einstufung in vier Besucherklassen – nicht zur Verfügung. Eine andere Möglichkeit der Erklärung war, daß die Fähigkeit zur Erzielung des für eine Spitzeneinstufung erforderlichen Fertigkeitsniveaus generell begrenzt ist.

Ein weiteres wichtiges Ergebnis dieser Untersuchungen betraf die Bedeutung der Seminarleiter selbst. Wir verglichen die Erfahrungen des Leiters mit dem endgültigen Resultat, d. h. mit den Einstufungen, die wir den Allgemeinpraktikern bei Seminarende zubilligten. Wir waren immer der Ansicht, daß Psychiater oder Psychoanalytiker die Kunst der Leitung eines Balint-Seminars erlernen müssen, völlig unabhängig von der Qualifikation ihrer Fachausbildung. Dieser Ansicht entsprechend setzten wir auf rein empirischer Grundlage fest, daß jeder Ausbildungsleiter mindestens zwei Seminare zu besuchen hätte. Jedes Seminar sollte eine Mindestdauer von sechs Monaten haben, um bei verschiedenen erfahrenen Leitern während einer Gesamtdauer von mindestens einem Jahr Erfahrungen zu sammeln. Überraschenderweise ergab die statistische Analyse den Beweis für die Richtigkeit unserer Überlegungen. Es ergab sich sogar, daß unsere strengen Bedingungen nicht streng genug waren. Nach einjähriger Erfahrung als Schüler in einer Balint-Gruppe erreichten psychoanalytisch ausgebildete bzw. in der Psychiatrie sehr erfahrene Gruppenleiter signifikant schlechtere Ergebnisse, als die langjährigen erfahrenen Leiter. Hieraus erwuchs ein schwieriges Problem, was uns immer noch beschäftigt. Das Problem ist, ob wir die Verantwortung dafür übernehmen können, die Allgemeinpraktiker den geringeren Erfolgschancen unter einem unerfahrenen Leiter auszusetzen. Daraus ergibt sich die Frage, wie wir den ständig steigenden Badarf an neuen Leitern für neue Balint-Gruppen decken können. Zu jener Zeit sagte M. Balint, daß wir noch keine befriedigende Lösung dieses Problems gefunden hätten; ich muß gestehen, daß dies auch im Jahre 1973 noch so ist.

Die Art der Veränderungen bei Allgemeinpraktikern, die unter den günstigsten Bedingungen, nämlich in Gruppen mit den erfahrensten Leitern arbeiten, ist ein weiteres wichtiges Problem. Ich hatte den Eindruck, daß für die Familie und für die Freunde der Allgemeinpraktiker – also in deren Privatleben – manchmal erhebliche Veränderungen erkennbar sind; andererseits hatte ich in den Seminaren den Eindruck, daß nur sehr geringfügige Veränderungen zu beobachten waren. Manchmal war es umgekehrt: Wir stellten in den Seminaren Veränderungen fest, während die Familien und Freunde der Ärzte dies nicht zu sehen schienen. Es ist daher klar, daß die Veränderungen, die wir beobachten und für relevant halten, sich nur auf die beruflichen Fähigkeiten und Erkenntnisse der Ärzte erstrecken. Ich möchte hervorheben, daß es unser Ziel ist, bei den Ärzten Veränderungen im beruflichen Leben und in der Arbeit herbeizuführen, nicht aber in ihrem Privatleben. Obwohl diese beiden Faktoren miteinander verbunden sein können, haben wir hierfür keine sicheren Beweise. In diesem Kapitel möchte ich mich nur auf die Arten von Veränderungen beschränken, die im Seminar selbst bewertet werden können: die Veränderungen in der Fähigkeit des Arztes, unterschiedliche Dinge über seine Patienten und sich selbst in seiner beruflichen Rolle zu beobachten – mit anderen

Worten: sich selbst als Arzt aus einem anderen Blickwinkel zu sehen. Es ist diese besondere Art der Veränderung, auf die sich M. Balint in seinem Buch *Der Arzt, sein Patient und seine Krankheit* (1956, dt. 1965) bezogen hat und bei der es sich um eine „begrenzte, jedoch erhebliche Veränderung in der Persönlichkeit des Arztes" handelt, die – wie er sagt – erforderlich ist, um zu „einer tieferen Diagnose" zu gelangen. Dies kann nur erreicht werden, wenn der Arzt dem Patienten zuhören kann und sich nicht nur darauf verläßt, Fragen zu stellen. Der Erwerb der Fähigkeit zum Zuhören und zum Beobachten kostet Zeit; nicht alle Ärzte sind an diesem Lernprozeß interessiert oder dazu bereit.

Dieser Aspekt unserer Ausbildung ist nach wie vor wichtig und geht über das hinaus, was in den ersten Jahren beobachtet wurde. Wir heben jetzt hervor, daß der Arzt bei dem Erlernen des Zuhörens auch lernt, Fakten über sein Verhältnis zum Patienten zu erkennen, sogar scheinbar sehr unbedeutende Einzelheiten. In gleicher Weise kann er nur stufenweise zu ertragen lernen, daß sich seine eigenen Reaktionen in gewissem Maß von denjenigen irgendeines anderen Menschen unterscheiden, selbst wenn identische Untersuchungen durchgeführt oder wenn identische Behandlungen verschrieben werden.

In der Anfangsphase eines jeden Seminars ist eine derartige Entdeckung nicht willkommen. Die Seminarteilnehmer glauben, daß es eigentlich keinen Unterschied zwischen der Verhaltensweise eines Arztes und derjenigen eines anderen geben sollte. Sie sind vielmehr anfänglich der Ansicht, daß es eine richtige und eine falsche Art der Reaktion auf den Patienten sowie daß es eine absolute Standardisierung geben müsse; dies nicht nur im Hinblick auf die traditionelle Medizin, sondern auch hinsichtlich der zwischenmenschlichen Beziehungen. Im weiteren Verlauf des Seminars beginnen die Ärzte, die Tatsache zu akzeptieren, daß jeder von ihnen sich in seinen Reaktionen auf seine Patienten anders verhält. Erst wenn die Ärzte diesem Umstand ohne Ächtung oder Beschämung zustimmen können, ist es ihnen möglich, ihre Reaktionsweise zu verändern und etwas Neues in ihren Beziehungen zu ihren Patienten zu beobachten und damit in der Therapie umzugehen.

Für Ärzte ist es schwierig, auch auf das sorgfältig zu achten, was ihnen zu Beginn als relativ unbedeutend oder nebensächlich hinsichtlich der Probleme der Patienten sowie in ihren Beziehungen zu diesen erscheint. Ein Arzt mag diese Dinge sogar bemerken, aber er meint häufig, daß das, was er bemerkt hat, unwichtig sei. Er wird seine Beobachtungen dann nicht für die Therapie verwerten und er wird sogar vergessen, diese Beobachtungen im Seminar mitzuteilen [vgl. Balint E, Norell J S (1973) *Six minutes for the patient*. Tavistock, London, dtsch. Fünf Minuten pro Patient, Suhrkamp Frankfurt (1975)].

Wenn die Ärzte die Wichtigkeit anscheinend unbedeutender Beobachtungen zu erkennen beginnen, werden sie manchmal ängstlich und gehen in die Defensive. Es fällt ihnen schwer, die Tatsache hinzunehmen, daß die als offenbar merkwürdig oder irrational erlebten Dinge für ihre Arbeit wertvoll sein können. Wenn sie beginnen, die einfachen Ereignisse in ihren Gesprächen zu bemerken, können sie erkennen, daß diese oft wichtiger sind, als die komplizierteren. In diesem Stadium ändert sich die Reaktionsweise des Arztes im Seminar: von „wie dumm ich war" oder „ich sollte dies nicht tun" oder „wie klug er ist ... ich will versuchen, das gleiche zu tun" zu einer vielleicht betrüblich anmutenden, aber mutigen Fähigkeit, die M. Balint den „Mut zur eigenen Dummheit" nennt.

Noch einmal zurück zur Frage der Art der Ausbildung von Seminarleitern der Balint-Gruppen. M. Balint war der Meinung, daß nur ausgebildete Pschoanalytiker zu Leitern von Balint-Gruppen herangebildet werden können. Dies führte zu zahlreichen Schwierigkeiten: Einmal gab es nicht viele Psychoanalytiker, die zu Gruppenleitern ausgebildet werden wollten, und zum anderen besitzen nicht alle Psychoanalytiker die Fähigkeit, diese Balint-Gruppenarbeit zu erlernen. Der Leiter einer Balint-Gruppe benötigt sicherlich einige Vertrautheit mit der Funktionsweise des Unterbewußtseins; aber er benötigt nicht allzuviel an vorgefertigten Meinungen zu theoretischen Konzepten, die unter anderen Umständen wichtig sein können; er wird vielleicht hierdurch sogar behindert. Wir sind daher zu dem Entschluß gekommen, in London Allgemeinpraktiker mit erfolgreicher Ausbildung in Balint-Gruppen, bei denen die von mir beschriebenen Veränderungen eingetreten sind, für eine Versuchsperiode zu Seminarleitern auszubilden. Wir gehen davon aus, daß Ärzte nach erfolgreicher Ausbildung folgendes gelernt haben:
1) daß es wichtiger ist zuzuhören als zu lehren;
2) sie werden den Mut haben, jedes vorgebrachte Problem anzuhören sowie zu erkennen, daß sie nicht alles wissen und nicht jedem helfen können;
3) sie werden nicht erwarten, dazu befähigt zu sein, die Ärzte in ihrem Seminar etwas lehren zu können; sie werden mit diesen Ärzten die Probleme gemeinsam bearbeiten, was nach meiner Meinung die Grundlage der Balint-Ausbildung darstellt.

Wir hoffen, daß diese Ärzte nicht nach Theorien und Ratschlägen zur Beantwortung ihrer Probleme oder zur Wegweisung suchen, sondern ihre Fähigkeiten zum Zuhören oder zum Beobachten nutzen werden. Es ist richtig, daß diese Ärzte während der von mir beschriebenen Ausbildung begonnen haben, eigene Theorien und Konzepte zu entwickeln und daß sie einige der von M. Balint, seinen Kollegen und anderen geschriebenen Büchern gelesen haben; dies wird ihr Denken nicht trüben, sondern klären.

Wir haben daher begonnen, in der Balint-Arbeit geschulte Allgemeinpraktiker so auszubilden, daß sie Leiter von Balint-Gruppen werden können. Wir haben beschlossen – wie M. Balint es in den Anfangsjahren getan hat –, daß solche Ärzte über eine längere Periode (vielleicht zwei Jahre und nicht ein Jahr, wie in den früheren Versuchen) als Schüler oder Koleiter arbeiten müssen. Eine solche Koleitertätigkeit soll zusammen mit einem ausgebildeten Seminarleiter erfolgen; bisher handelte es sich bei diesen ausgebildeten Seminarleitern um Psychoanalytiker.

Einige dieser ausgebildeten Ärzte haben bereits begonnen, Gruppen zu leiten; einige arbeiten in Lehrkrankenhäusern und übernehmen Kurzzeitgruppen für Studenten, andere arbeiten mit Ärzten in der Familienplanung usw.

Einer der häufig erwähnten Nachteile von Balint-Gruppen ist, daß sie so viel Zeit brauchen, um so relativ wenig zu erreichen. Während der früheren Jahre sind einige von uns der Versuchung erlegen, kurze Kurse zu organisieren. Hierbei stellten wir jedoch gewöhnlich fest, daß die Zeit zwar zu kurz war, um die Ärzte für „die kleine, aber wichtige Veränderung in ihrer Persönlichkeit" zu befähigen. Diese Veränderung benötigen sie aber, um in der beschriebenen Art und Weise zuhören zu können. Damit haben sie sich dann aber etwas Bedeutsames beigebracht. Sie erfahren nämlich, daß Ideen und Theorien ihnen nicht notwendigerweise helfen, Fähigkeiten zu entwickeln. Sie erfahren, daß der einzige Weg zum Erwerb solcher Fähigkeiten darin besteht, die Notwendigkeit des sorgfältigen Zuhörens zu erkennen, und daß sie darauf vorbereitet sein müssen, einfache und alltägliche Vorkommnisse ernstzunehmen, und schließlich, daß es viele Wege zur Behandlung verschiedener Patienten mit derselben Erkrankung gibt. Selbst nach einem recht kurzen Kursus haben wir manchmal festgestellt, daß Ärzte begannen, ihre Blickrichtungen, verschiedene Blickrichtungen, zu entwickeln sowie sich selbst und die Patienten aus einem anderen Blickwinkel zu betrachten. Schließlich haben wir festgestellt, daß in der Balint-Arbeit geschulte Ärzte durch Erlernen dieser Fähigkeiten – wie man sich selbst und andere in verschiedener Weise betrachten kann und wie man sich selbst und anderen in einer veränderten Weise zuhören kann – bei der Ausbildung anderer Ärzte diese ihre Fähigkeiten nutzen können. Dadurch wird die gesamte Arbeit weniger starr.

Junior-Balint-Gruppen als Erweiterung der Studentenausbildung

B. Luban-Plozza

Seit 1969 hatten wir in der Psychiatrischen Universitätsklinik Mailand mit Unterstützung von Prof. C. L. Cazzullo, Direktor der Klinik, Studenten-Balint-Gruppen (von uns „Juniorgruppen" genannt) ausgebildet. Hiermit sollte den künftigen Ärzten eine psychologische Grundlage für ihr späteres Werk gegeben werden. Wir hatten dies mit M. Balint mehrmals besprochen. Er war diesem Versuch gegenüber skeptisch gewesen, hatte in ihm aber ein taugliches Forschungsmittel gesehen.

Eine solche Juniorgruppe setzte sich aus Studenten des 5. und 6. Jahres des Medizinstudiums zusammen und wurde gemäß der von Balint beschriebenen Technik geführt. Die Zusammenkünfte fanden alle 2 Wochen statt. Die Dauer der Sitzungen betrug ungefähr 2½ Stunden. Die Gruppen bestanden aus 10–14 Teilnehmern. Die Studenten meldeten sich freiwillig, nachdem sie zuvor in einer Psychosomatikvorlesung auf die Möglichkeit einer solchen Gruppenarbeit hingewiesen worden waren. Sie wußten, daß sie von dieser Mitarbeit für ihre Examina keine Vorteile zu erwarten hatten. Es fehlten jeweils höchstens 1 oder 2 Studenten pro Sitzung. Diese Beständigkeit hob sich deutlich von dem bekannten Phänomen des „Abtropfens" bei spezifisch psychotherapeutischen Gruppen ab.

Es geht auch in einer solchen Juniorgruppe um das Verhältnis zwischen Arzt (künftiger Arzt) und Patient. Obwohl dem Studenten als dem künftigen Arzt diese Problematik noch nicht unbedingt unter den Nägeln brennt, interessiert er sich doch schon sehr dafür. Die Studenten gewinnen dadurch schon früh eine Beziehung zur freien Allgemeinpraxis; diese Beziehung ist dann weniger durch Angst geprägt. Erfahrungsgemäß ist die Angst vor der Verantwortung eines der größten Hemmnisse für die oft beabsichtigte Niederlassung als Allgemeinpraktiker. Die Möglichkeit, sich zu blamieren, vom Kranken nicht respektiert zu werden usw., ist zumeist Inhalt dieser Angst, wenn die ersten Patienten in der Praxis erscheinen.

Der Unterricht von Medizinstudenten im Sinne einer „patientenzentrierten Medizin" sollte dazu ermutigen, sich neben der klinischen Untersuchung auch um die Klärung der Lebenssituation und Lebensweise eines Patienten zu bemühen, um so ein umfassenderes Verständnis für die gegenwärtige Krankheit und ihre Begleitumstände zu gewinnen.

Entsprechend der Empfehlung von M. Balint wurden die Studenten ermuntert, ihren Patienten mehr zuzuhören als Fragen zu stellen. Sie konnten im Seminar über jeden Patienten berichten, der sie besonders interessierte. Dabei wurde aber erwartet, daß im Sinne einer ganzheitlichen Betrachtungsweise die persönlichen Gefühle und Einstellungen eines Patienten in gleicher Weise ins Blickfeld gerückt wurden wie die traditionellen klinischen Befunde. Das gesamte Material wurde von der Gruppe besprochen. Die Gruppe versuchte dann zu erarbeiten, wie der Student ein erweitertes Verständnis für die Krankheit und für die Persönlichkeit des Patienten gewinnen und wie dieses Verständnis am besten verwertet werden könnte. Einige psychologische Vorkenntnisse sind notwendig, um sich selber und den Patienten besser zu verstehen. Noch wichtiger sind aber zumeist ein Stück Selbsterfahrung und die Überwindung gewisser Widerstände, um eine therapeutische Wirkung zu erzielen.

Auf Schwierigkeiten, die Methode Balints auch bei Studenten anzuwenden, wurde schon von verschiedenen Autoren hingewiesen. Am schwersten fällt dabei ins Gewicht, daß Studenten keine eigene Verantwortung für den Patienten zu tragen haben. Andere Gesichtspunkte wurden z.B. von Schepank beschrieben. Die Balint-Gruppe ist aber vorwiegend eine didaktische Gruppe (Genevard, Slavson), „... wobei die Ausbildung des Arztes gegenüber der Untersuchung überwiegt" (Battegay).

Der Medizinstudent ist in der klinischen Ausbildung einem ständigen Kontakt ausgesetzt, welcher seine eigenen Möglichkeiten zur Aufnahme zwischenmenschlicher Beziehungen stark fördert. Nicht nur für jene Studenten, die ihr künftiges Fachgebiet schon gewählt haben, sondern auch für die anderen besteht daher die Gelegenheit, sich jetzt schon der interpersonalen Wechselwirkung zwischen Arzt und Patient auszusetzen, wenn auch vorerst nur mit wenigen Patienten.

Bei den Sitzungen der Juniorgruppen hatten wir keine besonderen Schwierigkeiten, freiwillige Referenten zur Vorstellung eines Falles zu finden. Anderenfalls baten wir – wie auch Labhardt – einen Kollegen aus einer Senior-Balint-Gruppe und ließen dann die Juniorgruppe darüber diskutieren. Es zeigte sich, daß die gleichzeitige Mitarbeit von Studenten und Ärzten in der Gruppe sehr bereichernd wirkte. Wir haben ständig versucht, diese Zusammenarbeit immer intensiver zu fördern.

Schon 1958 schrieben Ekstein u. Wallerstein:

„Tatsache bleibt, daß die immerhin noch junge Wissenschaft und Technik der Psychotherapie einen ungeheuren Stoff an praktischer Erfahrung angesammelt hat, den es an den Studenten zu vermitteln gilt und der diesen natürlich für lange Zeit von seinen Lehrern abhängig macht. Die schließlich erworbenen Fertigkeiten und Kenntnisse sind nicht nur intellektueller Natur, sondern basieren auf der Fähigkeit, die eigene Person in einem umfassenden Sinne als Instrument zu nutzen, mit einem persönlichen Einsatz, der ein völlig anderes Engagement fordert, als es in den meisten anderen Wissenschaften der Falle ist."

M. Balint, D. H. Ball und M. L. Haren untersuchten folgende Probleme in Diskussionen mit den Studenten:
1) Kann die ganzheitliche Betrachtungsweise zu einem besseren Verständnis der Krankheit führen?
2) Welche Art von Hilfe kann ein Student seinem Patienten dank dieser ganzheitlichen Betrachtungsweise leisten?
3) Was können wir von einem Studenten und er von sich selbst erwarten?
4) Welche Art von Ausbildung kann dem Studenten geboten werden, um seinen Patienten auf diese neuartige Weise zu helfen?

Bei der von uns gewählten Ausbildungsart war erwünscht, sich dem so wichtigen zwischenmenschlichen Wechselspiel mit dem Patienten zu stellen, ohne eine sterile Lehre begriffsvermittelnder Art anzuwenden.

Ein freies Spiel der Identifizierungen scheint zu helfen, die affektiven Qualitäten des Arztes zu entwickeln. Das echte Modell der Arzt-Patient-Beziehung wird gesucht, das „falsche" (hyperdidaktische oder hyperanalytische) Modell wird langsam verlassen. Häufig sucht der Arzt Sicherheit in seinem sozialen Status, in seiner Rolle. Aber auf diese Krücken kann er mehr und mehr verzichten, wenn er lernt, sich ganz auf den einzelnen Patienten einzustellen: auf *diesen* Patienten mit *diesen* Symptomen. Auch der Student kann zu dieser echten „Konzentration" gelangen, um so mehr, als bei ihm noch keine Bürokratie und kein Verwaltungsapparat die unmittelbare Beziehung beeinträchtigen. Einziges Ziel soll das Verstehen *dieser* Krankheit im Leben *dieses* Patienten sein. Ein wesentlicher Vorteil dieser Methodik ergibt sich auch aus der andersartigen didaktischen Haltung des Dozenten, der in der Gruppe nur Primus inter pares ist und somit in einem viel engeren Verhältnis zu den Studenten steht. Wichtig sind Sorge und Verständnis für den Kranken und seine Krankheit.

Das Endziel einer Balint-Gruppenarbeit läßt sich vielleicht mit den Stichworten umschreiben: Fühlen, Einfühlen; gezieltes, intuitives Verstehen; konzentriertes Beobachten und Erfassen von Zusammenhängen. Es geht um das Wechselspiel zwischen Intuition und realer Kenntnis der Einzelheiten. Schon am Anfang kann der „Blick" für kleine Beobachtungen am Patienten geübt werden.

Der Patient wird auf diese Art und Weise besser kennengelernt und verstanden; die Beziehung mit seinem Arzt spielt sich „auf gleicher Ebene" ab. Damit diese adäquate ärztliche Haltung gewonnen werden kann, ist es jedoch notwendig, daß schon der künftige Arzt lernt, sein eigenes Verhalten zu kontrollieren und zu formen, um sich möglichst auf „gleiche Wellenlänge" mit dem ihm anvertrauten Patienten bringen zu können.

Unser Vorgehen bei der Gruppenarbeit war mehr didaktisch geprägt als analytisch und wurde dadurch von den Teilnehmern als lohnender erlebt. Die Gruppenleiter versuchten, sich vorwiegend als Beobachter zu verhalten. Fragen der Teilnehmer wurden eher interpretiert als beantwortet. Am Anfang trugen die Studenten vorwiegend Fälle vor, die speziell ihren persönlichen Interessen entsprachen und vermieden insbesondere das Vorstellen von schwerkranken oder sterbenden Patienten. Dies entspricht dem üblichen Verlauf in den meisten Balint-Gruppen (Seniorgruppen).

Mittels Fragebogen hatten wir zusammen mit A. Comazzi, der unsere Arbeit in Mailand fortsetzte, versucht, einige Charakteristika der Junior-Balint-Gruppen herauszuarbeiten. Auffallend ähnliche Erfahrungen hatten wir auch in Heidelberg sammeln können. Entsprechende Dissertationen wurden an mehreren Universitäten vorbereitet, z. B. durch F. Kröger. Vergleichbare Erfahrungen wurden von Studenten im Rahmen des Balint-Preises für Medizinstudenten (Verleihung beim jährlichen Internationalen Balint-Treffen in Ascona zur Förderung beziehungsorientierter Ausbildungsansätze – „Asconeser Modell") veröffentlicht.

Der vom jeweiligen Referenten (Studenten) vorgestellte Fall diente in erster Linie als „von außen kommendes Material" für die gegenseitigen Projektionen der Gruppenteilnehmer. Das Zentrum des Interesses verschob sich oft vom Kranken weg zur Diagnose hin, wobei ein unterschiedliches Hervortreten der individuellen Abwehrmechanismen des Referenten und der Gruppenteilnehmer zu beobachten war. Der erstere neigte dazu, als ein von außen Beobachtender zu erscheinen, losgelöst vom vorgestellten „Fall". Die Gruppenteilnehmer erschienen mehr verwundbar und in ihrer Gefühlswelt direkter angesprochen. Die Studenten wollten von den Gruppenleitern eine psychologische Technik erlernen, um den Patienten besser begegnen zu können. Dieser Wunsch war einerseits durch die objektivierende Einstellung der Medizin, andererseits durch die Tendenz verständlich, alles auf eine vorwiegend verstandesmäßige und intellektuelle Ebene zu bringen.

Wenn die Fallvorstellung sich allzusehr in Richtung einer psychiatrischen bzw. psychopathologischen Diskussion entwickelte, dann wurde versucht, dieser Tendenz durch didaktische Erläuterungen zu begegnen. Sehr oft haben wir beobachtet, daß sich Gruppenmitglieder mit dem Referenten oder mit dem vorgestellten Patienten verglichen oder gar identifizierten. Die „Sündenbocksituation" ist dabei besonders hervorzuheben.

Bei den Gruppenmitgliedern wurde gegenüber den Gruppenleitern fast immer ein Bedürfnis nach „Gleichgewicht" zwischen Aggressivität einerseits (dargestellt durch eine wetteifernde Haltung) und Abhängigkeit andererseits (ausgedrückt durch den Wunsch nach positiver Anerkennung) beobachtet. Vor allem am Anfang schien es uns, daß der Gruppenleiter in Ausdrucksformen ödipaler Phantasien als allmächtiger Vater (Spender der Nahrung, d. h. der Informationen) erlebt wurde. Nach den ersten Gruppensitzungen tauchte bei einigen Teilnehmern ein Gefühl der Frustration auf. Ängste wurden besonders durch langes Schweigen, aber auch durch allzu aktives Eingreifen der Gruppenleiter hervorgerufen. In der weiteren Entwicklung haben sich die Gruppenleiter bemüht, sich mehr als Katalysatoren der Gruppenarbeit zu verhalten.

C. L. Cazzullo hat über die Balint-Seminare bezeichnenderweise gesagt:

„Ich vertraue darauf, daß diese Seminare auf einer offenen Bahn zwischen den doppelten Geleisen von Psychiatern und Nichtpsychiatern laufen, die allesamt spontan ihr Interesse an einer besseren Kenntnis des Kranken und seiner Krankheit bekunden, daß sie aber auch ein Werkzeug der praktischen Information für die Medizinstudenten darstellen, die diesen Problemen gegenüber besonders aufgeschlossen sind."

Im besonderen wäre es interessant zu erfahren, welche Studenten und aufgrund welcher Motivierung sie sich für die Teilnahme in Junior-Balint-Gruppen melden. Unsere bisherigen Katamnesen deuten darauf hin, daß frühere Juniormitglieder „Anhänger" der Balint-Methode bleiben, indem sie an Seniorgruppen nach Abschluß ihrer Studien teilnehmen, sich aber fast nie für die Psychiaterausbildung entscheiden. Werden sie später „bessere" Ärzte sein?

Das Sammeln diesbezüglicher Erfahrungen ist noch im Gang. Es ist nicht möglich, jetzt schon definitive Schlüsse zu ziehen. Einige Referenten hatten damit begonnen, ihr Verhalten dem Patienten gegenüber einer Kritik auszusetzen sowie einige Aspekte ihrer gewohnheitsmäßigen Gefühlsregungen zu überprüfen. Im weiteren schien uns, daß eine „ältere" Gruppe dazu neigt, sich ihrer Existenz als „unpersönliche Ganzheit" bewußt zu werden und daß die Teilnahme an der Gruppe als wohltuend empfunden wurde. Dementsprechend hatten einige Teilnehmer vorgeschlagen, häufiger zu Sitzungen zusammenzukommen.

Übergangsgruppen im autogenen Training (J. H. Schultz) und ganz besonders das „Rollenspiel" (P. B. Schneider) können für Studenten im gleichen Rahmen wichtig sein. Die frühzeitige Ausbildung in medizinischer Psychologie scheint unerläßlich zu sein und mit unserer Methode eine „praktische" Bereicherung zu erfahren.

Aus dem 5 Jahre dauernden Experiment glaubten wir, den vorläufigen Schluß ziehen zu können, daß die Junior-Balint-Gruppen den künftigen Ärzten eine erhöhte Sensibilität für das Erleben des Patienten in gezielter und offenbar auch befriedigender Art zu vermitteln vermochten. Viele Fragen blieben in dieser wichtigen und komplexen Entwicklung allerdings noch offen. Vielleicht ist aber damit doch eine weiter zu fassende Semiotik angebahnt, die sich als Brücke für den psychologischen Zugang zum Patienten künftig bewährt.

Zusammenfassung

- Wir haben in Zusammenhang mit dem Unterricht in „patientenzentrierter" Medizin 1969 versuchsweise Studenten-Balint-Gruppen („Juniorgruppen" genannt) eingeführt.
- Die Teilnahme ist fakultativ, sie zeichnet sich durch großes Interesse und durch Konstanz der Teilnehmerzahl aus.
- Ziel der Junior-Balint-Gruppe ist es, sich eine „Technik mitfühlender Objektivität" anzueignen.
- Die bisherigen Teilnehmer scheinen später nicht den Ausbildungsweg zum Psychiater einzuschlagen.
- Unser Vorgehen als Gruppenleiter hatte mehr didaktisches als analytisches Gepräge. Im Sinne einer Brücke für den psychologischen Zugang zum Patienten läßt sich vielleicht durch dieses Experiment eine erweiterte Semiotik anbahnen.

Literatur

Boni C (1972) Metodo Balint e formazione psicologica degli studenti. Tesi di laurea, Milano
Eicke D (1972) Medical student and the conflicts with medical institutions. Patientcentred medicine. In: Hopkins PH Regional Doctor Publications, London (1972)
Kröger F, Luban-Plozza B (Hrsg) (1982) Studenten-Balint-Gruppen. Gustav Fischer, Stuttgart New York
Luban-Plozza B, Egle U, Schüffel W (Hrsg) (1978) Balint-Methode in der medizinischen Ausbildung. Gustav Fischer, Stuttgart New York
Sapir M, Brisset C (1967) Pathologie psychosomatique et formation psychologique due médecin. Encyclopédie Med Chir Psychiatrie, 37400-G-10
Schneider PB, Perrot G de (1970) Le jeu de rôle comme instrument d'enseignement à l'étudiant en médecine de la relation médicin-malade. Rev Med Psychosom Psychol Med 4:379
Spedicato A (1972) I gruppi Balint dome strumento di formazione psicologica e di informazione interpersonale. Tesi di laurea, Milano
Walton HJ, Drewery J, Phillip AE (1964) Typical medical students. Br Med J 2:744
Wolff HH (1967) Influencing student's attitudes towards emotional aspects of illness. J Psychosom Res 11:87

Retrospektive zu Michael Balints Werk

J. Bastiaans

Heute sind wir zusammengekommen[1], um die rasche Entwicklung der auf den Patienten und seine Familie bezogenen Medizin zu würdigen; diese geht in hohem Maße auf einen ihrer besten Vertreter, M. Balint zurück.

M. Balint war immer an den evolutionären Vorgängen interessiert, sowohl bei Tieren, als auch beim Menschen. Am meisten war er wohl an der Evolution des „Eros", der Lebenstriebe interessiert, des führenden Prinzips in vielen Wechselwirkungen im menschlichen Leben. M. Balint forschte sehr viel über die Phänomenologie und die Psychodynamik des Eros, sowohl auf prägenitaler, als auch auf genitaler Ebene.

Wir hatten in unserer Generation im ersten Jahr der ärztlichen Ausbildung über Zoologie und Parasitologie zu lernen, daß die Plathelminthes – die Plattwürmer – die ersten niederen Tiere sind, bei denen im Verlauf der Evolution erstmals ein richtiger Penis in Erscheinung trat. Vor mehr als 40 Jahren lieferte M. Balint einige wesentliche weitere Erkenntnisse. Er stellte nämlich fest: Bei den verschiedenen Tierarten gab es im Zusammenhang mit dem Lebenstrieb viele Experimente, von denen im Laufe der Evolution einige als nutzlos wieder aufgegeben, andere jedoch in verbesserter Form verwendet wurden. Auf diese Weise entwickelten sich schließlich alle Arten von Anlagen und Organen, um eine enge Vereinigung der Partner zu ermöglichen und um auf diese Weise sicherzustellen, daß die Vereinigung der Gameten nicht dem Zufall unterliegt.

Auch die Medizin hat eine eindrucksvolle Entwicklung durchlaufen. Die vorwissenschaftliche Beziehung zwischen Arzt und Patient ist vergleichbar mit der symbiotischen Beziehung zwischen Mutter und Kind mit allen ihren Abweichungen. Diese Beziehung läßt sich mit dem Begriff der „primären Liebe" beschreiben, welche von M. und Enid Balint so ausgezeichnet analysiert und beschrieben wurde.

Mit der Entwicklung der Medizin unter dem herrschenden Einfluß der klassischen Grundlagenwissenschaften und der Technologie fanden die Ärzte in erster Linie an den organspezifischen Krankheitsbildern Interesse, und sie waren stolz auf die Werkzeuge, die ihnen zur Analyse der Makro- und Mikroaspekte von Krankheiten reichhaltig zur Verfügung standen. Man könnte daher die krankheitsorientierte Medizin mit dem Plattwurm vergleichen; dieser ist für die Realisierung einer mehr oder minder materien-konzentrierten Beziehung ausgestattet. Plattwürmer sind platt; in vergleichbarer Weise ist die ausschließlich an der Krankheit interessierte Medizin platt, wenn sie die vieldimensionalen Aspekte der vielfältigen menschlichen Kontakte vernachlässigt,

---

[1] 1. Kongreß der Balint Society in London am 24. 03. 1972

welche das grundlegende Element der patientbezogenen Medizin darstellen. Vor kurzer Zeit hat E. Balint gezeigt, wie der Neubeginn der patientenorientierten Medizin Anlaß zu einer Spaltung in der ärztlichen Einstellung werden kann. Es handelt sich hier um die Spaltung zwischen der krankheitsorientierten Medizin und der patientorientierten Medizin, also um eine Spaltung zwischen dem „traditionellen" Arzt und dem Arzt als „Psychotherapeuten".

Bei einigen Ärzten kann diese Spaltung gelegentlich zu Identitätskrisen führen: Wie soll der Patient behandelt werden? Wie vermeidet man, in Ausübung der täglichen Pflichten „psychotisch" zu werden, wenn man einige der Patienten mit Medikamenten und technischen Maßnahmen behandelt, andere dagegen nur mit Verstehen und Einfühlen? Viele von uns sind mit dieser Erfahrung der Spaltung vertraut. Eine solche Spaltung findet sich in jeder psychischen Entwicklung, in der sich ein Individuum von der Umgebung abspaltet, mit der es vorher auf symbiotische Weise zusammenhing. Betrachtet man die Medizin in diesem Rahmen von Zusammenhängen, so erkennt man: Die Medizin wiederholt gewissermaßen die frühe Ich-Entwicklung des Kindes mit all ihren Verwicklungen, ihrer Unsicherheit und ihrer Kristallisation in überstarken egozentrischen Haltungen, Charakteren und Arten geistiger Isolation.

Der heute festzustellende Nutzen, den die patientenorientierte Medizin gebracht hat, ist nicht mehr zu übersehen. Es erstaunt auch nicht zu lesen, daß der moderne Allgemeinpraktiker mit einer patientbezogenen ärztlichen Ausbildung sehr viel besser in der Lage ist, sich selbst als therapeutisches Werkzeug in der Arzt-Patient-Beziehung zu verwenden; das schließt die Überwindung der Schranken durch Unsicherheit, Hast, Ambivalenz und Angst ein.

Zu den Folgerungen aus der Tätigkeit der Balint-Gruppen, welche erst kürzlich beschrieben wurden, gehört noch nachstehende Schlußfolgerung: „Arzt - verwirkliche dich selbst, isoliere dich nicht im medizinischen Status oder in formalisierten Rollen". Die krankheitsorientierte Medizin wird vorwiegend auf der Ebene von Abstraktion und Isolation realisiert, wie z. B. der Isolation des Krankheitsbildes, der Organe, der Zellen usw. In der Tat wird die „isolierende" Medizin in hohem Maße durch die grundlegenden Potentiale und Kapazitäten der menschlichen Existenz sowie der menschlichen Denkvorgänge bestimmt; dies ist der Mechanismus oder Dynamismus der Isolation. Die patientbezogene Medizin jedoch stellt eine Medizin dar, welche die Grenzen der Isolation überwindet; sie ist eine Medizin der Wechselwirkungen. Dies ist nicht so sehr im Sinne der grenzenlosen symbiotischen Wechselwirkung wie beim jungen Säugling gemeint, sondern vielmehr im Sinne menschlicher Wechselbeziehungen auf einer Ebene, auf welcher unsere Türen der Wahrnehmung und des Ausdruckes gut funktionieren und nach Belieben geöffnet werden können.

Wir sind in den letzten Jahren nicht ohne Schwierigkeiten, nicht ohne Unsicherheit, nicht ohne Zweifel und nicht ohne Kampf zu diesen Schlußfolgerungen gekommen. Vielleicht wurde dieser Denkprozeß in vielen von uns durch den großen Einfluß von M. Balint katalysiert. Ein Rückblick auf die Genese dieses Einflusses zeigt: 1930 beschrieb Balint, daß der Mensch sich besser mit der Realität auseinandersetzen kann als das Tier. Die Evolution hat das menschliche Gehirn mit allen seinen Kapazitäten geschaffen. Unter diesen Kapazitäten sind es das Bewußtsein und das Unterbewußtsein, mit deren Hilfe der Mensch seine Umgebung mehr oder weniger gemäß seinen Wünschen verwandeln kann. Zu jener Zeit sagte Balint voraus: „Es bedarf keiner zu großen Vorstellungskraft, um eine Zeit vorauszusehen, in der der Mensch nicht länger der Hilfe von außen bedürfen wird. Dann wird er in der Lage sein, bewußt und unbewußt Körper und Geist so zu reformieren, wie es ihm gut erscheint". Balint erinnerte seine Schüler jedoch auch an die Tatsache, daß eine solche Entwicklung – so progressiv sie auch sein mag – nicht ohne Regression und Progression ablaufen kann. In der offenen Kommunikation sind jedoch Regression und Progression in der Regel operativ. M. Balint war sich in hohem Maß der oszillatorischen Bewegung zwischen den regressiven und den progressiven Kräften des Eros bewußt, welche so viele von uns auf eine Funktionsebene fixieren, auf welcher egozentrische Tendenzen den Kontakt des professionellen Lebens beherrschen. In Erkenntnis dieser Tatsache können wir durch eine von Balints Bemerkungen Trost empfinden: „Diejenigen aber, welche nach uns kommen werden, müssen nicht in diesem Stadium verbleiben." Von dort ihren Ausgang nehmend, können Ärzte beginnen, ihr Leben neu zu gestalten: reicher, farbiger und intensiver. So beschrieb es M. Balint 1930 in seinem berühmten Artikel über die primäre Liebe und die psychoanalytische Technik. Jetzt – 14 Jahre später – sind wir uns der Tatsache bewußt, daß wir in der Balint-Gesellschaft einen anderen Neubeginn einleiten müssen. Möglicherweise sind wir modernen Ärzte als Mitarbeiter einer patientbezogenen Medizin ein wenig näher an das Ziel herangekommen, im beruflichen Leben die Arzt-Patient-Beziehung im beschriebenen Sinne zu verbessern: sie reicher, farbiger und intensiver zu gestalten. Sicher sind wir uns mehr einer gewissen Kapazität für die Reifung bewußt. Gleichzeitig können wir jedoch das ewige Gleichgewicht von Eros und Aggression, Liebe und Haß nicht leugnen oder übersehen.

Vor nicht allzu langer Zeit hat M. Balint festgestellt: Nicht alle von uns können diesen hohen Standard der Verwirklichung des Eros erreichen, da infolge frühkindlicher Traumatisierung und Fixation in vielen von uns die Notwendigkeit für Aggression und Haß sowie die Tendenz zur Isolierung verbleiben. Aber Liebe und Haß haben nicht den gleichen Status. Liebe ist ein weit mehr verbreiteter Begriff. Es können mehr Menschen und Dinge geliebt als gehaßt werden, da Haß zusätzlich den Zustand seiner Abhängigkeit von etwas anderem beinhaltet und mehr dazu tendiert, wieder aufgegeben zu werden.

M. Balint hat diese Betrachtungsweisen manchmal für seine Gäste von auswärts mit dem Beispiel des Londoners illustriert; so leicht es für diesen ist, einen Elefanten oder eine Giraffe im Zoo „liebenswert" zu finden, so schwierig ist es für ihn, sie zu hassen. Haß ist ein Maß der Ungleichheit zwischen Objekt und Subjekt; Haß besitzt die zusätzliche Auflage, daß nur Menschen und Dinge, von denen wir abhängig sind, gehaßt werden können.

Vielleicht fühlen wir uns heute etwas abhängig von der Balint-Gesellschaft – und mehr noch von Michael und Enid Balint. Wir wollen und müssen dies nicht leugnen, und wir fühlen dies nicht als ein Phänomen von Ungleichheit, da die Vereinigung der Balint-Gruppen in unseren verschiedenen Ländern kaum durch nationale Grenzen eingeschränkt erscheint. Die grundlegende Sprache, welche wir sprechen, ist nicht nur unsere nationale Sprache. Es ist nicht eine Sprache von Isolierung, von wissenschaftlicher Entfremdung in Status, Rolle und Identität. Vielleicht können wir unsere Sprache als Ausdruck einer bestimmten menschlichen Wechselbeziehung in Balints großer ärztlicher Familie beschreiben, einer Familie, welche hoffnungsvoll mit der optimalen, primären Liebe beginnt, welche die Grenzen von Isolation und Aggression überwinden wird und welche in gewissem Maße die höchsten Möglichkeiten des Eros reflektieren wird, die zweifellos Balints Leben und Werk durchdrangen und auf diese Weise auf uns alle einwirken.

Im Jahre 1926 schrieb S. Ferenczi, M. Balints Lehrer und Freund, eine Arbeit für Sigmund Freud zu dessen 70. Geburtstag. Er beschloß diese Arbeit mit der Feststellung, wie die Psychoanalyse letztlich durch eine Vertiefung und Erweiterung der Erkenntnis wirksam ist. Er fügte hinzu: Die Erkenntnis kann nur durch Liebe erweitert und vertieft werden. Die Tatsache, daß es Freud gelungen sei, uns darin zu schulen, mehr von der Wahrheit zu ertragen, würde allein schon genügen, ihn der Liebe zu versichern, mit welcher ein großer und nicht unwürdiger Teil der Menschheit heute an ihn denke. Viele von uns werden darin übereinstimmen, daß diese Sätze auch Michael und Enid hätten gewidmet sein können.

Die Überlegungen führen zurück zu der Essenz der letzten zusammenfassenden Arbeit von E. und M. Balint: *Gerechte Anteile und wechselseitige Beziehungen.*

M. und E. Balint haben immer die große Wichtigkeit der menschlichen, wechselseitigen, instinktiven, biologischen Abhängigkeit unterstrichen; zuerst die Abhängigkeit zwischen Mutter und Kind, dann diejenige der Mitglieder einer Familie untereinander und möglicherweise nicht zuletzt die Abhängigkeit zwischen Ärzten und Patienten. Eine gesunde, biologische, gegenseitige Abhängigkeit als eine Bedingung für psychische Wechselwirkung und menschliche Kooperation ist ein grundlegender Bestandteil unseres Lebens. E. Balint hat kürzlich hervorgehoben, daß, was für den einen von uns gerecht ist, für den anderen nicht gerecht sein muß. Wie können wir jedoch genau feststellen, was für den einen und was für den anderen gerecht ist, was für die Familie und was für den Arzt gerecht ist?

Die Antwort: Erziehung in einem Klima, in dem die Erkenntnis der wechselseitigen Abhängigkeit gedeihen kann und in dem die Annahme von Differenzen in der Weise toleriert wird, daß die Mitglieder dieser Gruppe so oft als möglich ihre gerechten Anteile in den gegenseitigen Beziehungen erhalten.

Michael Balint: Wissenschaftliche Arbeiten 1924–1971*

I. Chemistry, Bacteriology

1. Eine jodometrische Bestimmung des Natriums (with M. Betew). Biochem Z 145:242, 1924
2. Eine jodometrische Mikrobestimmung des Natriums, Berlin, Inaugural Dissertation, 1924
   Shortened version. Biochem Z 150:424, 1924
3. Ein Beweis der Konstanz der /H+/ der lebenden Bakterienzelle. Biochem Z 152:246, 1924
4. Eine Mikromethode zur Bestimmung von organischen Substanzen (with P. Ruszesinsky). Biochem 152:92, 924
5. Wasserstoffionenkonzentration und Elektropie. Biochem Z 165:465, 1925
   In Hungarian. Gyógyászat 66:82, 1926
6. Gepuffertes Wasser für die Romanowsky-Giemsa-Färbung. Klin Wochenschr, No 4, 1926
7. Hydrogenionconcentratie és electropia 11 (Concentration of the hydrogenions and electropy 11). Gyógyászat 66:611, 1926

II. Medicine, Psychoanalysis

8. Perversie vagy hyseriás tünet? (Perversion or a hysteric symptom?) Gyógyászat 65:1104, 1925
9. A pszichotherpiakrol a gyakorió orvos számára (on the psychotherapies for the general practitioner). Terapia (Budapest). No 5, 1926
10. Testintünetek psychogenesise es psychotherapiája (Psychotherapy and psychogenesis of physical symptoms). Gyógyászat 66:310, 1926
11. Psychoanalyse und klinische Medizin. Z Klin Med 103:628, 1926
    In Hungarian. Gyógyászat 66:439, 1926
12. I. P. Pavlov. Gyógyászat 67:964, 1927
13. As orvosi praxis válságs (The crists of medical practice). Gyógyászat, Vol 70, 1930
14. Zur Kritik der Libidometrie nach Bernfeld und Feitelberg (with P. Caillag). Imago 17:410, 1930

---

* Vgl. **Psychiatry in Medicine.** M. Balint Memorial Issue, 3:425, 1972

15. Psychosexuelle Parallelen zum biogenetischen Grundgesetz. Imago 18:14, 1932
16. Az érselemátvitelröl (On transference of emotions). Gyógyászet, Vol 73, 1933
17. As öregedés lalki problémái (Mental problems of old age). Gyógyászat, Vol 73, 1933
18. Zwei Notizen über die erotische Komponente der Ichtriebe. Int Z Psychoanal 19:428, 1933
19. Charakteranalyse am Neubeginn. Int Z Psa 20:54, 1934
    In Hungarian. Budapest, Lélekalemzési Tanulmanyok, 1933
20. Dr. Sándor Ferenczi as a psycho-analyst. Indian J Psychiat 9:19, 1934
    In Hungarian. Gyógyászat 74:312, 1934
21. Der Onanieabgewöhnungskampf in der Pubertät. Z Psychoanal Pädagogik 8:374, 1934
22. A contribution on fetishism. Int J Psychoanal 16:481, 1935
    In German. Int Z Psychoanal 23:23, 1937
23. The final goal of psycho-analytic treatment. Int J Psychoanal 17:206, 1936
    In German. Int Z Psychoanal 21:525, 1935
24. Zur Kritik der Lehre von den prägenitalen Organisationen der Libido. Int Z Psychoanal 21:525, 1936
25. Eros and Aphrodite. Int J Psychoanal 19:190, 1938
    In German. Int Z Psychoanal 22:453, 1936
26. A contribution to the psychology of menstruation. Psychoanal Q 6:346, 1937
27. Early developmental stages of the ego: primary object-love. Int J Psychoanal 30:265-73, 1949
    In German. Imago 23:270, 1937
28. Contributions on psycho-analysis to the Hungarian encyclopedias:
    Uj Lexikon, Vols I-IV, Budapest, 1937-38
    Uj Idök Lexikona, Vols I, XII, Budapest, 1937-38
29. On transference and counter-trensference (with Alice Balint). Int J Psychoanal 20:223, 1939
30. Strength of the ego and ego-pedagogy. Psychoanal Q 11:87, 1942
    In German. Int Z Psychoanal 24:417, 1939
31 Reality testing during schizophenic hallucinations. Br J Med Psychol 19:201, 1942
32. Individual differences of behaviour in early infancy. Manchester, M.Sc. thesis, 1945
    In abridged form. J Gen Psychol 73:57-79, 81-117, 1948
33. On genital love. Int J Psychoanal 29:34-50, 1948
34. On the psycho-analytic training system. Int J Psychoanal 29:163-73, 1948
35. On Szondi's „Schicksalanalyse" and „Triebdiagnostik". Int J Psychoanal 29:240-49, 1948
36. Dr. Sándor Ferenczi. Int J Psychoanal 30:215-19, 1949
37. Changing therapeutical aims and techniques in psycho-analysis. Int J Psychoanal 31:117-24, 1950

Reprinted in the Yearbook of Psycho-Analysis, 1951
38. On the termination of analysis. Int J Psychoanal 31:196–99, 1950
39. The problem of discipline. New Era 32:104–10, 1951
    In French. Rev Fr Psychoanal, 1952
40. On punishing offenders. Psychoanalysis and culture. New York, International Universities Press, 1951
41. New beginning and the paranoid and the depressive syndromes. Int J Psychoanal 33:214–24, 1952
42. On love and hate. Int J Psychoanal 33:355–62, 1952
    In German. Psyche 6:19–33, 1952
43 Notes on the dissolution of object representation in modern art. J. Aesthetics Art Crit 10:323–27, 1952
44. General concepts and theory of psycho-analytic therapy (with Sydney Tarachow). Ann Surv Psychoanal 1:227–39, 1952
45. Primary love and psycho-analytic technique. London, Hogarth Press, International Psycho-Analytical Library, 1952
    American edition: New York, Liveright Publishing, 1952
46. Edited: The psycho-analysis of the nursery, by Alice Balint, London, Routledge and Kegan Paul, 1953
    American edition under the title „The early years of life". New York, Basic Books, 1954
47. Training general practitioners in psychotherapy. Br Med J 1:115, 1954
    Abridged version. Br J Med Psychol 27:37–41, 1954
    In German. Psyche 6:IX, 1955
    In French. Psychoanalyse, Paris 2:221–42, 1956
48. Analytic training and training analysis. Int J Psychoanal 35:157–62, 1954
    In German. Psyche 7:77, 1954
49. Géza Róheim: an obituary. Int J Psychoanal 35:434–6, 1954
50. Notes on parapsychology and parapsychological healing. Int J Psychoanal 36:31–5, 1955
51. The doctor, his patient and the illness. Lancet 1:683–88, 1955
    Also in Samiksa 9:173–95, 1955
    Abstract of above in B.P.S. Bulletin No 26, May:54, 1955
52. Friendly expenses-horrid empty spaces. Int J Psychoanal 36:225–41, 1955
53. Dynamics of training in groups for psychotherapy (with Enid Balint). Br J Med Psychol 28:135–42, 1955
54. Domiciliary consultation in psychiatric practice (letter). Lancet 2:1389, 1956
55. Edited: Final contributions to the problems and methods of psycho-analysis by Sándor Ferenczi. London, Hogarth Press, International Psycho-Analytical Library, 1955
    American edition of above: New York, Basic Books, 1955
56. Pleasure, object and libido: some reflexions on Fairbairn's modifications of psycho-analytic theory. Br J Med Psychol Vol XXIX, Part 2, 1956
57. Sex and society. Address to the Universities of Heidelberg and Frankfurt during the Freud Centenary Celebrations, May 1956
    In German. Frankfurter Beiträge zur Soziologie, Band 6:127–49, 1957

58. Psychotherapy and the general practitioner. Address to the Psychiatric Section of the Annual Meeting of the B.M.A., Brighton, July 1956
Reported. Br Med J, July 28, 1956, p 235
Abridged version. Br Med J, 1957, p 156
59. Edited: Perversions (with Sandor Lorand). New York, Random House, 1956
60. Perversions and genitality, Perversions. New York, Random House, 1956
61. The Doctor, His Patient and the Illness. London, Pitman Medical Publishing Co., 1957
American edition. New York, International Universities Press, 1957
In German. Stuttgart, Ernst Klett Verlag, 1957. Second edition 1960
In French. Paris, Presses Universitaires de France, 1960
In Hungarian. Budapest, Akadémiai Kiadó, 1961
In Italian. Milan, Foltrinelli Editore 1961
In Spanish. Buenos Aires, Libros Basicos, 1961
62. Problems of Human Pleasure and Behaviour. London, Hogarth Press, 1957
American edition. New York, Liveright, 1957
63. Criticism of Fairbairn's generalization about object relations. Br J Philos Sci, Vol VII, No 28, 1957
64. Contribution to „Freud in der Gegenwart" in Frankfurter Beiträge zur Soziologie, No 6. Frankfurt, Europäische Verlagsanstalt, 1957 (contains the German translation of „Sex and Society," Address to the Universities of Heidelberg and Frankfurt during the Freud Centenary Celebrations, May 1956 and two chapters of „The Doctor, His Patient and the Illness")
65. The three areas of the mind: theoretical considerations. In J Psychoanal 39, Part V, 1958
In German. Psyche, Vol XI, No 6, 1957
In French. Psychoanalyse, Paris, No 6, 1961
66. Training medical students in psychotherapy. Lancet; November 23, 1957, pp 1015–18
In German. Psyche, Vol 12, No 1, 1953
67. Opening moves in psychotherapy. J Hillside Hosp, Vol 8, Nos 1 and 2, 1959
In German. Dtsch Med Wochenschr, pp 2117–22, 1958
68. The concepts of subject and object in psycho-analysis
Br J Med Psychol 31:83–91, 1958
69. Thrills and Regressions. London, Hogarth Press, 1959
American edition. New York, International Universities Press, 1959
In German. Stuttgart, Ernst Klett Verlag, 1960
70. The doctors's responsibility. Med World, Vol 92, No 6, 1960
In French. Rev Med Psychosom, No 1, 1959
In German. Psyche, Vol 13, No 10, 1960
71. The marital problem clinic: a problem child of the F. P. A. Family Planning 9:18–20, 1960
72. Primary narcissism and primary love. Psychoanal Q 29:6–43, 1960
In German. Jb Psychoanal, Band 1, 1960
73. Training for psychosomatic medicine. Advances in psychosomatic medicine. Basel, S. Karger, 1960

American edition. New York, Robert Brunner, 1960
74. The regressed patient and his analyst. Psychiatry, Vol 23, No 3, 1960
    In German. Psychie, IV: 253-73, 1961
    In French. Psychoanalyse, Paris, No 7, 1964
75. The other part of medicine (shortened version of „The place of psychotherapy in medicine", paper given at Annual Meeting of the Deutsche Gesellschaft für Psychotherapie und Tiefenpsychologie, Wiesbaden, April 29, 1960). Lancet, Vol 1, pp 40-2, 1961
    In German. Psyche, September 1962
76. Training of general practitioners and medical students in their role in mental health. Working Paper No 2, Expert Committee on Mental Health, World Health Organization, Geneva, 1961
    In French. Praxis, No 41:1231, 1963
    Also in French. Rev Struct Evolut Tech, No 87, Paris, 1964
    The pyramid and the psychotherapeutic relationship (shortened version of above paper). Lancet, 1961, pp 1051-54
77. Experiences of a psychiatrist with post-graduate training of general practitioners in groups, Huisartsen Wetenschap, 4de Jaargang, No 5, 1961
    In German. Medizinische Psychologie in der hausärztlichen Praxis, Band 1, Hippokrates Verlag, 1963
78. Examination by the patient. Excerpta Medica, No 53, 1960
    In French. Rev Med Psychosom Vol 3, No 2, 1961
79. The present and the absent patient (report of a symposium on emotional disorders in general practice held in Torre Abbey, Torquay. May 6, 1961). Supplement, J Coll Gen Pract, Vol IV, No 4, 1961
80. Psychotherapeutic techniques in medicine (with Enid Balint). London, Tavistock, 1961
    American edition. Springfield, Illinois, Charles C Thomas, 1962
    In German. Stuttgart, Klett, 1962
    In Spanish. Siglo XII Editores S.A., 1966
81. Foreword to „Night Calls", by Max B. Clyne (pp ix-x). London, Tavistock, 1961
    American edition. Springfield, Illinois, Charles C Thomas, 1962
    In German. Stuttgart, Klett 1964
82. Foreword: Virgin wives, by Leonard J. Friedman. London, Tavistock, 1962 pp vii-x
    American edition. Springfield, Illinois, Charles C Thomas, 1962
    In German. Stuttgart, Klett, 1963
83. Ein Zwischenfall: Bericht über eine nichtverbale analytische Intervention. Jb Psychoanal 2:161-73, 1962
84. The theory of the parent-infant relationship (contribution to a symposium). Int J Psychoanal 43:251, 1962
85. The younger sister and prince charming. Int J Psychoanal 44:226, 1963
86. The malignant and the benign forms of regression. Bull Assoc, Psychoanal Med, Vol 3, No 2, 1963
87. Introduction: Training in psychosomatic medicine. Basel and New York, S. Karger, 1964

88. Contribution: Psychiatric education, edited by D. L. Davies and M. Shepherd. London, Pitman Medical Publications, 1964
89. Unterstanding the patient. Praxis, No 28, 1964
    In French. In La formation psychologique des médecins, edited by R. Kourilsky, J. A. Gendrot, E. Raimbault. Paris, Librairie Maloise, 1964
    Also in Med World, Vol 102, No 3, 1965
    Also in Abbottempo, Book 2, 1965
    In French. Rev Med Psychosom, Tome 7, No 2, pp 197–211, 1965
    In German. Medizinischer Monatsspiegel, Heft 5, 1965
90. The doctor, his patient and the illness. 2nd enlarged and revised edition. London, Pitman Medical Publishing, 1964
    In Dutch. Antwerp, Aula Boecken, 1965
    In German. Stuttgart E. Klett, 1965
    In French. Paris, Editions Payot, 1966
91. Preface to the 2nd edition of Sándor Ferenczi. Bern, Hans Huber, Bausteine zur Psychoanalyse, 1964
92. Two-way telephone system for seminars using post office trunk lines. Lancet, December 1964, p 1293
93. The benign and the malignant forms of regression. New prespectives in psycho-analysis. Edited by G. K. Daniels. New York, Grune & Stratton, 1965
94. Primary Love and psychoanalytic technique, 2nd enlarged and revised edition. London, Hogarth Press, 1965
    American edition. New York, Liveright, 1965
    In German. Stuttgart, E. Klett, 1966
95. Secondary frigidity (with Ian Hector). Med World 102:108–13, 1963
96. Whole person medicine. New Soc, No 131, 1965
97. Entretien avec les Drs. M. Balint et P. M. Turquet, Rev Med Psychosom, No 4, 1964
98. The doctor's therapeutic function. Lancet 1:1177–80, June 1965
99. Book review: the wild analyst, by Carl M. and Sylvia Grossman. New Soc, No 144, 1965
100. Az orvos gyógyító szerepénck fejlödesmenete (The development of the doctor's therapeutic role). Orvosi Hetilap, Budapest 106:1345–50, 1965
101. Foreword: Marriage and first pregnancy, by Esther R. Goshen-Gottstein. London. Tavistock, 1965
102. Preface: One man's practice, by Ray S. Greco, with Rex A. Pittenger. London, Travistock, 1966. Philadelphia, Lippincott, 1966
103. Psycho-analysis and medical practice. Int J Psychoanal 47:54, 1966
104. Zur Klinik psychosomatischer Erkrankungen. Helv Med Acta 32:374–80, 1966
105. A study of doctors (with Enid Balint, Robert Gosling and Peter Hildebrand). London, Tavistock, 1966
    American edition: Philadelphia, Lippincott, 1966
106. La psychothérapie par des non-psychiatres (with Enid Balint). Rev Med Psychosom 8:71–9, 1966
107. Perversionen und Genitalität (Translation of Perversions and genitality), Psyche 10:520–8, 1966

108. The drug „doctor," Medical Care. Edited by W. R. Scott and E. H. Volkart. New York, John Wiley & Sons, 1966
109. Le médecin, son malade et la maladie. Paris, Payot, 1966
110. Techniques psychothérapeutiques en médecine (with Enid Balint). Paris, Payot, 1966
111. Foreword: Psychoanalyse der frühen Lebensjahre, by Alice Balint. Munich/Basel, Ernst Reinhardt Verlag, 1966
112. Foreword: Asthma, attitude and milieu, by Aaron Lask. London Tavistock, 1966
113. Die Urformen der Liebe und die Technik der Psychoanalyse (German translation of primary love and psychoanalytic technique). 2nd edition. Stuttgart, Huber Klett, 1966
114. Die technischen Experimente Sandor Ferenczis. Psyche XX:904–25, 1966
115. Médecine psychosomatique:valeur des séminaires associants l'enseignement et la recherche. Med Hyg XXV:139–40, 1967
116. Sick humans (Reviews of Doctors and Patients by Mark Hodson). New Soc, July 14, 1967, p 57
117. Sandor Ferenczi's technical experiments, Psychoanalytic techniques. Edited by Benjamin B. Wolman. New York, Basic Books, 1967
118. The doctor, his patient and the illness (Japanese translation by Professor Yujiro Ikemi). Tokyo, Shindan-to- Chiryo Sha, 1967
119. Il lavoro di gruppo, La psicoteraphia in Italia. Edited by P. F. Galli. Milan, La formazione degli psichiatri, Centro Studi di Psicoterapia Clinica, 1967
120. Philobatism and ocnophilia, Motivation in play, in games and sport. Edited by R. Slovenko and J. A. Knight. Springfield, Illinois, Charles C Thomas, 1967, pp 243–7
121. Book review: Personalty and arousal, by C. S. Claridge. New Soc, November 2, 1967, p 642
122. Book review: Psycho-analytic pioneers, edited by Franz Alexander, Samuel Eisenstein and Martin Grotjahn. Psycho-Anal Forum 2, No 4, 1967, pp 373–5
123. Preface to S. Ferenczi, Oeuvres Complétes, Vol 1, 1908–1912. Paris, Payot 1968
124. The doctor, his patient and the illness. Paperback edition. London, Pitman Medical Publications, 1968
125. Qu'est-ce que la médecine générale et que pourrait-elle être? Med Hyg 26:124–7, 1968
126. Preface: Sexual discord in marriage, by Michael Courtenay. London, Tavistock Publications, 1968
127. The basic fault: Therapeutic aspects of regression. London, Tavistock, 1968
128. Psychoanalye et pratique médicale. Rev Med Psychosom 1968, pp 243–57
129. Letter to the editor. Int J Psychoanal 49:99, 1968
130. Die Struktur der training-cum-research-Gruppen und deren Auswirkungen auf die Medizin (The structure of the training-cum-research seminars and their effect on medicine). Jb Psychoanal V:125–46. Bern and Stuttgart, Verlag Hans Huber, 1968

131. Medicine and psychosomatic medicine: new possibilities in training and practice. Compr Psychiatry 9:267-74, 1968
132. Erfahrungen mit Ausbildungs- und Forschungsseminaren. Psyche, Vol XXII, Heft 9-11, 1968
133. Social therapy in psychiatry (Review of Beyond the therapeutic community, by Maxwell Jones). Br Med J, February 1, 1969
134. Editorial (with B. Luban-Plozza). Méd Hyg, Vol 27, No 857, February 1969
135. Thoughts on the problem of the membership of the society. President's News Bull, No 13, pp 3-15, 1969
136. The structure of the training-cum-research seminars and its implications for medicine. Proceedings of the Seventh APA Colloquium for Postgraduate Teaching of Psychiatry, New Orleans, 1968, pp 5-18
137. Book review: Sex ans society in Sweden, by Brigitta Linner, Br Med J, May 31, 1969
138. The problem of membership: the next steps. President's News Bull, No 14, 1969
139. Les séminaires de formation et recherche: leurs structures et leurs implications en médecine. Extrait de la Rev Med Psychosom, No 4, 1968
140. The structure of the training-cum-research seminars: its implications for medicine. J R Coll Gen Pract 17:201, 1969
141. Pädiatrie und Psychotherapie in der ärztlichen Praxis, Handbuch der Kinderpsychotherapie. Edited by Gerd Biermann. München, Ernst Reinhard Verlag, 1969
142. Unterrichtung von Medizinstudenten in patientzentrierter Medizin (with Dorothea H. Ball and Mary L. Hare). Psyche XXIII: 532-46, 1969
143. Die Urformen der Liebe und die Technik der Psychoanalyse, Paperback edition. Frankfurt, S. Fischer Verlag, 1969
144. Training medical students in patient-centred medicine (with Dorothea H. Ball and Mary L. Hare). Compr Psychiatry 10:249-58, 1969
145. The discussions in the scientific meetings of our society. President's News Bull, No 16, 1969
146. Book review: The hostage seekers: A study of childless and adopting couples, by Michael Humphrey. Br Med J, October 25, 1969, p 218
147. Trauma and object relationship. Int J Psychoanal 50:429-35, 1969
148. Preface: Sandor Ferenczi. Psychoanalyse, Vol II. Paris, Payot, 1970
149. La genèse de mes idées. Gaz Med Fr 77:457-66, 1970
150. Der Arzt, sein Patient und die Krankheit, Taschenbuchausgabe. Frankfurt am Main, S. Fischer Verlag, 1970
151. Teaching patient-centred medicine (with Dorothea Ball and Mary Hare). Synapse: J Edinburgh Med School 20:17-23, 1970
152. Repeat prescription patients: are they an identifiable group? Psychiatr Med 1:3-14, 1970
153. Edited and prefaced: Sandor Ferenczi: Schriften zur Psychoanalyse (Papers on Psychoanalysis). Vol 1. Frankfurt, S. Fischer Verlag, 1970
154. Formation des étudiants en médecine à la médecine centrée sur le malade (with Dorothea Ball and Mary Hare). Rev Med Psychosom, Tome 12, No 2, 1970

155. Tecniche Psicoterapiche in Medicina (with Enid Balint). Turin, Piccola Biblioteca Einaudi, 1970
156. Psychotherapeutische Techniken in der Medizin (with Enid Balint). Paperback edition. München, Kindler Verlag, 1970
157. Techniques psychothérapeutiques en médecine (with Enid Balint). Paperback edition. Paris, Editions Payot, 1970
158. Research in psychotherapy and the importance of the findings for psychoanalysis. Rev Med Psychosom, No 3, pp 225–40, 1970
159. Treatment or diagnosis: A study of repat prescriptions in general practice (with John Hunt, Dick Joyce, Marshall Marinker and Jasper Woodcock). Mind and medicine monographs. London, Tavistock, 1970
American edition. Philadelphia, Lippincott, 1970
160. Les interruptions de grossesse vécues par le médecin de famille en Grande-Bretagne (with Anne-Marie Sandler). Gaz Med Fr, Tome 78, No 4, 1971
161. Ichstärke, Ichpädagogik und „lernen" (1939), Psychoanalyse und Erziehungspraxis. Edited by Johannes Cremerius. Fischer Bücherei, Bücher des Wissens, 1971
162. Recherches sur la psychothérapie et importance des résultats pour la psych-analyse. Extrait de la Rev Med Psychosom No 1, 1971
163. The family doctor and patients' secrets. Psychiatr, Med 2:98–107, 1971

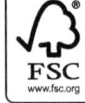

MIX
Papier aus verantwortungsvollen Quellen
Paper from responsible sources
FSC® C105338

If you have any concerns about our products,
you can contact us on
ProductSafety@springernature.com

In case Publisher is established outside the EU,
the EU authorized representative is:
**Springer Nature Customer Service Center GmbH
Europaplatz 3, 69115 Heidelberg, Germany**

Printed by Libri Plureos GmbH
in Hamburg, Germany